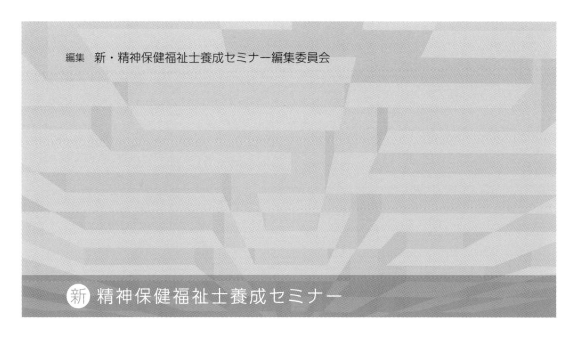

編集　新・精神保健福祉士養成セミナー編集委員会

新 精神保健福祉士養成セミナー

ソーシャルワークの理論と方法 専門

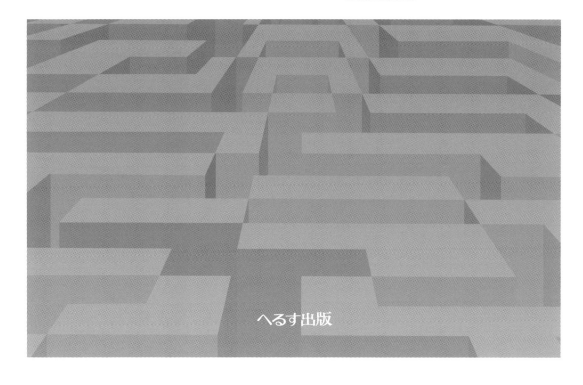

へるす出版

刊行にあたって

　精神保健福祉士養成の教科書として『精神保健福祉士養成セミナー』のシリーズを発刊したのは，精神保健福祉士の国家資格が誕生した1998（平成10）年であった。以来，好評のうちに版を重ねてきたが，このたび，精神保健福祉士の教育カリキュラムの変更を受け，『新・精神福祉士養成セミナー』を刊行することとなった。

　近年，精神保健福祉士に求められる役割や社会的期待は拡大している。精神疾患によって医療を受けている者や日常生活や社会生活に支援を必要とする者，潜在的に精神保健の課題がある者，それだけでなく国民全体が対象者になり得るといわれ，精神保健福祉士の配置・就労状況も，医療，福祉，保健分野から，教育，司法，産業・労働分野へと広がっている。

　新しいカリキュラムは，このような社会的要請に的確に対応できる精神保健福祉士の養成を期待するものであり，科目が見直され，再構成された。

　本書の編纂に際しては，新しい教育内容に対応することはもちろんのことであるが，精神保健福祉士が国家資格化以前から積み上げてきた歴史的経緯を踏まえ，先達の熱き志を顧み，時代が変わっても揺らぐことのない精神保健福祉士のもつべき理念を継承していくことを念頭に置いた。

　本書が，読者の方々の学習の一助となり，精神保健福祉士として活躍するための糧となることを願うばかりである。

新・精神保健福祉士養成セミナー
編集委員会編者一同

目　　次

第4章　多職種連携・多機関連携（チームアプローチ）

第 **1** 章

精神保健福祉分野における
ソーシャルワークの概要

この章で学ぶこと

Ⅰ ソーシャルワークの構成要素

Ⅱ ソーシャルワークの展開過程

Ⅲ 精神保健福祉分野のソーシャルワーク
の基本的視点

I ソーシャルワークの構成要素

A ● ソーシャルワークとは

　「ケースワークの母」といわれる**リッチモンド**（Richmond, M. E.）は1922年に『ソーシャル・ケース・ワークとは何か（What Is Social Case Work?）』を著し，「ソーシャル・ケース・ワークは人間と社会環境との間を個別に，意識的に調整することを通してパーソナリティを発達させる諸過程からなり立っている」[1]と定義づけている。リッチモンドのいうパーソナリティとは，個性よりも包括的であり，生来的で個別的であるものすべてのみならず，教育，経験，人間的交際を通じて身についているものすべてを意味している。つまり，個性の上に，日々の生活のなかで追加されて私たち自身の一部とみなすことのできる社会的遺産と環境も個人的なものであり，それら全体が私たちのパーソナリティを形成し，絶えず変化していく。ソーシャルケースワークは，社会関係の意識的，包括的調整を通じてパーソナリティの発達を図るという役割をもち，個人と環境にかかわる。ケースワークは①個人と環境の調整，②グループワーク，③宣伝活動と社会立法を通じて改善をもたらす社会改良，④新しい発見をしたり，既知の事実を解釈し直したりする社会調査，をもってパーソナリティの発達に貢献する。

　1915年，全米慈善矯正会議において**フレックスナー**（Flexner, A.）は『ソーシャルワークは専門職か』[2]と題した講演を行い，医師，看護師，法律家，エンジニアなどの専門職を例示し，ソーシャルワークは基盤が見えづらく，雇用分野は広範で，複数の専門職にまたがる補足的な活動をしており，地域の生活状態の向上と予防に向けた取り組みについてのジャーナリズムの活用も扇動的であるとした。専門職は教育的に伝承可能で実践的であり，公の関心に責任をもつこととし，これらからソーシャルワークは専門職ではないと問いかけた。当時，フレックスナーには，ソーシャルワークが学問領域をまたがる専門職であるという独自性が見えづらかったのかもしれない[*1]。

　フレックスナーの問いかけを受けて，1917年にボルチモアの**慈善組織協会**（Charity Organization Society；**COS**）のリーダーであったリッチモンドは15年間書き溜めてきた末に『社会診断』[3]を出版した。本書は，リッチモンドとCOSな

---

*1　2014年の国際ソーシャルワーカー連盟（Internaitonal Association of Social Workers；IFSW）の『ソーシャルワーク専門職のグローバル定義』においても，ソーシャルワークは，複数の学問分野をまたぎ，その境界を超えていくものであり，他の人間諸科学の理論をも利用し，ソーシャルワークの研究と理論の独自性は，その応用性と解放志向性にあるとしている。

どのソーシャルケースワーカーらによる調査を通して治療計画作成に至るまでの方法や経験，社会資源，インテーク面接の進め方等についての資料が集められた。また，家族と医療ソーシャルワーク現場の2例について1年間の実践記録を基にケース記録を読み解き，最良のソーシャルワーク実践を見つけ出そうと試みた。事例検討の意見集約，56の相談機関の協力による社会資源リストなど，多くのソーシャルケースワーカーや機関が組織化されながらソーシャルケースワークとは何かについてまとめられた。家族の治療は単一の方法では成し得ないが，ソーシャルケースワークの方法と目的の本質は同じであるべきとし，社会診断の要素はすべてのソーシャルケースワーカーが共通してもつ土台であり，個々の実践家がこれらの知識と技を獲得できるようになるとした。社会的証拠・社会診断・社会治療の有用性はソーシャルケースワークが社会正義と治療・教育に貢献できると証拠づけた。そして専門的援助活動としてのソーシャルワークについて「インテーク⇒社会的証拠の収集⇒比較・推論⇒社会診断⇒社会治療⇒終結」という一連の過程が示された。これは今日のケアマネジメントにおける援助過程「インテーク⇒情報収集⇒アセスメント⇒援助計画⇒援助⇒モニタリング⇒事後評価」に通じる。

リッチモンドは初回面接において「クライエント自身の人生に対しての望み，計画，態度についての情報は他の何よりも重要である」としている。このことは，今日の個別支援計画等の作成時に本人の夢や願いを大切にするところから始まることと共通している。例えば①困っていること，②困難に至る要因のリストアップ，③見込みも含めた長所や強みの列挙，がある。そして完璧な社会診断を成し遂げることは不可能であり，また，これが最後といえる診断もあり得ないとした。今日最良のケア計画は未完成で修正の余地を残しておくということに通ずるものがある。

B ● ソーシャルワークの源流

1 ソーシャルワーク前史

福祉の原初形態は慈悲であり，教会では家族や近隣，友人の間で隣人愛による相互的な援助がなされた。イギリスでは6世紀になると僧院が貧困層救助を担うようになった。しかし，15世紀の疫病と飢餓に加え，封建制度の解体により，ホームレス・失業・犯罪が激増した。16世紀，新教（イギリス国教会）に転向するという宗教改革により，修道院は解体し，貧困層への援助の基盤が失われた。この混乱の下，エリザベスⅠ世は民衆の反乱を恐れて1601年の**エリザベス救貧法**を制定した。本法では，貧民の救済として労働能力の有無を基準に，①有能貧民，②無能貧民，③児童，の3種類に分け，それぞれに強制労働に就かせたり，徒弟奉公に出したり，親族扶養を徹底させたりするなどの方策が図られた。強制労働に就かせるためのワークハウスには精

神疾患患者も一緒に収容されていた。

② 慈善組織活動

　当時，高貴なる者の義務（**ノーブレス・オブリージュ**）として慈善を施すべき責任があり，道徳的な欠陥が貧困の原因であり，道徳的に向上させることこそ貧困からの脱却の手段であると考え，私的な慈善事業が恣意的，かつ選別的に行われた。そこで慈善組織化運動は，従来の恣意的で無計画な救済活動を廃して合理的な組織が必要であるとの考えから始まった[4]。

　1869年，ロンドンに**慈善組織協会**（Charity Organization Society；**COS**）が設立された。①慈善団体への連絡・調整・協力の組織化と②救済の重複を避けるための適正化，を目的とした取り組みは今日のケースワークやコミュニティワークの源流となっている。

　1867～1868年に慈善的救済を組織化する地区委員会ができ，事務費を保証する機構を設け，公衆からの寄付金をすべて貧困者に直接支給した。無給の訪問員（アルマナー，almoner）が貧困者の自宅を訪問して，ニーズにより自身の裁量によって支給額を決定し，直接支給した。すべての宗派の聖職者や一般公衆から情報を得た。COSは生活維持の道徳的価値を大切にするボランタリーな立場を貫こうとした。

　一方，生活困窮者の救済活動に失望し，物質的援助よりもむしろ友情関係パーソナルサービスを強調したのが**ヒル**（Hill, O.）であった。1869年，初のCOS地区委員会が組織され，機構の基準規則が作られて翌年活動を開始した。地区委員会は申請・紹介されたケースの調査，救済の決定・実施の責任を担った。ヒルは貧困家庭訪問活動の理念と方法を活用して多くのボランティアを育成した。1874年の訪問員ハンドブックには①組織的な個別訪問活動の必要性，友人としてのコミュニケーションの維持，②全困窮者を対象とした訪問，③訪問対象を明確にした規則的訪問，が記されている。

　生活状態悪化の事前把握と未知の需要の発見は評価される一方，貧困者の独立心を損なったり，危機状態を見落としたりする危険も指摘された。「訪問は2週間に1回以上，疾病等の場合は頻繁に行う。1カ月以上の空白は好ましくない」「事前に前担当者と会って情報の提供を受ける」「相手が訪問を受け入れないときは強引に訪問してはならない」「相手が望めば再度訪問する用意があることを伝える」「友情的であるため訪問中にノートを取ってはならない」「調理法その他家庭生活を楽しくする知識の活用」など33項目の話題が例示されている。ボランティア訪問員の必要条件は①貧困者状態改善への関心，②個人のケース情報や地域での様子，③職業，賃金，社会復帰などの生活条件に関する具体的知識をもつこと，とされ救貧法・公衆衛生・教育当局や慈善機関と関係をもつ。また，スーパーバイザーをもつ。所属する機関の規則に沿ってケースの処遇にあたるとある[5]。これらは今日のソーシャルワーク実践におい

ても示唆に富む。

　従来の救済事業における漏救や濫救などの問題に対してCOSでは①友愛訪問，②要保護者の個別的訪問調査，③登録とケース記録の集積，④慈善団体間の連絡調整，という4つの機能を取り入れ，組織的かつ科学的な慈善活動が展開された。多くのボランティアが動員され，申請者のニーズ評価やケース会議が行われた。COS総書記のロック（Lock, C. S.）は慈善の機能は貧困の予防と，対象の状況に応じた処遇にあるとした。ロンドンCOSの活動は国内の他の都市に広まり，1877年には，アメリカのニューヨーク州バッファロー市にCOSが設立された。「施しではなく，友情を」という理念の下，友愛訪問員が貧困家庭を支援した。当初，貧困に陥る道徳上の問題を友愛訪問によって感化しようとしたが，生活困窮の背景には周期的な経済不況などの社会的要因が関係していると認識するようになった。

　ボルチモアCOSのリーダーであったリッチモンドは，事例検討を組織的に積み重ね『社会診断』を著すことで今日に至る社会福祉専門職の位置づけに貢献した。科学的な知識や訓練の必要性が増大するにつれボランティア活動の限界が生じ，COSでは有給専任職員の採用が増え，この有給友愛訪問員が今日のソーシャルワーカーにつながっている。また，サービスの整備・充実を図るため専門職員の養成教育が課題となり，1898年にニューヨークCOSで6週間の夏季研修が行われた。やがて今日のコロンビア大学ソーシャルワーク大学院に至るニューヨーク慈善事業学校やソーシャルワーク学校が5大都市に設立された。

③ セツルメント運動

　世界初のセツルメントは，1884年にロンドンにおいてバーネット夫妻（Barnett, S. & H.）によって創立されたトインビーホールである。大学知識人がスラムに設立されたセツルメントハウスに定住することで，連帯を通じて住民を援助し，社会改良活動の拠点となった。イーストエンドの中でも極貧地区ホワイトチャペルにあった聖ユダ教会の司祭となったバーネットは，1875年にオックスフォードやケンブリッジに行き，大学生たちに教区内8,000人を超える失業，疾病，過密住居の実状を伝え，学生がセツルメントで共に暮らすなかで恵まれない人々の生活を知り，居住者の支援と教育を手伝ってほしいと訴えた。やってきたトインビー（Toynbee, A.）は教区の人々とふれあいを重ねた。トインビーが31歳の若さで病に亡くなったことを悼んでトインビーホールと名づけられた。セツルメントの創設者トインビーの跡を継いだマーシャル（Marshall, T.）は「温かき心情と冷静な頭脳（Cool heads but warm heart）」をもって周囲を取り巻く社会的苦悩と闘い，すべての人に高尚な生活への物的手段を拓く可能性を見出す学生を世に送り出そうとした。初代寮長のバーネットは，セツルメントの目的を①貧しい人たちの教育と文化的発展，②貧民の状態や社会改良の必要性を学生や住民に情報提供すること，③社会問題や健康問題とその法制度化の啓発と

し，協働と相互の学び合い，とした[6]。

1889年に**アダムス**（Adams, J.）によって設立されたシカゴの**ハルハウス**は，初年度の利用者数は5万人を超え，多くの知識人や著名人が住み込んで活動し，その後のセツルメントハウスの模範となった[7]。地域の移民労働者たちに社交的・文化的な機会を提供し，社会改良への貢献を目的として，文学，歴史，芸術，手芸，英会話教室，ダンスクラブ，レクリエーション活動，キャンプ，学童クラブ，共同保育，婦人会などの小グループ活動を展開し，コンサート，展覧会，移動図書館，雇用相談窓口，給食サービスを提供した。また，生活環境調査を実施して生活・労働環境の改善に取り組み，近隣全体の福祉の向上に寄与するなどコミュニティワークの萌芽となった。アダムスは，全国レクリエーション協会の会長その他の要職を務め，世界平和運動にも貢献し，1931年ノーベル平和賞を受賞した。

これらセツルメント運動は社会調査とも深いかかわりをもち，彼らの社会改良運動の支えとなった。そして客観的社会調査により，社会事業の近代化の道を開くこととなった。

ブース（Booth, C.）の**ロンドン調査**（1886～1892年）と**ラウントリー**（Rowntree, B. S.）の**第一次ヨーク調査**の報告[*1]（1901年）は，ロンドンやヨークの労働者階級を中心に貧困の実態・原因を科学的な社会調査により明らかにした。当時，全人口の3分の1はいわゆる貧困線以下の生活を送っていた。彼らの貧困は飲酒・浪費等の個人的習性の問題ではなく，不規則就労や低賃金といった雇用の問題や疾病・多子などの環境にあること，つまり貧困原因は個人よりも社会にあるという認識の変化をもたらした[8]。

C ソーシャルワークのアプローチ

さまざまなソーシャルワークの定義があるが，共通するアプローチは以下の点である。

- ・ソーシャルワーク実践は人と環境とのさまざまな接点に介入する。
- ・介入には単一の方法ではうまくいかず，介入を必要とする接合面にあらゆるレベルで取り組もうとし，個人と環境の双方にとって最大限にバランスのとれた共存状態になるよう調整を図る。
- ・ケア計画は個別と社会開発の双方にかかわるものである。
- ・葛藤する要求が起きている状態では価値に基づいて働きかけ，当事者の主体性を尊重する。

表1-1に主要なソーシャルワーク実践アプローチを示す。

---

*1 ラウントリーは1941年（第二次）と1951年（第三次）にも同様の調査報告を行っている。

表1-1 ▶ 主要なソーシャルワーク実践アプローチ

アプローチ	提唱者	理論的背景など	特徴
心理社会的	ホリス ハミルトン	リッチモンドのケースワーク理論⇒フロイトの自我理論・精神分析理論から影響を受けた診断主義ケースワーク	心理社会的側面⇒状況のなかの人 クライエントと環境との間を意識的に調整し，その人物のパーソナリティの変容・発達を図る。
機能的	タフト ロビンソン	ランクの意志心理学 心理社会的アプローチ批判として誕生	クライエントが成長，変化する存在であるとする成長の心理学，機関の機能の枠に沿った援助，利用者中心，時間的展開。
問題解決	パールマン	診断主義の科学性と機能主義のクライエントの主体性の尊重という2つを折衷 自我心理学のコンピテンス，デューイ経験主義教育学・合理的問題解決論，シンボリック相互作用論，役割理論など。	個別援助を，施設・機関の機能を担った援助者と，問題を担っている利用者の役割関係を通じて展開される問題解決の過程としてとらえる。人が生きることや社会で機能することは問題解決の過程であると考え，自我機能としての問題解決能力を重視。
家族療法	アッカーマン ベイトソン ミラノ学派他	一般システム理論 二重拘束仮説	家族を全体としてとらえようとする視点に立ち，家族の「関係性」に注目して家族の動きを理解しようとする。家族に生じた問題は，誰か1人が原因ではなく，個々の成員が互いに影響し合う原因と結果の悪循環を描いている1つのシステムとしてとらえる。
行動療法	トーマス パブロフ ワトソン スキナー	パブロフの古典的条件づけ学習理論 スキナーのオペラント条件づけ バンデューラの社会的学習理論（モデリング） ⇒認知行動療法の基礎	利用者の問題行動の変容を目標に働きかけ適切な行動を学習し直す。問題行動の原因や動機，意識や思考の変容は目的ではない。時間がかからず，費用も少ない。クライエント自身が主観的な体験や記憶などに対する葛藤を重視しない。
課題中心	リード エプスタイン シャイン	心理社会的アプローチ，問題解決アプローチ，行動変容アプローチの折衷。計画的で組織だった処遇方法を短期間で効率的に実践する。	具体的な作業計画の策定，実行，評価を通じて，短期間内で問題の解決を図る。課題の達成状況に焦点を当て，実行可能な課題の設定やその達成に向けての作業に対して援助する。
エコロジカル（ライフモデル）	ジャーメイン ギッターマン	生態学と一般システム理論⇒生活モデル。環境へのかかわりや，社会変革の必要性が認識され，個人の心理的側面と社会環境の両方を一体的に説明できる。	問題の原因を現在の環境に向ける。人と環境の交互作用に焦点を当て，その接合面に介入，不均衡・摩擦・不適応を和らげ，関係改善を図る。
ジェネラリスト	ジョンソン	伝統的な支援方法の区分が，対象者の問題や対応を分断することになるという視点から，包括的な実践のための理論について一般システム論を用いて体系化しようとした。	ケースワーク，グループワーク，コミュニティオーガニゼーションの各方法論は，1つの共通基盤の上に立脚しているという認識。 社会の変化と多様性に対し，幅広い視点でアプローチする。
エンパワメント	ソロモン リー キテレッツ	17世紀の法律用語が起源：公的な権威や法律的な権限を与えること。1960年代のアメリカの公民権運動で黒人がスティグマによる否定的評価や社会的抑圧により本来もつ力が奪われ，パワーレスの状況を克服する概念。さまざまな抑圧⇒解放・変革	クライエントの潜在能力や能力の強さに焦点を当てる。クライエント主導でワーカーは原則側面的援助を行う。エンパワメントは，ミクロの個人的問題に対する心理調整と，マクロの社会構造の改革という両者に同時にかかわる。
ナラティヴ	ホワイト エプストン ガーゲン	文学の領域で用いられてきた概念。語る行為である「語り」と語る行為の産物としての「物語」。 社会構造主義，ポストモダニズム	①語り手の語る物語（ドミナント・ストーリー）を聞く。②問題を外在化する。③反省的質問をする。④ユニーク（例外的）な結果を見つける。⑤オルタナティヴ・ストーリーを構築していく。
危機介入	リンデマン カプラン	危機理論→生活上予期しない危機的状況に直面したときに不安や動揺・混乱状態に陥る等の反応や，そこからの回復過程はある程度予測可能。	発達的危機と状況的危機のどちらかに直面する人が対象。危機的状況を回避することが援助の目的。自殺予防活動などさまざまな危機的移行期にある人々への支援。

2020（令和2）年の改正社会福祉法では，地域共生社会の実現に向けて孤立した人が社会とのつながりを取り戻せるよう，専門職が継続して伴走できるようにし，運用にあたってはソーシャルワーク機能が重要とされ，付帯決議に社会福祉士や精神保健福祉士の活用に努めることが示された。

D ● 国際ソーシャルワーカー連盟の定義

1 国際ソーシャルワーカー連盟の定義

　国際レベルのソーシャルワークの定義は，ソーシャルワーカーの役割と機能について世界中で応用されるものであるからこそ，専門職としての議論が重ねられてきた。初めてのソーシャルワークの定義「ソーシャルワークとは社会一般およびその構成員である個々人の発達を形作るような社会変革をもたらすことを目的とする専門職である」は，1982年にイギリス・ブライトンでの国際ソーシャルワーカー連盟（IFSW）総会時に採択された。2000年のIFSW総会において「ソーシャルワークの定義」（以下，2000年定義）が採択され，2001年に社会福祉専門職団体協議会[*1]によって，日本語の定訳が示された。「ソーシャルワークの専門職は，人間の福利（ウエルビーイング）の増進を目指して，社会の変革を進め，人間関係における問題解決を図り，人びとのエンパワーメントと解放を促していく。ソーシャルワークは，人間の行動と社会システムに関する理論を利用して，人びとがその環境と相互に影響し合う接点に介入する。人権と社会正義の原理は，ソーシャルワークの拠り所とする基盤である」。

　2000年定義が採択されて以降，さまざまな批判があった。西洋諸国中心の定義であるという指摘から個人の権利と地域における社会変革を強調したものであり，アジア太平洋地域のソーシャルワーカーからの集団的な権利や継続，安定，社会結束が排除されているという指摘や，ラテンアメリカのソーシャルワーカーからの社会変革と社会開発に対する注目があまりに少ないという指摘などである。先住民の知に対する認識不足とソーシャルワーク理論が含められていなかったことの批判が浮上した。実際に社会経済的，政策的，そして文化的な多様性を理解したうえで，それに応えていこうとすることはソーシャルワーク専門職の質を保証するものでもあることから，地球レベルでたった1つのソーシャルワークの定義をもつことへの疑問の声が上がった。

　とはいえ有資格ソーシャルワーク実践者間で互いに認め合っていくには，何らかの専門職としての特徴をまとめていかなければならない。また，地球規模で私たちを1つの専門職としてつなぐ共通の価値と目標をもっている。膨大なディベートを経て，

---

*1 社会福祉専門職団体協議会は，（NPO）日本ソーシャルワーカー協会，（公社）日本社会福祉士会，（公社）日本医療社会福祉協会，（公社）日本精神保健福祉士協会で構成され，IFSWに日本国代表団体として加盟している。

世界各地域の文脈の多様性を認識しながらも IFSW と国際ソーシャルワーク学校連盟（IASSW）は世界レベル，地域レベル，国レベルの重層的な定義をつくることを決めた。このことは世界の各地域の多様性を認め，かつ法文化されたソーシャルワークの最新の定義を各国がもつことを可能にする。世界の各地域や国の特殊事情に配慮した単一の定義をもつことは不可能であるため，簡潔で審美的で人の心を動かす力のあるグローバル定義にすることとし，世界の各地域（IFSW と IASSW は，世界をアジア太平洋，アフリカ，北アメリカ，南アメリカ，ヨーロッパの 5 つの地域〔region〕に分かれている）や各国レベルでの定義をつくり出しやすくした。2000年定義の見直しに 7 ~ 8 年を費やした末，2014年に IFSW と IASSW の総会で諮られ，採択された。アフリカの総会参加者からは母国に独自のソーシャルワーカー養成課程の基準がなく，グローバル定義がそのままソーシャルワーク教育の基準として扱われることになるため実践のところに教育を追加してほしいとの声や社会調査も追記してほしいとの意見もあったが，原案どおり可決された。

　以下，IFSW が公表している2014年グローバル定義の日本語定義を用いながら，内容を解説する。なお，この日本語定義の作業は社会福祉専門職団体協議会と一般社団法人日本社会福祉教育学校連盟（現・日本ソーシャルワーク教育学校連盟）が協働で行い，2015年 2 月，IFSW としては日本語訳，IASSW は公用語である日本語定義として決定した。巻末に主要なソーシャルワーカー倫理綱領の構造を示す（**資料1・2**）。

　今回の改定で，最後に「この定義は，各国および世界の各地域で展開してもよい」という一文が付けられた。これによりアジア太平洋地域や日本におけるソーシャルワーク定義の展開について調整が進められた。このグローバル定義は各国の言語に翻訳され，IFSWと IASSW のホームページに掲載されている。

2　2014年 IFSW ソーシャルワーク専門職のグローバル定義の注釈

　「ソーシャルワーク専門職のグローバル定義」の注釈で中核概念（中核となる任務，原則，知，実践）についての説明がなされている。

■1 「中核となる任務」

　ソーシャルワーク専門職の中核となる任務には，社会変革・社会開発・社会的結束の促進，および人々のエンパワメントと解放がある。そのために複数のシステムレベル間の協働統合を図り，構造的障壁と個人的障壁問題の解決の双方に取り組み，人権および経済的・環境的・社会的正義の増進における人々の主体性が果たす役割を認識するなど，ソーシャルワークは実践に基づいた専門職であり学問である。ソーシャルワーク専門職は不利な立場にある人と連帯しつつ，社会的包摂と社会的結束を促進すべく努力する。

❷「原則」

人々が互いのウェルビーイングに責任をもち，人と人との間，そして人々と環境との間の相互依存を認識し尊重することを促す。また，自然界，生物多様性や世代間平等の権利に焦点を当てる。「ソーシャルワークの大原則は，人間の内在的価値と尊厳の尊重，危害を加えないこと，多様性の尊重，人権と社会正義の支持である。人権と社会正義を擁護し支持することは，ソーシャルワークを動機づけ，正当化するものである」とし，個々人の人権と集団的責任の共存が求められている。ソーシャルワークの研究と理論の独自性は，その応用性と解放志向性にあり，サービス利用者との双方向性のある対話的過程を通して共同で作り上げられてきた。そこでは，多様な文化的背景やマイノリティの人たちの文化についても「人々が互いに尊重し合い，互いのウェルビーイングに責任をもち，人と人の間，そして人々と環境の間の相互依存を認識し尊重するように促すこと」が求められる。

❸「知」

ソーシャルワークは特定の実践環境や西洋の諸理論だけでなく，先住民を含めた諸民族固有の知，その地域に根差した固有の知[9]にもよっている。

❹「実践」

ソーシャルワーク実践は，人々がその環境と相互作用する接点に介入し，参加と「人々と共に」働き，解放を促進する観点から人々の希望・自尊心・創造的力を増大させることを目指す。ソーシャルワークの戦略は介入のミクロ－マクロ的，個人的－政治的次元を一貫性のある全体に統合することができるが，何を優先するかは，国や時代により，歴史的・文化的・政治的・社会経済的条件により，多様である。

❺ 追加動議

IFSW総会時のスイスからの動議に基づき「この定義のどの一部分についても，定義の他の部分と矛盾するような解釈を行わないものとする」「国・地域レベルでの『展開』は，この定義の諸要素の意味および定義全体の精神と矛盾しないものとする」「ソーシャルワークの定義は，専門職集団のアイデンティティを確立するための鍵となる重要な要素であるから，この定義の将来の見直しは，その実行過程と変更の必要性を正確に吟味したうえで初めて開始されるものでなければならない。定義自体を変えることを考える前に，まずは注釈を付け加えることを検討すべきである」との追加動議を可決した。北米中心から，まさにグローバルの定義になってきており，「多様性の尊重」に関連して，従来の支援目標であった「自立（independence）」よりは自立し合って互いを尊重し合う「相互依存（interdependence）」を目指すことが示され，今後，地球規模の視野をもちつつ，かつ地元性を活かしたソーシャルワーク実

践が求められる。

6 ソーシャルワーク専門職のグローバル定義のアジア太平洋地域および日本における展開

　2016年6月，ソウルにおける国際ソーシャルワーカー連盟アジア太平洋地域総会およびアジア太平洋ソーシャルワーク教育連盟総会において「アジア太平洋地域における展開」が採択され，2017年3～6月における日本ソーシャルワーカー連盟構成4団体（日本ソーシャルワーカー協会，日本医療社会福祉協会，日本精神保健福祉士協会，日本社会福祉士会）および日本ソーシャルワーク教育学校連盟各団体の総会において「日本における展開」が採択された。

E ソーシャルワークの構成要素としての価値，視点，原理，理念

1 ソーシャルワークの価値

　「かちかち山」に登場するおじいさん，おばあさん，タヌキ，ウサギの中で悪者は誰か？と問うのではなく，それぞれが頑張っていること，共生社会に向けて何ができるかを考えてみよう。タヌキにも家族がいて食べ物が必要な背景があったのかもしれない。おじいさんはタヌキと話し合って畑仕事を手伝ってもらい作物を分かち合うことができたかもしれない。ウサギはおばあさんのために代わりにタヌキを戒めてくれたのかもしれないが，どんな理由であれ殺めるようなことはあってはならない。更生の機会もあるとよい。

　ソーシャルワークは価値・知識・技術という3要素によって構成されている。そのなかでも価値はソーシャルワークの実践の基盤となるものであり，不可欠なものである。そこでソーシャルワーク専門職の日常業務上の絶対的価値を明示したものが倫理綱領である。相反する状況では価値に基づいて判断する[10]。

　例えば「クライエントの市民権を犯してはならない」一方で「ソーシャルワーカーが雇われている組織からの指示に従わなくてはならない」場合，①「ソーシャルワーカーの所属する機関の方針が結果としてクライエントの市民権を侵す」ことも起こり得る[11]。ほかにも②秘密保持と査察の権限，③パターナリズムと自己決定，④義務と法の準拠，⑤限りある資源の配分，⑥個人としての価値と専門職としての価値，⑦クライエントの利益と他者の利益との葛藤，⑧他の専門職との間の葛藤，⑨公的機関と民間サービスとの葛藤などが生じ得る[12]。

　それら倫理的ジレンマ状況の解決策としては，価値と原則とを階級的に体系化し，それぞれのジレンマ状況における優先順位をつけることである[13]。もし，同僚の非倫

理的行動が疑われる場合，そのことを上司などに知らせるのは勇気を要する。ソーシャルワーカー同士で実践の振り返りを定期的に行い，また，専門職能団体内でワーカーの苦情を聴く窓口を置くことにより，処罰ではなく，建設的，教育的な対応によって倫理的ジレンマを乗り越えていけるであろう[14]。

2 ソーシャルワークの価値に基づく精神保健福祉士の視点

柏木昭はソーシャルワークの中心的構成要素として「かかわり」「人と状況の全体性」「クライエントの自己決定の原則」をあげている[15]。精神保健福祉士の支援における価値に基づく視点とは①人と状況の全体性の視点，②人権を擁護する視点，③自己決定を促して尊重する視点，④生活者支援の視点，とされている[16]。

■ かかわり ── ワーカー─クライエント関係

（1）基盤となる信頼関係

人が人として社会的に存在し，生活していくためには，まず誰か特定の人との信頼関係の絆が結ばれることが必要であり，その絆から得た安心感や内的エネルギーをもつことによって，さらにさまざまな人と良好な人間関係を築き，実社会のなかで生きていくことが可能となる。

ラター（Rutter, M.）によればこのような信頼関係，つまり愛着は，生後３カ月半から４歳の間に培われるもので，愛着をもつ相手は母親のみならず，父親や母親代わりの人でもよい。また，この愛着をもつ相手が不在のときには，その人の面影を内的エネルギー源として保持すること，あるいは第２，第３の複数の相手への愛着をもつことによって危機を乗り越える力とすることができる[17]。エリクソン（Erikson, E. H.）は心理社会的発達の８段階における第１段階として，「信頼対不信」を位置づけている[18]。相談してくる人のなかには，こうした愛着が不安定だったり，喪失，失敗，あるいは欠如していた背景をもつことがある。そこで改めてソーシャルワーカーとの間に芽生える信頼関係を通して，個々のクライエントは安心感や内的エネルギーを回復し，ひいては現実対処能力を高めていくのである。

（2）共感と傾聴

やっとの思いで相談に来ているクライエントの心の声を聴き，少しでもわかろうと思いを馳せ，気持ちを寄せて感じ取ろうとすることでクライエントから伝わってくるものが，その後のクライエントの生き方を展開するうえで影響してくる。すべてを受容する雰囲気で話し，無条件にクライエントを１人の人間として尊重し，感情移入していく。相づちを打ちながら聴き入り，クライエントの言葉や行為をクライエント自身が確認できるよう，ソーシャルワーカーが鏡のように反射して返していく。クライエントの不安感，悲しみ，怒り，虚無感，空元気や違和感，あるいはうれしさや楽しさ，幸福感などの感情を感じ取る。時に過去の人間関係の影響から，今のソーシャル

ワーカーとの関係においてそれが再現され，抵抗や転移，逆転移を起こす場合がある。共感しながらもなお，平常心を失わず受容的な態度で接することで，クライエントは安心し，自らの希望が語られてゆく。ソーシャルワーカー1人で平常心を保つことは容易ではなく，だからこそのチームワークやスーパービジョンがワーカーの平常心を後押ししてくれる。

　精神保健福祉領域の相談においては，病名告知や服薬の不安など受診受療上の相談が特徴的だが，クライエントのどう生きたいのかという願いや希望について真の声を聴くことこそが本来の相談となる。それまで周囲に気づかってきたクライエントは，自分自身のしたかったことを尋ねられても当惑するかもしれない。安心感を得つつ主体性を取り戻していく過程にワーカーも寄り添う。クライエントは自分自身のこと，何が問題か，何をしたいかを考え始めるようになる。やがて何とかしようとする思いが芽生えてくる。

　傾聴とはクライエントのペースで語ってもらい，ソーシャルワーカーがそれに聴き入ることである。ソーシャルワーカーの発言量が少なければ少ないほどよい面接だといわれている[19]。そして，ソーシャルワーカーは相づちを打ったり，クライエントの話す内容に応じて感じたことを表情に表したり，時には相手の言葉を繰り返し，一生懸命聴いていることをクライエントに伝え返したりする[20]。沈黙の場面でも，ソーシャルワーカーのほうから何かを話さなくてはならないと焦る必要はない。クライエントは，やっとワーカーに打ち明けることができてほっとしているのかもしれない。自分の中で考えを整理しているのかもしれない。これら肯定的な沈黙の場合は，しばらくそっとして温かく見守ることが大切になる。一方，面接の開始期に起こる沈黙は相談への恥ずかしさや不満，抵抗からくるものかもしれない。このような否定的な沈黙の場合，まずクライエントがソーシャルワーカーに受け入れてもらえたと思えるように働きかけるところから始まる。クライエントが話そうか話すまいか決めあぐねているような場合，「自分の考えを言葉にして人に話すのはなかなか難しいことですよね」などと声をかけ少しでも気持ちを共有するようにする。日常生活で一方的にしゃべったり，沈黙したりすることはむしろ否定的にとらえられている。しかし，相談場面においては，クライエントが一方的に話を聴いてもらい，十分に話ができ，必要に応じて沈黙して熟考したり，休憩したりすることも許される。

　ワーカー－クライエント関係は，そうした専門的な人間関係なのである。そのような相談場面では，柏木のいうところの「**時熟**」が起きている。村上陽一郎[21] が「生産過程では，露骨に言えば，仕事の達成に要する時間は，悪なのではないか，出来うれば，それはゼロにまで縮減したいものなのだ」しかし，「胎児が母親の胎内に宿って，1日1日と育っていくとき，（中略）約40週という時間は，胎児自身にも，母親となるべき人にとっても，周囲の家族にとっても，断じて，飛び越えてしまうべき，あるいはなくもがなの時間ではないのである」また，「能率の呪縛から解放されてみ

るために，生物現象の中にある時熟，ときが満ちる，ということの意味を改めて学ぶべきではなかろうか」と述べている。まさに，それなりのワーカー－クライエント関係におけるやりとりの時間を経て今，時が満ちてクライエント自身の思いがほとばしり出てくる，すなわち，主体性の回復ともいえる瞬間である。

2 人と状況の全体性

ホリス（Hollis, F.）は，ケースワークにおいてクライエントの置かれている状況とその状況下でのクライエント自身の機能遂行についての反省的な話し合いと考察を強調している。すなわちクライエントの意思決定や活動がクライエントの環境とどのような相互作用をもつかについて，つまり人と状況の全体性に言及している[22]。

精神保健福祉領域におけるソーシャルワーカーは，谷中輝雄のいう「クライエントの生活のしづらさ」をくみ取り，「生活のしづらさ」を病状だけではなく，長期入院による生活経験の乏しさ，社会の偏見や周囲の無理解などに起因している側面としてとらえ，その生活のしづらさに対し，物，制度，人などで補完・補強して，生活を整え，それなりの生活を成り立たせることが重要である[23]。そこでソーシャルワーカーはクライエントを生活者としてとらえ，そのクライエントとクライエントを取り巻く環境との間の交互作用に注目し，それらを全体的，包括的に把握し，アセスメントする視点が必要になる。

3 人権擁護

権利が守られる大前提として安心して暮らせる環境にあるかどうかが問われ，その安心感が保障されないときに，人は不安や恐怖に陥ってしまう。言葉の暴力から戦争に至るまで，あらゆるレベルの「暴力」によって人は安心して生きる権利を奪われてしまう。すると「無力感・絶望感」に襲われ，本来できるはずの可能性が恐怖の下に奪われてしまう（自信喪失）。そこで「自分は何もできない」と思い，「選択肢」が極端に狭められ，自由を失ってしまう。逆に，どうしようもないと思われる状況でも誰かに「相談する」ことを通してわずかでも選択肢を見出せると，そこから「何かできることがある」と自信を取り戻せるようになる。このことがエンパワメントにつながり，本来もって生まれてきた自分の内なる力が呼び覚まされ，自信と自己決定そして自立，すなわちその人らしい生き方につながるのである。

社会福祉サービス利用者は，支援者に出会うまでにその人らしく生きる権利を全うし，日々の生活や人生設計においてさまざまなレベルの選択肢の中から選んで自己決定することが難しくなってしまっていることがある。つまり，権利侵害を体験して相談に来ている状況かもしれない。その人らしく生きる権利を奪われた利用者が，藁をもすがる思いで支援者の所へたどり着いたとする。そこで出会う支援者は利用者より高い教育を受け，社会的地位があり，住民からの評価も高く，技術と経験と知識をも

ち，経済的にも安定し，豊かな生活を送っているのかもしれない[24]。支援者はそこにいて「対等」とはなり得ず，「権力者」として映る場合もある。そのことを常に心に留めて謙虚さをもち続けなければならない。

精神保健福祉領域のソーシャルワーカーの日常業務においては，たとえ合法的であってもサービス利用者の人権を侵害する行為となり得る可能性があることを日本精神医学ソーシャル・ワーカー協会（現・公益社団法人日本精神保健福祉士協会。以下，日本 PSW 協会）では，Y 問題を通して PSW の立場性，視点，専門性を自ら問い直すこととなった。

1965（昭和40）年に精神衛生法が改正され，緊急措置入院制度の新設に伴い，申請・届出・通報制度が強化され，保健所が地域精神衛生の第一線機関として位置づけられた。大学受験を控えていた Y さんは腰痛が生じるなどの身体的不調から家庭内緊張をもたらし，家族の相談を受けて保健所の PSW は，事前連絡なしに家庭訪問を行い，本人不在のままに，精神病の予測に基づき，警察官に移送上の保護を求め，病院では診察もされず PSW の面接記録と紹介状が専門医の観察記録として扱われたとされている。1973（昭和48）年の日本 PSW 協会全国大会において Y さん本人から不当な入院について訴えられたことから，協会の重大課題となり，10年の歳月を経て「精神障害者の社会的復権と福祉のための専門的・社会的活動を進めること」を基本方針とすることが1982（昭和57）年の日本 PSW 協会全国大会において採択された。Y 問題を通して①自己決定の原理，②人と環境（状況）の全体性の視点，③ワーカークライエント関係というソーシャルワークの原理が深化され，日本 PSW 協会の財産となっている。なかでも本人の自己決定の支援は権利擁護の視点からも欠かせない[25]。

イギリスにおいては指定ソーシャルワーカー等が記入することが許されている強制入院申請書と指定医および主治医の診断書の提出先は治安判事裁判所*1であり，司法審査の手続きを踏むものとなっている。わが国でも，犯罪者には必ず弁護人が付く。一方で，発病には本人の責任はないにもかかわらず，自由を拘束することになってしまう措置入院や医療保護入院手続きに対する司法的な人権への配慮と，擁護するアドボケイトが入院患者を訪問する仕組みの確立などが急務である。

4 クライエントの自己決定の原則

バイステック（Biestek, F. P.）がその著書『ケースワークの原則』[26]において①個別化，②意図的な感情表出，③統制された情緒的関与，④受容，⑤非審判的態度，⑥クライエントの自己決定，⑦秘密保持，の 7 つをあげている。ケースワーカーの役割として①クライエントが自分の問題や欲求をはっきりと見通しをもって見ることがで

---

*1 治安判事裁判所では，治安判事が比較的軽微な犯罪の裁判や予備審問，家事事件などを担当する。

きるよう援助すること，②クライエントが地域社会における適切な資源について知っているようにすること，③クライエントの休止状態にある資源を活動させる刺激を導き入れること，④クライエントが成長し，自分の問題を解決できるようなケースワーク関係の環境を創り出すこと，とある。だがこの自己決定の原則にも一定の制限が存在する。すなわち，クライエント自身に問題解決に向けて取り組む力（ワーカビリティ）が備わっていることを前提として，①社会的規範や法制度上の枠踏みを逸脱していないか，②当該相談機関の機能やサービスの範囲や地域社会の標準に照らして妥当かどうか，そして何よりも③その人自身や周りの人をお互いに傷つけることがないかどうか，である。

1980年代イギリスの某総合病院の精神科急性期病棟を例にあげる。毎週行われていたケースカンファレンスにおいて，ある強制入院患者が拒薬していると看護師長から報告があり，強制入院ではあっても強制治療（服薬）はできないとのことであった。本人は「薬は飲みたくない」と強く主張し，コンサルタント医は本人の意思を尊重して様子をみることとし，それでも飲んだほうがいいと思うと告げてその場は終わった。2～3日後，本人から薬を飲みたいとの申し出があった。

2011（平成13）年に改正された障害者基本法第23条に「国及び地方公共団体は，障害者の意思決定の支援に配慮しつつ，障害者及びその家族その他の関係者に対する相談業務，成年後見制度その他の障害者の権利利益の保護等のための施策又は制度が，適切に行われ又は広く利用されるようにしなければならない」と掲げられている。それを受けて障害者の日常生活及び社会生活を総合的に支援するための法律（障害者総合支援法）第42条には「指定障害福祉サービス事業者及び指定障害者支援施設等の設置者（指定事業者等）は，障害者等が自立した日常生活又は社会生活を営むことができるよう，障害者等の意思決定の支援に配慮するとともに，市町村，公共職業安定所その他の職業リハビリテーションの措置を実施する機関，教育機関その他の関係機関との緊密な連携を図りつつ，障害福祉サービスを当該障害者等の意向，適性，障害の特性その他の事情に応じ，常に障害者等の立場に立って効果的に行うように努めなければならない」と意思決定支援が明記されている。

③ ソーシャルワークの原理，理念

１ 人間尊重

ブトゥリム（Butrym, Z. T.）は，著書『ソーシャルワークとは何か；その本質と機能』[27]において人間の本質に内在する普遍的価値から引き出されるソーシャルワークの３つの価値前提として「人間尊重」「人間の社会性」「変化の可能性」の３つをあげている。

- 人間尊重人間は，能力や行動にかかわりなく，ただ人間であること自体で価値がある。

・人間の社会性：人間は，それぞれにその独自性の貫徹のために他者に依存する存在である。

・変化の可能性：人間は，変化，成長，向上する可能性をもっている。

　たまたま精神疾患を患ったことで，病気と生活のしづらさを併せもち，病状によっては今までできていたことが困難になったり，やりたいことが制限されてしまったりすることが出てくるかもしれないが，その人が生きて一人の人として存在していることそれ自体に価値がある。

　日本には精神疾患を患ったことに加え，社会的入院者が7万2,000人いるとされており，彼らの人権尊重を考えると，医療における人権尊重のみならず，その人らしい生き方，生活をどう保障していくかを丁寧にかかわりながら一つひとつ共に確認していくことが精神保健福祉士に求められる。

2 社会正義

　「公平でなければならない（It's got to be FAIR）」とはイギリス人の普通の日常生活のなかで折々に出てくる言葉である。**ロールズ**（Rawls, J.）[28]はその大著『正義論』において「すべての人びとは正義に基づいた〈不可侵なるもの〉を所持しており，社会全体の福祉の現実という口実を持ち出したとしても，これを蹂躙することはできない」「正義にかなった社会においては〈対等な市民としての暮らし〉を構成する諸自由はしっかりと確保されている」としている。〈公正としての正義〉により基本的な諸権利・諸自由およびその優先権に関して功利主義よりも納得のいく説明を提供し，また，そうした説明と民主的な平等という解釈を統合することにより公正な機会均等の原理と格差原理が導き出された。

　イギリス労働党の社会正義委員会は社会正義の要素として①すべての市民の平等な価値，②基本的なニーズを満たすことのできる平等の権利，③可能なかぎり人生の機会を広げる必要性，④不正義な不平等を可能なかぎり減らし除去する必要性，をあげている。イギリス政府は「すべての人の機会」と銘打って社会的排除や貧困の減少に取り組もうとしてきた。

　1998年にノーベル経済学賞を受賞した**セン**（Sen, A.）は，潜在的能力の実現を保障する自由が重要であるとしている。「潜在能力とはその人にとって達成可能な諸機能の代替的組み合わせを意味する。さまざまなライフスタイルを生み出すことを達成する真の自由」を意味する。特定の潜在能力比較の例は，雇用，寿命，識字能力，栄養などである[29]。

3 エンパワメント，ストレングス視点

　エンパワメントとは，あたかも枯れかかった花に水をやることによりみずみずしさを取り戻してしっかりと咲くようになるかのように，病気や被害を受け，いったんは

自分は尊重されるに値しない存在だと価値下げをするようになり，人生を諦めてしまっていたところから，もう一度そのままの自分でよい，自分は自分なりに頑張って生きていると思えるような言葉かけを周囲の理解者から受けることにより，その人が生まれながらにもっている力を呼び覚まし，自分らしく生きられるようになることである。

　ストレングス視点は，その人の長所，できているところ，頑張っているところ，強みに焦点を当てるかかわりを通して，その人らしい生活や人生を実現していくことにつながる源である。その人自身がどうしたいか，どうなりたいか，その人の夢や願いを語ってもらえるような関係づくりから始まる。その人の強みはその人自身の強みもあるし，その人の周りの環境のもつ強みによってその人が力を得ることもある。いずれにしても精神保健福祉分野におけるソーシャルワーカーとクライエントとのかかわりにおいてエンパワメントとストレングス視点は不可欠であり，それらのかかわりを経て，徐々に利用者自身の主体性が育まれ，自己実現につながる。

４ ピアサポート

　ピアには「仲間」「対等」「同輩」という意味があり，ピアサポートとは仲間同士の支え合いのことであり，同じような経験境遇を体験している者同士の支え合い，同じ病気を体験している当事者同士だからこそ，通じ合い，受け入れやすい面がある。ピアサポートの語源は，1800年代イギリスやアメリカの学校教育のなかで，先輩が後輩の生活や学習の世話をする形態にあったとされている[30]。

　イギリスでは国民保健サービス（National Health Service；NHS）のサービス利用者に関する国の計画の一環として，2003年の患者フォーラムを期にPALS（Patients Advice and Liaison Service）という精神保健分野におけるパートナーとしてのピアアドボケーターの導入が始まった。専門職チームから独立して患者同士という立場から，例えば，措置入院患者のところに面会に行って，困っていること，必要なことはないかを友人として訪問し，支える。病棟の中に権利擁護に関する情報コーナーがあったとしても，措置入院したばかりの患者にとってそこまで行けないかもしれないため，入院したばかりの患者自身のところに出向いて面会し，必要な連携を図る。職員研修においても，患者自身の講演枠を設け，利用者個々の体験を聴いてもらい，職員に学んでもらう機会を提供している。日本においても，障害者総合支援法の下，地域生活支援事業にピアサポートが組み入れられ，相談支援や退院支援に同じ体験をした当事者性を活かしたピアサポートの活動が期待されている。

５ 自立支援

　自立とは何か。すべてを自分自身でできるようになることとは限らない。他者や制度に依存しながら，可能なかぎり自己決定により生活するという依存的自立もその人

の意志が反映されているという意味で自立といえる。1972年にカリフォルニア大学バークレー校で自立生活センターを作った**ロバーツ**（Roberts, E.）が始めた**IL**（independent living）運動では、「人の助けを借りて15分かかって衣服を着、仕事に出かけられる人間は、自分で服を着るのに2時間かかるために家に居るほかない人間よりも自立しているといえる」とした。そして学校も身体障害者学生プログラムという重度の障害をもつ学生に対して必要な介護を提供するようになった。また、IL運動は重度障害者が地域社会でごく当たり前の生活を営む権利を自治体や関係団体に交渉を経て認めさせ、体制的にも自立生活を可能にした。

1998（平成10）年の中央社会福祉審議会社会福祉構造改革分科会「社会福祉基礎構造改革について（中間まとめ）」において「個人が人としての尊厳をもって、家庭や地域の中で、障害の有無や年齢にかかわらず、その人らしい安心のある生活が送れるよう自立を支援する」とある。

6 社会的包摂—共生社会の実現

EUの報告書によれば、**社会的排除**とは、人々が社会の周辺に追いやられる過程であり、その対語である**社会的包摂**とは、貧困や社会的排除の危険にある人々が経済・社会・文化的な生活に十分に参加する可能性および必要な所得を獲得すること、ならびにその生活する社会にあって一般的な生活水準や厚生を享受することが保障される過程であると定義されている[31]。

新しい貧困においては非正規雇用の若年層、ワーキングプア、ネットカフェ難民、薬物依存、障害者の就労、単親家族や多子家族における子どもの貧困、ホームレス、ニューカマーと呼ばれる外国籍住民の孤立、失業・低収入と劣悪な住宅環境での暮らしなど根本的な家庭生活に激変が起きている。格差社会において雇用、教育訓練、住宅、地域の福祉サービスや医療サービスなどに接近できるようにしようとするのが社会的包摂である[32]。

2000（平成12）年の厚生省社会・援護局「社会的な援護を要する人々に対する社会福祉のあり方に関する検討会」報告書において、「貧しい社会における貧困者の救済を中心とした選別的な社会福祉から、豊かな社会の中における国民生活の下支えとしての社会福祉へ、少子・高齢社会において安心できる社会福祉へ」とされ、社会的に弱い立場にある人々を社会の一員として包み支え合う、ソーシャルインクルージョンの理念を進めることを提言している。

糸賀一雄は「脳性小児まひで寝たままの15歳の男の子が、日に何回もおしめをとりかえてもらう。おしめ交換のときに、その子が全力をふりしぼって、腰を少しでも浮かそうとしている努力が保母の手に伝わった。保母はハッとして、瞬間、改めて自分の仕事の重大さに気づかされたという」[33]。社会的排除の真逆で社会の中心に「この子らを世の光に」と位置づけている。

7 ノーマライゼーション

　ノーマライゼーションの理念は1950年代デンマークで知的障害のある人たちの親の会の活動を通して具現化されてきた。単に手厚く保護するのではなく，一般社会のなかで生活できるようにするべきとした。ノーマライゼーションの父と呼ばれる**バンク-ミケルセン**（Bank-Mikkelsen, N. E.）はデンマーク社会省で知的障害のある子をもつ親の会の活動とかかわりながら，施設の改革と人間的な支援を訴えていくこととなり，親の会の要望書を社会省へ提出する際に，「ノーマライゼーション」というタイトルを付けた。デンマークの1959年法は「ノーマライゼーション」という言葉が世界で初めて用いられた法律であった。たとえ知的障害をもっていても，その人は，一人の人格をもつものであり，ノーマルな人々と同じように生活する権利をもつ人間であるとし，ノーマルな生活状態にできるだけ近づいた生活を創り出そうとした[34]。

　ノーマライゼーションに関してよくある誤解として，障害のある人たちを治療・訓練してノーマライズする（普通にする）という誤解がある。本来，ノーマライゼーションはさまざまな人がいるのが社会の常態であるという意味でのノーマルであり，社会の側からさまざまな人が同じように生活できるようにしていこうという意味でのノーマライズである。

　1981年の国際障害者年に向けて1979年に国連が示した「国際障害者年行動計画」では「ある社会からその構成員のいくらかの人々を締め出す場合，それは弱くてもろい社会である」とされた。障害のある人もない人も可能なかぎり同様に生活できるような社会にしていくことを目標とし，そのような社会こそ，すべての市民の人権を保障する社会となる。21世紀の国連のスローガンは「万人の社会（society for all）」であり，障害者の課題に取り組むことが，社会全体にとってもよりよい社会となることにつながる。

F　ソーシャルワーカーの養成と生涯研修における資質向上の責務

1　英国ソーシャルワーカー養成課程および生涯研修制度における自己研鑽（CPD基準）

　2009年，イギリス政府のソーシャルワーク審議会（Social Work Task Force）の最終報告書「安全で自信をもった将来像の創造」において全国一本化されたソーシャルワークのキャリア組織とソーシャルワークカレッジの創設，資格，ワーカーの需要と供給，一本化されたソーシャルワーク改革プログラムなど15の提言がなされた。しかしながら2015年の総選挙で保守党が勝利したため廃止勧告された。今日でも英国ソーシャルワーカー協会はソーシャルワーク専門職の熟達度の枠組みを使っての自己

図1-1 ◆ 英国ソーシャルワーク専門職の熟達度についての枠組み（ソーシャルワーク・カレッジ）

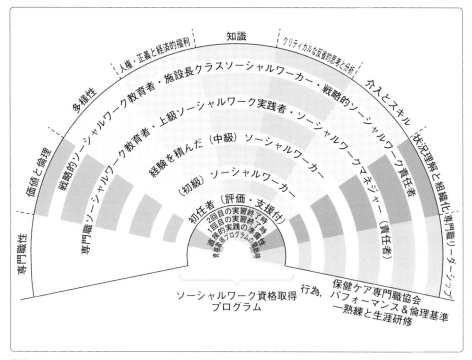

資料　Bogg, D., Challis, M., Caldwell, V., et al.：Introduction and users guide. Return to social work：Learning materials, British Association of Social Workers.
https://www.basw.co.uk/system/files/resources/basw_24144-7_0.pdf

研鑽を推奨している。

図1-1に英国ソーシャルワーク専門職の熟達度についての枠組み（ソーシャルワーク・カレッジ）を示す。

2019年12月より英国ソーシャルワーカー登録機関がSocial Work Englandに移行した。その行動指針である専門職基準の基準４「専門職として成長し続ける」は次の８項目である。CPD（continuing professional development）基準の作成は多くのソーシャルワーカーが参加するグループワークショップを経て作り上げられた。

4.1 フィードバックを得る：ソーシャルワーク実践において実際に経験する人々からのさまざまなフィードバック。

4.2 SVやフィードバックを受ける：前向きな内省，自分の学びの必要性を明確化する。調査結果をいかに活用し，自身の実践の根拠を示すかを含む。

4.3 自身の実践と専門職としての判断を報告するための調査，理論，枠組みをいかに活用したかの記録を更新しながら実践し続ける。

4.4 ソーシャルワークに影響を与える今日の社会の論点や社会政策についての

知識を深め，ソーシャルワーク実践の鍵となる知識について明示する。

4.5　職場での討論内容を反映し，最高の実践を分かち合い，開かれたそして創造的な学びに貢献する。

4.6　自身の学習活動を内省し，自身の実践の質を高め続けるためにやっていることの根拠を示す。

4.7　継続的な専門職としての成長について SW England の専門職として成長し続けるための（CPD）ガイダンスに従い，定期的に自身の学びと内省したことを記録する。

4.8　自身の実践に影響を与えた自身の価値と挑戦について振り返る。

　登録されたソーシャルワーカーはマイページを開設し，専門職基準に基づく日々の実践の資質向上に向けた振り返りの記録を送信することが求められ，2年ごとの資格登録更新時には前述の8項目をまんべんなく取り上げ，振り返りが継続的になされているかどうかがチェックされる。マイページの CPD 報告様式はタイトル，学んだこと，自分の役割，学んだ内容，どの CPD 基準にあたるかを記録するようになっており，実践の内省的思考が促される。なお，CPD はヨーロッパやオーストラリアなどでもソーシャルワーカーの資質向上に活用されている。

2 米国のソーシャルワーカーがもつべき9つの中核的実践能力（EPAS）

　2015年に米国ソーシャルワーク教育協議会（Council on Social Work Education；CSWE）のソーシャルワーカーがもつべき9つの中核的実践能力（Educational Policy and Accreditation Standards；EPAS）の教育方針の前田ケイによる翻訳[35]は次のとおりである。

1　倫理的，専門職的行動を具体的に示せる能力

2　実践で多様性と違いを持つ人びとに関わっていく能力

3　人権と社会的，経済的，環境的正義を前進させる能力

4　実践の情報に裏付けられたリサーチを行い，リサーチの情報に基づく実践を行う能力

5　政策実践に関わる能力

6　個人，家族，集団，組織，地域と関係を構築していく能力

7　個人，家族，集団，組織，地域のアセスメントを行う能力

8　個人，家族，集団，組織，地域に介入していく能力

9　個人，家族，集団，組織，地域との実践を評価していく能力

コーノヤー(Cournoyer, B. R.)[36] は，ソーシャルワーカーが専門職として働く感性の成長と倫理的・効果的なソーシャルワーク実践に必要な熟達したスキルを獲得し，自信をもって実践するには，知識に富み，思慮深く，倫理に基づいた説明ができる必要があるとしている。ソーシャルワークの実践現場として，被虐待児童の保護，養育についての家族支援，子どもの養育についての助言や支援を必要とする親の関係調整や単親家族の支援，緊急入院の手配，被性的虐待児のグループ運営，虐待加害者への教育とカウンセリング，アルコールや薬物等の濫用により影響を被っている当事者家族への支援，更生施設での支援，キャンパスソーシャルワーク，身体的・精神的に何らかの挑戦をしている人への支援，行政職，議員，自殺予防サービスのための危機介入，保健や職場の健康管理，人種・性・年齢・教条主義的な差別や抑圧，搾取を経験している人々の代弁，LGBT の人権擁護，人身売買予防，地域や労働組合でのソーシャルアクション，女性の人権を高める，地球環境保護，格差社会や経済的不平等への挑戦，警察が適切に働くように抗議する，政治的財政学的腐敗への挑戦，政策代替案の提言，国際関係人権問題や死刑制度に対する抗議。対人援助プログラムを創り出す社会事業，多様な社会問題に対する政策分析や調査，介入プログラムや実践の効果測定，ホームレス支援，トラウマを受けた犯罪・DV・戦争などの被害者支援，がん，肝疾患，アルツハイマー，エイズ，エボラ出血熱などさまざまな疾患の患者や家族への支援，終末期ケア，失業者の就労支援，移民への支援，統合失調症や躁うつ病などの精神疾患を抱えた人と家族への支援，高齢者へのケアと家族への支援やグループ運営，里親支援，10代で子育てしている親への支援，経済不況下での雇用への影響や生活支援についての相談，など多彩である。いずれも個人，家族，集団，組織，地域と関係を築き，アセスメント，介入，事後評価する支援が求められる。そして人々と共に働くこと，協働と互いの尊重，周りの環境に働きかけていくことが求められる。

ソーシャルワーカーは専門職として誠実に人を助けることそのものに動機づけをもっており，統合して自信と意図をもって取り組むことで支援の質を保っている。ソーシャルワーカーの視点は，ストレングス，強み，資源，レジリエンス，自信と能力に向けられる。そしてソーシャルワーカーの使命は「社会変化と人々のエンパワメントと解放を促進する」ところにあるとされている。

③ 精神保健福祉士法改正にみる資質向上の責務

2010（平成22）年の精神保健福祉士法改正において追加された資質向上の責務として「精神保健福祉士は，精神保健及び精神障害者の福祉を取り巻く環境の変化による業務の内容の変化に適応するため，相談援助に関する知識及び技能の向上に努めなければならない」と規定されている。

2020（令和2）年2月，第6回精神保健福祉士の養成の在り方等に関する検討会に

おいて公益社団法人日本精神保健福祉士協会より精神保健福祉士のキャリアラダーの暫定版が示され，新卒者から5段階［初任者（前期），初任者（後期），チームリーダー／業務責任者，管理職（者）］で在職期間に応じて求められる力量（1.仕事と暮らしの調和，2.社会人・組織人としての力，3.専門職・実践者としての力，4.自己研鑽，5.専門職教育・研究，6.ソーシャルワーカー意識）が具体的に示されている[37]。

　英米では養成段階から有資格ソーシャルワーカーまで連続的な養成と生涯研修が示されており，日本においても今後期待されるところである。

 # Ⅱ　ソーシャルワークの展開過程

 ## A ソーシャルワークの展開過程の特徴と留意すべき点

　ソーシャルワークは，何となく漫然と展開していくものではない。クライエントと共に確認したゴールに向かって，ある一定の順序性をもって展開していく過程（プロセス）である。それは，一般的に**図1-2**のように示すことができる。

　この過程は，局面による明確な「区切り」をもつものではない。つまり，「ここからここまでが『情報収集』である」というような，明らかな「区切り」がないのである。例えば，「クライエントとの出会い」の瞬間から，ベテランのソーシャルワーカーは，自身の「五感」を働かせて，すでに「情報収集」を始めている。同様に，「支援の実施」や「モニタリング」においても，「情報収集」を行っているし，あるいは，毎回の面接時に「情報収集」「アセスメント」「プランニング」「プランの実施」「モニタリング」を行い，その繰り返しをしているといっても過言ではない。しかし，先にも述べたように，ゴールに向かって，一定の順序性をもって展開していく過程であるから，無目的に何となく進んでいくものではないということを，まずは，理解してほしい。そして，各局面では，だいたい「どのようなことを目的に」「何が行われる」のかについても，つかんでおく必要があるだろう。「アセスメント」と「プランニング」がある回の面接において同時に行われたとするならば，その面接は，同時に異なった局面を展開した面接であったと考えることができる。一方で，それぞれの局面は，1回の面接で終了するとは限らない。

　図1-2において，最初の局面であると示されている「クライエントとの出会い」について考えてみよう。韓国におけるホームレス支援で有名な「タシソギセンター」の精神保健チームのソーシャルワーカーたちは，支援が必要だと考えられるにもかかわ

らず，なかなか支援につながらない精神障害やアルコール依存の問題を抱えたホームレスの人々の所に出向き，関係性を構築し「インテーク（初回面接と契約）」にこぎつける（アウトリーチ）まで，短くて半年，平均して２年の時間を要すると筆者に教えてくれた。つまり「クライエントとの出会い」に平均して２年間の時間をかけるのである。その平均２年間を経て，次の局面である「インテーク」へとつながっていくといえる。

つまり，すべてのソーシャルワーク展開過程は，目的的であり，共通のある一定の方向性と順序性をもちながらも，それぞれの局面にかかる時間は，個別性を有しており，さらに各局面は連続性を有するがゆえに，局面ごとに分かち難いものであるということを理解しておいてほしい。

図1-2 ◆ ソーシャルワークの展開過程

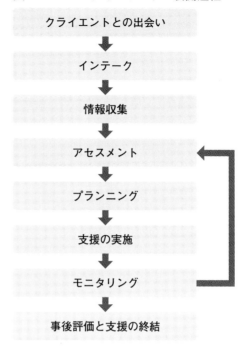

このようなソーシャルワークの過程であるが，ソーシャルワーカーが，この過程を展開していく唯一の道具（ツール）は，ソーシャルワーカー自身である。社会資源や，社会福祉サービスを活用することはあるが，この利用を決めるのは，クライエントである（クライエントの自己決定に基づく）し，メゾレベル，マクロレベルへと，支援そのものが，より発展的に展開をしていくときでさえも，ソーシャルワーカーは自分自身を使い，この過程を展開していく。つまり，ソーシャルワーカーは，唯一の道具である自分自身をよく理解して（自己覚知），さらにその道具をよく磨き（自己研鑽），ソーシャルワークを展開させていくことが必要であるといえる。そして，この自己覚知と自己研鑽は，自身がソーシャルワーカーであるかぎり，続いていく。

さて，ソーシャルワークを展開させていく原動力であるが，これはソーシャルワーカーとクライエントの「かかわり」に尽きる。つまり，クライエントとかかわれなければ，ソーシャルワークを展開していくことはできない。「かかわり」とは，実践のなかで，ソーシャルワーカーとクライエントの間に，紡ぎ出されていくものであるため，１つとして同じものはない，そのため「マニュアル化」は難しい。一人ひとりのクライエントはみな，独自性をもっている（個別性），そのため同一の「マニュアル」で支援をすることができないのは自明である。独自性をもっているクライエントと，独自性をもったソーシャルワーカーが出会い，「かかわり」ながら，ソーシャルワークを展開していく原動力を，共に生成していく（協働[38] の始まり）。そして，この原

動力を生成していく責務が，ソーシャルワーカーにはあるといえるだろう。

　さらにソーシャルワークの展開過程に，その最初から最後まで，ソーシャルワーカーとしての実践の原理，理念，視点などが，貫かれ通底している必要がある。つまり，ソーシャルワーカーは，ソーシャルワークが展開していくその過程のすべてにおいて，実践の原理，理念，視点などを，常に意識している必要がある。実践の原理，理念，視点などを明文化したもの（倫理綱領など）がある。それらを十分に理解しておく必要がある。

　しかし，倫理綱領を十分に理解していたとしても，実際のソーシャルワーク実践においては，例えば，倫理綱領の中の2つ以上の項目において，衝突が起きたり，何を優先すべきか迷ったりすることがしばしばある。これが「倫理的ジレンマ」である。しかし，このようなジレンマに直面したときには，「悩むこと」「考えること」「逃げ出さない」で「揺らぐことのできる力」[39]が重要となる。何よりも，ソーシャルワークの過程においては，「ジレンマ」を感じる力が必要とされるといえる。

　今まで述べてきたようなソーシャルワークの特性は，実習生や新人ソーシャルワーカーにとっては，その全容がつかみにくく，曖昧なものとして映し出されているかもしれない。しかし，自分自身，つまり「私」を唯一の道具として使用していく過程であるということ，クライエントを主人公に，しかしクライエントと共に紡ぎ出していく過程であるということ，そしてクライエントという個人との出会いから，メゾ，マクロまでの広がりを有する過程であるということ，さらには展開過程が曖昧なようで，実は，目的的であり，一定の順序性や方向性を有し，専門職としての原理，理念，視点等を有し，時にはジレンマに対処する必要があることなどを改めて列挙すると，ソーシャルワークの展開は，ソーシャルワーカーがぼんやりとしていては進められない。ソーシャルワークの援助過程は，ソーシャルワーカーの「知的な営み」そのものであるといえる。さらに，前述したように「五感」を使うものでもあるから，たくさん「考え」て，たくさん「感じ」て，そして「フットワーク」軽く，現場に出向いて実践をしてほしい。

　さて，現在，ソーシャルワーカー（精神保健福祉士）の実践に大きく影響を与えている，さまざまな制度の中には，手順だけを見ていけば，ソーシャルワークの展開過程が組み込まれているように見えるものもある（障害者総合支援法など）。しかし，それらは，効率性や経済性を重視するものであり，ソーシャルワークの原理や理念，視点を大切にするものと，同義とはいえない。制度は，その制度を遂行することが第一義であり，本来のソーシャルワーク実践とは，性質を異にするものである。その違いについて，賢く見極めることが重要である。むしろ，ソーシャルワークの観点から，制度の改善等を指摘することなどが，マクロレベルへのソーシャルワークの展開の広がりとして，ソーシャルワーカーには必要となるであろう。

B ● ソーシャルワークの展開過程

さて，前項で述べたソーシャルワークの展開過程の特徴と留意点を踏まえたうえで，前掲の図1-2に基づいて，各局面について，そこで何をすべきか，何に留意しながら実践していくかをみていく。先にも述べたように，各局面は他の局面と厳密に分かつことは，なかなか難しい。しかし，概ね以下のようなことを，目的としているということを理解してほしい。

1 クライエントとの出会い

クライエントが主体的に，精神保健福祉士の元に相談にやってくることは，実はあまりない。前述した精神障害とアルコール依存症を有したホームレスのように，自身では相談の窓口にアクセスできない場合，あるいは社会的な孤立などにより自身に支援が必要であると理解できない（セルフネグレクト）状況に身を置いている場合，あるいは周囲から見ると相談が必要であるように考えられても，本人が明確に拒否をしている場合，あるいは本人は誰かに相談することに乗り気ではないが，周囲の人から進められて渋々相談しようかと迷っている場合など，ソーシャルワークが本格的に展開する前の状況としては，さまざまな場面が想定される。しかし，いずれの場面においても，クライエントと必ず「出会う」ことが重要である。クライエント不在のまま，当時の制度上の要請にのっとって支援を開始して起きてしまったのが「Y問題」である。このようなことを二度と繰り返さないためにも，クライエントと「出会い」，クライエントがソーシャルワークを開始する前提となる関係性の構築を試みることが重要である。

2 インテーク

インテークは，「初回面接」と呼ばれるものである。「クライエントとの出会い」は，ここからスタートすることが，実はほとんどである。ソーシャルワーカーとの初回面接にたどり着くまでに，クライエントは，自らが抱える生活の課題について，クライエントなりの解決策を模索して，努力してきたはずである。しかし，それにもかかわらず自らのやり方では立ち行かなくなり，仕方なくソーシャルワーカーの元にやってくることがほとんどである。つまり，ソーシャルワーカーに対して，課題解決の力になってくれることを期待しつつも，同時にあまり気が進まず，どちらかというと否定的な想いをもって，仕方なくソーシャルワーカーの元に登場することがほとんどであるといえよう。

そのようななかで，インテークの目的と，それを達成するためのソーシャルワーカーの役割としては，**表1-2**にまとめることができる。このような目的とソーシャルワーカーの役割を有しているのであるが，ソーシャルワーカーの役割を端的に表す

表1-2 ▶ ソーシャルワーカーの役割とインテークの目的

- 来談をねぎらう，安心してもらう，受容を試みる
  - → かかわりのスタート
- 大まかでよいので，クライエントが来談した目的を把握する
  - → 主訴の把握（仮のアセスメント）
- 継続した支援の希望を確認する，継続して支援する必要がある場合は，そのことについて同意を得る
  - → 契約
- 他機関での支援が適切な場合
  - → 適切な機関を紹介する

と，とにかくクライエントの訴えを聴くということに尽きるであろう。クライエントのことは，クライエントがもっとも知っているのである。クライエントから，聴かないとわからないことばかりなのである。

③ 情報収集

　情報収集の局面は，実はインテークの段階からすでに始まっている。かつ，すべての局面においても行われているといってよいであろう。「アセスメント」「プランニング」や「プランの実施」においても，新たな情報は得られるのである。

　ここで留意すべき点は，「クライエントが彼の（原文ママ）問題をいかに感じているかを知る最良の源泉は，クライエント自身である」[40]ということである。クライエントの情報は，家族や周囲の人々の発言，ケース記録，紹介サマリー，診断書などからも得られることがある。しかし，クライエントがクライエント自身の情報を一番有しているのである。ゆえに，クライエントから情報を得ようと試みることが，もっとも重要であるといえよう。そして，その際には，前述したようにソーシャルワーカーは，「五感」を使うことが重要である。「普段に比べて，髪の毛がぼさぼさであるのはどういうことか？」「いつもに比べて，お洒落をしているのは何かよいことがあったのか？」「香水の匂いがきついな？」「汗臭いな。お風呂に入っているのだろうか？」など，五感を活用することで多様な情報にたどり着けるであろう。

　また，クライエント以外の人や関係機関から情報を得ようとするときには，原則としてクライエントの同意が必要であることも強調しておきたい。

④ アセスメント

　アセスメントは，「事前評価」あるいは「査定」などと訳される。情報収集で得た情報（過去から現在の状況）を基に，「現状の分析」，とりわけ「クライエントの抱える課題の明確化」，そして「クライエントが今後どのような生活を望んでいるか（未来への希望の確認）」を行う局面である。つまり，「過去→現在→未来」という全体状

況を理解する視点をもちつつ，クライエントの現状分析と，クライエントの希望を，クライエントと一緒に確認する局面である。この「アセスメント」を基に，プランニングが行われ，支援が実施されるため，「アセスメント」はソーシャルワークの支援過程において，とても重要なものとなる。

　さて，クライエントの現在は，「今」突然できあがったものではない。クライエントの過去からの歩みや，クライエントを取り巻く状況のなかで構築されたものである。つまり「今の課題」がどのようにできてきたのか，どのような状況の影響を受けてきたのかを理解する必要がある。そのためには，過去から今までの時間経過を意識する必要がある。つまり，クライエントの理解には「時間的経過」を包摂した「状況」のなかでの縦断的で包括的・総合的な視点が重要である。そのような点からすると「人と環境の交互作用」という表現は横断的で，時間経過を説明するには，やや不十分な印象がある。よって，ソーシャルワーカーは，「人と状況の全体性」のなかで，アセスメントすることが重要である。そうすると，クライエントの今までの歩みから，クライエントの弱さばかりではなく，クライエントが「頑張り屋さんである」とか「意志を貫こうとする人だ」とか「失敗にめげない人である」とか，クライエントの強さや長所（ストレングス）も必ず見えてくるはずである。このような，過去から現在の状況を基に，「現状の分析」と「未来への希望の確認」をするわけである。

　アセスメントのなかでも，とくに「現状分析」をするときの注意点として，やはり「クライエントが困っていること」「抱えている課題」は，きちんと理解しておく必要がある。その際には，繰り返しになるが，クライエント個人のみならず，クライエントを取り巻く状況と，その両方をその全体性のなかで，理解しておく必要がある。その際に，クライエントの否定的な側面や，病気や障害の部分にばかり焦点を当てると，クライエントの「希望」をつかみにくくなる。「クライエントは生活者であること」を確認しながら，「なぜ課題が引き起こされているのかを，クライエントと状況の両側面から総合的に分析する」「課題を補完したり，改善したり方法はあるかなど」も視野に入れながら（プランニングの一部），現状を分析するとよいであろう。

　そして，アセスメントでは，クライエントが今後，「どのように生活していきたいのか」「どのような将来を送っていきたいのか」という「未来への希望」の確認もする。クライエントが「希望」や「夢」をもつことは，「**リカバリー**」[41]の考え方においても非常に重要である。このときに，ソーシャルワーカーは，その「希望」がかないそうかどうかといった実行可能性の有無にとらわれないことが重要である。「かかわり」のなかで，ソーシャルワーカーが予測する将来を率直に伝えても（ソーシャルワーカーの**自己開示**）構わないだろう。しかし，それは，あくまでもソーシャルワーカーの予測にすぎない。ソーシャルワーカーが一方的に，ソーシャルワーカーの描く未来像をクライエントに押しつけたり，それに誘導したりしないことは，言うまでもない。つまり，クライエントの未来に向けて対話を続けることが，重要である。クラ

イエントが描く「未来への希望」を，対話を通して確認する必要がある。

　なお，アセスメントをするときには，「アセスメントツール」である「エコマップ」などを活用するときもある。「エコマップ」は，ある時点を横断面的に可視化するのに有用である。しかし，時間経過は１つのマップで表しにくい。また，ツールはあくまでも活用するものであり，ツールの項目を埋めることや，完成させることにばかり集中すると，クライエントの「困り感」や「希望」をつかみにくくなってしまうので，十分に留意されたい。

⑤　プランニング

　プランニングは，アセスメントを基に，クライエントと共に計画を立てる局面である。計画を立てるにあたっては，クライエントとソーシャルワーカーだけではなく，関係者が一堂に会して，「ケア会議」や「カンファレンス」を開催し，そこで計画を確認していくことが多い。しかし，忘れてはならないことは，クライエントが主人公であるということである。クライエントの意思を尊重しながら，（クライエントのみならず，クライエントを取り巻く状況に対しても）何から取りかかるか，どのように取りかかるのか，どのくらい取りかかるのか，どのような社会資源を活用するのか，そして，現在のプランを実行し，点検・見直す時期（モニタリング）をいつにするのかなども，確認をしておく局面である。ここでも，ソーシャルワーカーは，自分の考えをクライエントに伝えても構わない。しかし，言わずもがなではあるが，それは対話を進めていくためであり，ソーシャルワーカーの意見を押しつけるためではない。

⑥　支援の実施

　プランニングにおいて立てられた計画を基に，支援を実施する。支援をしながら，新たな情報が収集されたり，その情報を基に，さらに新たなアセスメントを要したり，プランを微調整したり，前述したように，実は，さまざまな局面が展開されているのがこの局面である。極端なことを言えば，「インテーク」において，クライエントを心理的にサポートするのも，もちろん「支援の実施」である。つまり，ソーシャルワークの展開過程は，最初から最後まで「支援を実施」しているのである。この局面だけが「支援の実施」として抽出されることには違和感があるが，ある一定の順序性を示すための便宜的局面として，とらえてほしい。

　さて，支援の実施において，ソーシャルワーカー（精神保健福祉士）は時として「危機介入」を要する場合がある。病状の悪化等による，「クライエント本人」あるいは「クライエントの周囲の人々」の安全や権利が脅かされかねない場合である。その場合には，精神保健福祉士はまさしく「介入」をする。それは，クライエントの意思に反する場合もある。その際には，「介入」を判断した精神保健福祉士としての専門的根拠を明確にしておくこと，そして介入時に，その根拠をクライエントに伝えるこ

とが必要であろう。そのときには，同意を得られなくても，「かかわり」ができていれば，のちに必ず精神保健福祉士がとった行動についての理解は得られるはずである。しかし，たいていは，危機介入を要する場面はまれである。

クライエントと一緒に立てたプランに基づいて，そのプランを実施していくことが重要である。

7 モニタリング

モニタリングは，"monitor"という英単語が援用されている言葉である。"monitor"は，「チェックする」「監視する」という意味である。つまり，計画に沿って，支援が実施されているかどうかをクライエントと共に「チェックする」局面といえる。

モニタリングにおいては，計画どおり支援が実施されたかどうかというチェックも重要ではあるが，例えばタスクの達成は計画どおりではないにしろ，クライエントが満足を感じているかどうかなど，クライエントの支援に対する主観をチェックすることが重要となる。逆に計画どおり支援が実施されたとしても，クライエントに満足感が得られない場合もある。その場合も，改めてアセスメントをし直して，プランを立て直す必要がある。つまり，このまま終結に向けて進んでいってよいのか，もう一度アセスメントに戻る必要があるのかを，確認する局面ともいえる。

このモニタリングは，定期的に行うことが望ましいが，プランニングの局面で決めておいた時期に行うことや，あまりにも支援が予測どおりに進まないとき，逆に予測以上に支援が進んでいき次の段階について検討したいときなどは，柔軟に実施してよい。

8 再アセスメント，再プランニング

モニタリングにおいて，支援が予測どおりに進まず，かつクライエントの満足感も得られずに変更を要する場合や，予測以上に支援が進んだことが明らかになって，次の段階を考えたい場合など，再度，アセスメントの局面に戻り，そのアセスメントに基づいて新たなプランを立てることを行う。そして新たに立て直したプランに沿って，また「支援が実施」される。

9 事後評価と支援の終結，アフターケア

大まかに，前述の1～8で説明してきたような順序性を経て，モニタリングを行った結果，クライエントにとってある一定の成果や満足感が得られたと考えられるときには，終結に向かった局面へと進んでいく。それが「事後評価"evaluation"」と「終結」の局面になる。「事後評価」の局面を「終結」に含んだり，その前の「モニタリング」に含んだりする場合もある。いずれにせよ，「最終チェック」の局面である。

事後評価においては，今までのソーシャルワークの展開過程を共に振り返り，もう一度，クライエントが何らかの課題の解決を図れているか，やり残していることはないか，達成感や満足感などを感じられているかどうかを確認する。そして，支援を終結することについての話し合いをする。そのため，「事後評価」と「終結」で数回の面接を要する場合がある。

　「終結時」には，終結後に何らかの課題が新たに生じたときには，相談の再保証（アフターケアの保証）をして終結すると一般的にいわれている。しかし，柏木昭は「終結儀礼」は，「クライエントとワーカーの間のお互いの依存関係からの旅立ちであり，両者ともに自立を経験する」ものであると述べ，それゆえに終結儀礼は重要であり「スパっと別れる」ことが重要[42]であると述べている。おそらく，柏木は，ソーシャルワーカーが，「クライエントに頼られる存在で居続けたい」という想いを抱くことへの戒めと，クライエントの力を信頼することの重要性を強調していると考えられる。

[10] ミクロ・マクロレベルへの発展

　さて，ソーシャルワークを展開している経過のなかで，クライエントを含む集団や地域社会，制度・政策などのレベル，つまり「メゾ」「マクロ」レベルにおけるソーシャルワークの展開の必要性を感じることがある。ソーシャルワーカーが「ソーシャル」な視点を有するかぎり，それは当然のことである。

　しかし，メゾ，マクロレベルへの展開も，「一人のクライエントとの出会い」からスタートすることが「ソーシャルワーク」の特徴である。いきなり，「メゾ」や「マクロ」のレベルに働きかけるのは，おそらく政策学や政治学等の専門家が行うことである。ソーシャルワーカーは，必ず「個人」（ミクロ）との出会いを大切にし，そこから実践が始まることを忘れてはならない。そして，「メゾ」「マクロ」レベルへの働きかけが必要なときには，当事者を含む市民や，「専門職能団体」などと連帯して活動を展開していくことが重要になる。そして，これらの活動は，時間を要することが推測されるが，諦めずに粘り強く実践する力も求められるであろう。

Ⅲ 精神保健福祉分野のソーシャルワークの基本的視点

A ● ソーシャルワーカーとしての精神保健福祉士

1 ソーシャルワークの基本的な価値

ブトゥリム（Butrym, Z. T.）は，人間の本質に内在する普遍的価値から引き出されるソーシャルワークの基本的な価値前提として①人間尊重，②人間の社会性，③人間の変化の可能性，の3点をあげている。これらはソーシャルワーカーが「人間の苦境の軽減」にかかわっていることに普遍的な論拠を与えるものである[43]。

1 人間尊重

プラント（Plant, R.）は，「人間尊重はその人が何をするかにかかわらず，ただ，人間であることによっているのである」[44]とし，「人間尊重」という価値は，他のすべての価値が引き出される中心的な道徳的価値であるとし，受容や自己決定，その他の原則もこの中に含まれるとしている[45]。

精神障害者である前に，一人のひと（人間）であり，地域で暮らす生活者であり，常に人権が尊重されなければならない。

2 人間の社会性

人間はそれぞれに独自性をもっており，その独自性を生かして社会のなかで生きていくうえで，他者に依存する存在であることを意味する。人は他者との関係のなかで存在し，「自分らしさ」を感じて生きている。

3 人間の変化の可能性

ソーシャルワーク実践第三の価値前提は，人間の変化，成長および向上の可能性に対する信念から生じている。ソーシャルワーカーがクライエントと出会うときは，危機的な状況であることが多い。この状況からの変化をいかに信じることができるかが問われる。

2 ソーシャルワークの実践理念（原理）

1 「かかわり」重視の原理

「かかわり」とは，「ここで，今（here and now）」出会い，寄り添い，対話し，

共に歩む，支援における営みのすべてであり，クライエントとの限りない接近・交流の過程を紡ぐものである。クライエントを個々のもつ世界のなかで理解しようとすることが，「クライエントのあるところからの出発（Starting where the client is）」[46]であり，ソーシャルワークの原理である。

　柏木昭[47]は，「クライエントとの関係は強者と弱者の関係ではなく，人格尊重の上に成り立つ対等性によって規定された専門的な『かかわり』」の上にある関係であるとし，「主体と主体のかかわりのなかで生み出していくプロセス」を「協働」と定義している。「かかわり」は，ソーシャルワークのすべての専門性の基盤に据えられる。

2 「主体性」尊重の原理

　主体性とは，自分の意志・判断に基づき，責任をもって行動しようとする態度を意味する。精神障害者は，例えば「退院したい」「自由に出かけたい」などの望みが叶えられない現実を受け入れるために希望を抱かなくなる，つまり主体性を喪失していく経験をもつ者は少なくない。精神保健福祉士は，彼らの望みに寄り添い，それらを表現し，実現をサポートすることを繰り返し積み上げていく。このようなかかわりを丁寧に，時間をかけて紡ぐことで「主体性」を取り戻し，希望を育む。

3 「自己決定」の原理

　バイステックの原則[48]より，クライエントは「問題解決を自分で選択し，決定したい」というニードをもっていることに由来する。その基盤として，ソーシャルワーカーがまず「クライエント自ら選択し，決定する自由と権利，そしてニードを具体的に認識する」ことであり，また「クライエントが彼自身の潜在的な自己決定能力を自ら活性化するように刺激し，援助する責務も持っている」ことが前提としてある。

　柏木は自己決定について，単なる権利や能力（静態的権利論）を表すのではなく，ソーシャルワーカーとクライエントとのかかわりのなかで協働しながら人生の主人公として自らの生活の可能性を抱いていくプロセスそのものを意味する（動態的関係論）ことを強調する。支援者はクライエントにとってよかれと思って「治療」や「支援」を展開するが，それらが本人の自由を抑制し，選択する機会を奪ってきたパターナリズム（父性的温情主義）への反省は不可欠である。

4 「協働」の原理

　ソーシャルワーカーは，「かかわり」を通じて「クライエントと共にあること」を関係の基礎に置く。支援の主体は「クライエント」か「ソーシャルワーカー」かの二者択一ではなく，また，関係性も一方向的な関係ではない。クライエントもソーシャルワーカーも共に主体であり，共にリカバリーへの歩みを進めていく「『協働』の関係」である。精神保健福祉士とクライエントはパートナーシップの関係性のなかで，

かかわりを通して，クライエントの主体性を尊重し，自己決定を紡ぎ，自己実現に向けて「共に歩む」主体として支援という営みを実践していくのである。

5 「リカバリー志向」の原理

「リカバリー」とは，1980年以降にアメリカを中心に精神保健システムを当事者主体にパラダイム転換する鍵概念として提唱されてきたものであり，国際的にも職種を超えた共通目標とされている。

自身も精神障害のある当事者としてリカバリーの経験をもつ**ディーガン**（Deegan, P. E.)[49]は，「リカバリーは過程であり，生き方であり，構えであり，日々の挑戦の仕方である。完全な直線的な過程ではない。時に道は不安定となり，つまずき，やめてしまうが，気を取り直してもう一度始める。必要としているのは，障害への挑戦を体験することであり，障害の制限のなか，あるいはそれを超えて健全さと意志という新しく貴重な感覚を再構築することである。求めるのは，地域のなかで暮らし，働き，愛し，そこで自分が重要な貢献をすることである」と述べる。さらに「リカバリーは病気からの回復（だけ）を意味するものではない。スティグマからのリカバリー，自己決定の機会を奪われたことからのリカバリー，奪われた夢や希望のリカバリーなのである」と述べている。精神保健福祉士が目標に据える「精神障害者の社会的復権」に重なる。

B 精神保健福祉分野におけるソーシャルワークの基本的視点

1 生活者の視点

ソーシャルワーカーは，クライエントを「**生活者**」としてとらえる。クライエントを対象化し「病者」や「障害者」としてみる見方について内省を迫るものでもある。つまり，ソーシャルワーカーは，多くの悩みや問題，課題を抱えた状態にある人々に助けを求められたり，支援の必要性に気づいたりして「かかわり」が始まる。出会いのときから「（私たちと同じ）地域で暮らす生活者」としてとらえることにソーシャルワークの専門性がある。同じ時代に，同じこの世に，同じこの地域で暮らす生活者であるととらえる視点は，精神保健福祉士がクライエントと協働の営みを可能にする原点である。

2 人と状況の全体性と人と環境の交互作用

ソーシャルワーカーは，人は常に環境（状況）のなかの人間としてとらえる。例えば，車椅子を利用している人にとって，バリアフリーな社会と，そうでない社会で

は，本人の障害の程度は変わらずして生活のしづらさは格段に異なり，生活の，人生の質にまで影響を及ぼす。このように障害は「人」に依拠するのではなく，「環境」に依拠するという考え方を社会モデルといい，ソーシャルワーカーは「人と環境の交互作用」に着目し，環境を変えることによって自己実現を図る。

　ソーシャルワークは，「人と環境の交互作用」に着眼することを固有の視点とする。交互作用（transaction）を，ジョンソン（Johnson, L. C.）とヤンカ（Yanca, S. J.）は，「人－状況の現象における関係の特質を意味している。単なる相互作用（interaction）ではなく，その状況下で他の相互作用によって影響を受けた相互作用である。それゆえ相互作用は他の相互作用によって影響を受ける」[50]と定義している。つまり，交互作用とは，相互作用によってそれ以前とは異なる変容を遂げている要素間の累積的相互作用をいう。

　精神障害においてもクライエントが抱える苦悩，生活のしづらさは，病気あるいは障害のみによるのではなく，クライエントを取り巻く環境との不適合や不具合，葛藤が生じることによって起きるととらえる。

　生活のしづらさを「人と環境の交互作用」のなかで生じるととらえる場合，その全体を把握することが必要となる。その方法論として「システム理論」がある。システムとは，「相互作用する要素の集合」と定義される。

　クライエントは，病気や障害があるという固定的で，社会から隔絶されたところで苦悩や生活のしづらさを抱いているのではなく，まさに社会で生活する（もしくは生活できない）なかで生じる苦悩を抱えているのであり，そこには取り巻く人や環境，状況が存在し，また歴史や文化が存在しており，それらを全体的，包括的に把握する（アセスメント）視点と想像力が求められる。

③ 人権を尊重する

　精神障害者およびその家族は，パブリックスティグマに呼応してセルフスティグマを帯びている。傷つき体験や医療や支援の場で受けた基本的人権を脅かされることがあっても声を上げにくい現状がある。それゆえに，殊更に「人権の尊重」が強調される。日本精神医学ソーシャル・ワーカー協会（現・公益社団法人日本精神保健福祉士協会）「札幌宣言」[1982（昭和57）年] で協会の目的として据えた「精神障害者の社会的復権」はこのような精神障害者が置かれている現状および課題を踏まえたものである。

④ ピアサポート尊重

　ピアサポートとは，「同様の経験をした仲間同士の対等な関係性にもとづく支え合いの営みのすべて」[51]と定義される。

　精神障害者は，精神科病院への入院や通院を機に，これまでかかわってきた人との

連絡を断つ者は少なくない。孤立はパワーレスな状態を生む。

このような孤立感，孤独感，また疾患や障害そのものの苦しさ，それによって受けた傷つき体験，サービスや薬などの不安と使い心地，リカバリーへの旅路，など経験している者にしかわからない感覚，見えている世界がある。ピアサポートではそれらを共有し，一人ではないと感じ，孤立から解放されることでエンパワメントされる。

アメリカ連邦政府保健省物質依存精神保健サービス局（SAMHSA）が示すリカバリーの構成要素にピアサポートは欠かせない一つとして位置づけられている。

近年，サービス提供機関に精神保健福祉士の同僚として働くピアサポーター，ピアスタッフが増えている。彼らは，「支援する－される」を超えて，「共にリカバリーを歩む者」として，自身の経験を生かして同様の経験をしている仲間（利用者）のリカバリーに貢献する。また，ピアサポートの価値をもって，支援者主導のサービスからのパラダイム転換となる影響を及ぼす存在となる。

C 精神障害および精神保健の課題を有する人とその家族の置かれている状況と配慮

1 精神障害および精神保健の課題を有する人の置かれている状況

1 制度政策上の経緯

（1）隔離収容の歴史

精神病者監護法によって私宅監置を認め，その後も隔離と収容の歴史があり，1987（昭和62）年の精神保健法改正で精神障害者の人権が謳われるまで，社会防衛を主とした政策がなされてきた。

（2）他障害との制度上の格差

精神障害者の福祉は，「心身障害者対策基本法」が「障害者基本法」へ改正された1993（平成5）年に，初めて精神障害者が「障害者」に規定された。その後，1995（平成7）年「精神保健及び精神障害者福祉に関する法律」（精神保健福祉法）が成立し，法的に福祉の対象と位置づけられた。身体障害者の1949（昭和24）年の身体障害者福祉法成立から46年後である。これは就労支援においても同様で，精神障害者が障害者の法定雇用率に算定されるようになったのは2018（平成30）年，1960（昭和35）年に身体障害者雇用促進法が制定されてから58年後である。

2 精神科医療の現状

日本の精神科医療の現状は，人口比に対する精神科病床数や平均在院日数は諸外国に比し桁違いに多い。また，職員配置人数の精神科特例も，精神科医療を特異にした制度上の課題である。加えて，精神科医療においては，病床数，平均在院日数，措置

率などそれぞれの地域格差が生じている。

このように精神科医療の現場は，閉鎖性・密閉性により，風通しの悪い空間によって，宇都宮病院事件［1984（昭和59）年］をはじめとする，患者が支援者によって死亡する事件や，人権が侵害される事件等がやまない現状が継続している。

❸ スティグマ

スティグマとは，「烙印」と訳され，ネガティブな固定観念を示す。精神障害者に対するスティグマはさまざまなところで顕在化する。典型的な例では，施設建設に地域住民の反対が起こるなどの施設コンフリクトや，家族が親戚や世間に隠し，冠婚葬祭に本人を出席させないなどである。一般科の医師が身体合併症精神障害者の診療に拒否的な態度を示すことや，精神科医療における，拘束，強制処置，劣悪な環境での治療や支援，人権を侵害するような処遇およびその環境などは，精神科医療従事者にある内なる偏見ということができる[52]。

このような精神障害者を取り巻くスティグマは，精神障害者のリカバリーやそれに向けた支援には欠かせない視点であり，個別の支援にとどまらないメゾ，マクロの視点をもって，ソーシャルアクションを含む環境へのアプローチを常に視野に入れたソーシャルワークが必要となる。

❹ 地域支援の現状と地域格差

前述の日本の精神科病床数の多さや在院日数が長いことは，すなわち精神障害者への地域生活支援が不十分であることを表している。

障害者自立支援法（現・障害者総合支援法）によって障害福祉サービス事業として障害枠を超えて，市町村主体によるサービスの一元化がなされた。市町村による一元化は，身近なところで手続きを進めサービス利用が可能となった一方で，財政状況，人材含めた社会資源は地域格差を生んでいる。

地域精神保健福祉が推進される欧米諸国との違いは，アウトリーチサービス（訪問支援），一人ひとりの暮らしや状況にあったサービス（パーソナルサービス）が少ないことであろう。暮らしの場，活動の場に個々に応じたサポートがあれば，地域で暮らすことができる障害者は増え，入院によらない暮らしが実現される。

② 家族の置かれている状況

精神障害および精神保健の課題を有する人が置かれている状況は家族も同様であるが，加えて，家族には本人とは異なる家族特有の大変さや苦労がある。

全国精神保健福祉会連合会（みんなねっと）は，家族への調査結果から，精神障害者の家族が直面してきた困難として，以下の7点にまとめている。①病状悪化時に必要な支援がない，②困ったとき，いつでも相談でき，問題を解決してくれる場がな

い，③本人の回復に向けた専門家による働きかけがなく家族まかせ，④利用者中心の医療になっていない，⑤多くの家族が情報が得られず困った経験をもつ，⑥家族は身体的・精神的健康への不安を抱えている，⑦家族は仕事をやめたり，経済的な負担をしている[53]。

精神障害者の家族については，親の立場から，兄弟姉妹，また精神疾患の親をもつ子どもたち（ヤングケアラー）などその立場も多様化しており，それぞれにセルフヘルプグループが結成されている。

兄弟姉妹が抱える心配や悩み，苦労，また子どもの立場での心配や苦労は親のそれらとはまた異なったニーズがある。兄弟姉妹においては，自らの生活もありつつ一生面倒をみなければならないという役割拘束への負担が親以上に高くなるとされている。

精神疾患の親をもつ子どもたちは，「普通のことをいろいろ諦めて生きてきた」「自分の家庭の深刻で特殊な悩みを話すことはできず孤独な気持ちで生きてきた」など固有の苦労を抱く。「こどもぴあ」ではピア学習プログラムが各地で開催されている。

家族は，家族ならではの固有かつ多様な悩みや負荷を負いながらも，家族に向けた支援やサービスはきわめて少なく，家族会等のセルフヘルプグループに頼る以外，皆無に等しい。

D 精神疾患・精神障害の特性を踏まえたソーシャルワークの留意点

1 精神疾患・精神障害の特性

精神疾患と分類されるなかに，多様な症状があり，それぞれに特性があり，それに応じた生活のしづらさもあれば，個別の環境や状況によって生活のしづらさもある。ソーシャルワークにおいて，精神疾患や障害による特性を理解することも必要である。ここでは，他の疾患と異なる精神疾患の特性について以下にあげる。

1 疾病と障害を併せもつ

精神障害の特性として，精神疾患とそれに伴う障害を併せもつことがあげられる。精神疾患は揺れ動き，再発も起こり得るなど，環境や状況によるストレスの影響なども受けて，具合や調子の波と常に隣り合わせであり，そのことが生活へ影響を及ぼし，生活のしづらさにつながる。

2 「病識」と「障害受容」という課題

精神科医療においては，「病識」の有無によって入院医療の形態が異なる。医師の

診察で医療が必要な状態だが，本人が治療の必要性を理解できない，つまり「病識がない」と判断された場合は，非自発的な入院が行われる。治療では，病識獲得のための取り組みが必須とされているが，その治療法は確立されているとは言い難い。

　また，精神疾患によって生活のしづらさを抱える精神障害者であることを受け入れる，もしくは折り合っていくことには人それぞれの時間が必要となる。これらは精神疾患や精神障害への差別や偏見に伴う，本人や家族の内なる偏見（セルフスティグマ）とも密接にかかわる。

③ 見えにくい疾患・障害

　精神疾患や精神障害は目に見えにくく，症状によるつらさや生活のしづらさを周囲が理解することは難しい。適切な支援を得るためには本人が言葉などで表現することが必要となるが，経験のない支援者にそれらを伝えることは非常に難しい。障害のある当事者が自身の苦しさやニーズを表現するためには，ピアサポートなどで同様の経験をしている仲間の語りを聞き，言葉を獲得していくことが必要となる。

④ スティグマ

　精神疾患・精神障害への偏見や差別などのスティグマの課題は大きい。そのため精神科医療へつながることを躊躇する人は少なくない。また，精神疾患があり，地域で暮らしつつ，開示せずひた隠しにして生きている人も多い。家族も同様で，地域の中で暮らしにくい状況が常にある。

⑤ 置かれている状況によって生じる生活のしづらさ

　前述したとおり，精神疾患・精神障害の置かれている状況はさまざまな生活のしづらさを生む。精神保健福祉士はクライエントのニーズを人と状況の全体性のなかでとらえていくうえで，精神疾患・精神障害の置かれている状況の理解は欠かせない。

② 精神疾患・障害の特性を踏まえたソーシャルワークの留意点

　前述したとおり，精神疾患，精神障害の特性を踏まえて，ソーシャルワークを展開するうえでの留意点をあげる。

① 生活者の視点：「病識」ではなく「生活のしづらさ」に着眼する

　ソーシャルワーカーは病識や障害の受容の有無に着目するのではなく，生活していくうえで困っていることに寄り添い，共に考えていく生活者の視点をもつ。

② 人と環境の交互作用の視点：「生活のしづらさ」を置かれている状況 から理解する

　精神疾患・精神障害へのスティグマや，精神科医療の閉鎖的な処遇，劣悪な治療環境によって生じる生活のしづらさ，精神科医療や専門相談につなげることができず抱え込むことによる家族の人生や経済状況にも及ぶ影響など，取り巻く状況，環境との交互作用によって，精神障害のある人，またその家族の生活のしづらさは生じているという視点のうえで個々のニーズを理解することとなる。

③ リカバリー志向：ストレングス視点とピアサポート

　「生活のしづらさ」をかかわりの緒としつつ，精神障害のある方の支援の前提として，精神障害があってもその人らしい暮らしを歩むことができるという「リカバリー」を信じることが基盤となる。そこには，生活のしづらさや困難がありながらも，その人のもつ強みや環境のもつ強み（ストレングス）を生かしたアプローチを展開する。また，彼らのリカバリーにはピアサポートの力は欠かせない。経験者同士が安心して語り合えるピアサポートの場や機会をつくることも重要となる。

④ 福祉的予防の視点

　ソーシャルワークにおいては生活のしづらさがある状態の人々にかかわることが多い。生活のしづらさは，置かれている状況や環境を変えていくことで改善されることが多い。例えばスティグマを解消するための働きかけや活動，孤立からの解放や自身のつらさを言葉にするためにピアサポートの機会を増やすこと，精神科医療による不本意な治療や処遇，相談支援による傷つき体験をなくすための活動など，生活のしづらさを生み出さないソーシャルアクションや社会変革を起こすマクロな視点はソーシャルワークを展開するうえで常に持ち続けることが重要である。

引用文献

1) M. E. リッチモンド著，小松源助訳：ソーシャル・ケース・ワークとは何か．中央法規出版，1991, p.57.
2) Flexner, A.: Is Social Work A Profession? at the National Conference of Charities and Correction, Baltimore, 1915.
3) Richimond, M. E.: Social Diagnosis. Russell Sage Foundation, New York, 1917.
4) Friedlander, W. A., Apte, R. Z.: Introduction to Social Welfare, 4th ed., Prentice Hall, New Jersey, 1974, chapter 2.
5) 高野史郎：イギリス近代社会事業の形成過程；ロンドン慈善組織協会の活動を中心として．勁草書房，1985, pp.132-231.
6) 阿部志郎：福祉実践への架橋．海声社，1989, p.80.
7) 木原活信：J. アダムズの社会福祉実践思想の研究；ソーシャルワークの源流．川島書店，1998, pp.102-104.
8) 奥田いさよ：社会福祉専門職性の研究；ソーシャルワーク史からのアプローチ・わが国での定着をめざして．川島書店，1992, pp.34-36.
9) 片岡信之：ソーシャルワークのグローバル定義における新概念と翻訳の問題．ソーシャルワーク研究，41（2）：146-152, 2015.

10）Reamer, F. G.: Ethics and Values. Edwards, R. L., Hopps, J. G., eds., Encyclopedia of Social Work. 19th ed., National Association of Sosial Workers Press, Washington, D.C., 1995, p.897.

11）IFSW: The Ethics of Social Work Principles and Standards. 1994, 2.3.1.1. https://is.muni.cz/el/fss/jaro2005/SPP807/um/438359/Eticky_kodex_mezinarodni_federace_socialnich_pracoviku.pdf

12）Reamer, F. G.: Social Work Values and Ethics. Columbia University Press, New York, 1995, p.127.

13）Compton, B. R., Galaway, B.: Social Work Processes. 4th ed., Brooks/Cole Publishing Company, Salt Lake City, Utah, 1989, pp.197-199.

14）Abbot, A. A.: Professional Conduct. Edwards, R. L., Hopps, J. G., eds., Encyclopedia of Social Work, 19th ed., National Association of Social Workers Press, Washington, D.C., 1995, p.1917.

15）江幡玲子，深澤道子編：カウンセリングとソーシャルワーク；臨床的アイデンティティーを求めて．現代のエスプリ，422：43，2002.

16）荒田　寛：精神保健福祉の理論と相談援助の展開．新版精神保健福祉士養成セミナー編集委員会編，新版精神保健福祉士養成セミナー４巻，精神保健福祉の理論と相談援助の展開．へるす出版，2012，pp.118-120.

17）M. ラター著，門眞一郎，久保紘章監訳：子どもの精神医学．ルガール社，1983．p.51.

18）Brown, D., Pedder, J.: Introduction to Psychotherapy: An Outline of Psychodynamic Principles and Practice. Tavistock Publications, London, 1979, p.43.

19）仲村優一：社会福祉事業方法論Ⅰ．社会福祉学習双書 No.13，全国社会福祉研修センター，1986，p.74.

20）武田　建，荒川素子編著：臨床ケースワーク―クライエント援助の理論と方法．川島書店，1986，p.36.

21）村上陽一郎：時間の科学．岩波書店，1986，p.119，pp.124-126.

22）F. ホリス著，本出祐之，黒川昭登，他訳：ケースワーク；心理社会療法．岩崎学術出版社，1967，p.125，129.

23）谷中輝雄：生活支援；精神障害者生活支援の理念と方法．やどかり出版，1996，p.148.

24）B. ウォーレル，河東田博訳編：ピープル・ファースト：支援者のための手引き；当事者活動の支援と当事者参加・参画推進のために．現代書館，1996，p.45.

25）門屋充郎：「Y問題」と協会活動．日本精神保健福祉士協会50年史編集委員会編，日本精神保健福祉士協会50年史．公益社団法人日本精神保健福祉士協会，2014，pp.58-59，p.64.

26）F. P. バイステック，田代不二男，村越芳男訳：ケースワークの原則；よりよき援助を与えるために．誠信書房，1965，pp.165-166，pp.169-170.

27）Z. T. ブトゥリム，川田誉音訳：ソーシャルワークとは何か；その本質と機能．川島書店，1986，pp.59-66.

28）J. ロールズ，川本隆史，福間　聡，他訳：正義論．改訂版，紀伊国屋書店，2010.

29）A. セン，石塚雅彦訳：自由と経済開発．日本経済新聞社，2000.

30）相川章子：精神障がいピアサポーター；活動の実際と効果的な養成・育成プログラム．中央法規出版，2013，p.7.

31）小林悦夫：欧州におけるソーシャル・インクルージョン政策の展開．日本ソーシャルインクルージョン推進会議編，ソーシャル・インクルージョン；格差社会の処方箋，中央法規出版，2007，p.62.

32）Abrahamson, P.: Social Exclusion and Inclusion. Fitspatrick, T, Kwon, H., Manning, N., et al eds., International Encyclopedia of Social Policy, Routledge, London, 2010.

33）糸賀一雄：福祉の思想．NHK出版，1968，p.175.

34）花村春樹訳著：「ノーマリゼーションの父」N・E・バンク-ミケルセン；その生涯と思想．増補改訂版，ミネルヴァ書房，1998，p.80.

35）The Council on Social Work Education, 前田ケイ訳：Educational Policy and Accreditation Standards, 2015（2018年３月10日希望を伝える会勉強会時資料）.

36）Cournoyer, B. R.: The Social Work Skills Workbook. 8th ed., Brooks/Cole Publishing Company, Salt Lake City, Utah, 2016, pp.4-11.

37）公益社団法人日本精神保健福祉士協会：（R2.2.16時点暫定版）精神保健福祉士のキャリアラダー，第６回精神保健福祉士の養成の在り方等に関する検討会参考資料１（柏木構成員提出資料），2020.

38）柏木　昭，佐々木敏明：ソーシャルワーク協働の思想；"クリネー"から"トポス"へ．へるす出版，2010，pp.62-68.

39）尾崎　新：「ゆらぐ」ことのできる力；「ゆらぎ」を実践に活用する方法．尾崎　新編，「ゆらぐ」ことのできる力；ゆらぎと社会福祉実践，誠信書房，1999，pp.291-325.

40）F・P・バイステック著，尾崎　新，福田俊子，原田和幸訳：ケースワークの原則［新訳改訂版］；援助関係を形成する技法．誠信書房，2006，p.69.

41）マーク・レーガン著，前田ケイ監訳：ビレッジから学ぶリカバリーへの道；精神の病から立ち直ることを支援する．金剛出版，2005，pp.32-43.

42）柏木　昭：クライエント自己決定の再検討「かかわり」とは何か．第55回公益社団法人日本精神保健福祉士協会全国大会・第18回日本精神保健福祉士学会学術集会，シンポジウム「先達から学ぶ〜実践の原点を

探る」シンポジスト資料.

43） ソフィア・T・ブトゥリム著，川田誉音訳：ソーシャルワークとは何か；その本質と機能．川島書店，1986.

44） Plant R：Social and Moral Theory in Casework. Routledge & Kegan Paul, London, 1970, p.12.

45） 前掲書：p.20.

46） Goldstein H：Social Learning and Change：A Cognitive Approach to Human Services. University of South Carolina Press, Columbia, 1981.

47） 柏木　昭，佐々木敏明：ソーシャルワーク協働の思想；“クリネー”から“トポス”へ．へるす出版，2010.

48） F・P・バイステック著，尾崎　新，福田俊子，原田和幸訳：ケースワークの原則；援助関係を形成する技法．新訳改訂版，誠信書房，2006，p.164.

49） Deegan, P. E.：Recovery：The lived experience of rehabilitation. Psychosocial Rehabilitation Journal, 11（4）：11-19, 1988.

50） Johnson, L. C., Yanca, S. J.：Social Work Practice：A Generalist Approach. 10th ed, Prentice Hall, New Jersey, 2009.

51） 相川章子：ピア文化とコミュニティ・インクルージョン．精神科，31（6）：538-543，2017.

52） 高橋清久：アンチスティグマ．精神神経学雑誌，110（5）：372-377，2008.

53） 全国精神保健福祉会連合会：平成21年度「家族支援に関する調査研究」報告；平成21年度厚生労働省障害者保健福祉推進事業障害者自立支援調査研究プロジェクト．2010.
https://seishinhoken.jp/files/view/articles_files/src/5.pdf

第 **2** 章

精神保健福祉分野における
ソーシャルワークの過程

この章で学ぶこと

I 援助関係の形成と技法

A ● 援助関係形成の必要性

　精神保健福祉士が支援しかかわる対象者は，精神科医療機関や精神保健福祉サービスを必要としている人や，そこにつながっていない人，また利用している人と家族，そして取り巻く環境や人々となる。さらにライフサイクルの各段階に応じた発達課題や，状況との関連性からメンタルヘルスの課題が生じ，生活する困難さがより深まっている人たちとなる[1]。また，多くの精神保健福祉の現場では，さまざまな課題が複雑に絡み合った多問題に直面する人や家族に出会うことになる。そして，当事者の思いに焦点を当て，自己決定のプロセスを尊重し精神保健福祉士はかかわることになる。

　支援が必要となる人々は，精神疾患の症状の経験や，状況による反応から，怖れや孤立感のなかで他者との関係を構築する困難さや，他者への不信感，そして，自分の思いを表明する力を，症状からも，社会的影響からも奪われている場合が多い。

　精神医療の歴史的な課題から，精神障害者は「自分の体験に，他者による意味付け（診断）をされ，取るべき行動（受療や生活で目指すもの）を明示的にあるいは暗黙のうちに示されるという経験を重ねてきている」[2]。つまり医原性の障害があり，主体性や表明する力を奪われ無力化される状況に長く強制的に身を置かれてきた。精神保健福祉士には，そのことを十分に留意し主体性を尊重した関係づくりが必要となる。さらに，精神障害者は時に"表出された意思"と"真意"にギャップがある[3]。それを埋める語りかけも必要となる。つまり精神保健福祉士は宮本有紀[2] が「対話し，当事者の力が発揮しやすい環境づくりに協力すること，外から何かをさせられるのではなく本人が主体的でいられるような関係を本人との間にサービス提供者側から気づいていくことが重要である」としているような，対話を重視したかかわりが必要となる。

　つまり，精神保健福祉士の援助関係形成とは，対話を重視したかかわりと環境づくりによる自己決定の尊重のプロセスを本人と共に歩んでいくことである。

B ● 援助関係形成とバイステックの7原則

　バイステック （Biestek, F. P.）[4] は援助関係形成の全体を構成する要素を，2つの分類軸と相互作用の必要性から説明している。1つ目の軸は，ケースワーカーとクライエントの関係での動きになる。まず，最初はクライエントからのニーズなどがケースワーカーへ向かい，ケースワーカーが反応する。その適切な反応から，クライエン

表2-1 ▶ 援助関係における相互作用

7原則の名称	第1の方向 クライエントのニード	第2の方向 ケースワーカーの反応	第3の方向 クライエントの気づき
1. クライエントを個人としてとらえる【個別化の原則】	一人の個人として迎えられたい		
2. クライエントの感情表現を大切にする【意図的な感情表出の原則】	感情を表現し開放したい	ケースワーカーはクライエントのニーズを的確に感知して,理解して反応する	クライエントはケースワーカーの原則をもった援助姿勢からワーカーの感受性を理解し,ケースワーカーの反応に少しずつ気づき始める
3. 援助者は自分の感情を自覚し吟味する【統制された情緒的関与の原則】	共感的な反応を得たい		
4. 受け止める【受容の原則】	価値ある人間として受け止められたい		
5. クライエントを一方的に非難しない【非審判的態度の原則】	一方的に非難されたくない		
6. クライエントの自己決定を促して尊重する【自己決定の原則】	問題解決を自分で選択し,決定したい		
7. 秘密保持して信頼感を醸成する【秘密保持の原則】	自分の秘密をきちんと守りたい		

資料 F・P・バイステック著,尾崎 新,福田俊子,原田和幸訳:ケースワークの原則;援助関係を形成する技法.誠信書房,2002,p.27.

トが理解し気づき始める。そしてクライエントの新たなニーズが表明されるなど,語りが促進されていく。つまり,その内容は動的な態度と情緒による3つの方向による相互作用であるとしている。

　もう一つの軸がケースワーカーの行動原理としての7つの原則(**表2-1**)であり,クライエントが安心して対話し課題に向かう力づけになる行動原理である。

　バイステックは2つの軸が相互作用し一体となっていくのが援助関係であるとしている。つまり7つの原則を,固定的に理解し,原則として暗記するというものではなく,精神保健福祉士－クライエント関係のなかでの力動的な行動原理である。

精神保健福祉士の援助関係形成は，医学モデルやリーガルモデルの援助関係とは異なり前述の両側面が相互作用しながら援助関係が成り立ち，サービスの本質が維持されるとしている。つまり，精神障害者との援助関係形成は常に，社会状況，本人を取り巻く環境，医学的側面などさまざまな要因による影響を受けながらも，2つの軸の相互作用から「対話」「やり取り」を中心として展開していく。

C ● 自己決定の尊重

　精神保健福祉士は「精神障害者の自己決定の尊重」を中心課題に据えた理念，価値を基軸に実践を積み重ねている。

　精神障害者は歴史的な状況から自己決定する機会を剥奪され，保護という名の下に判断能力のない代理行為が必要とされる状況や環境のなかで力を失わされてきた。谷中輝雄[5]が精神障害者は「意欲はないが，意志はある」としている意志が表明されるような環境づくりや関係性が必要であり，意欲が湧き出てくる機会や参加，かかわりをしていくことになる。

　また，歴史的な精神科医療の状況や環境によって自己決定を諦め，その機会さえ経験することもなく，自己決定する力を無力化されてきている。

　一方で，障害特性，疾患の特徴からも自己の真意を表出しにくく，主体的，自律的に自己実現の要求を言語化できる可能性が低いこともあり得る。

　そこで精神保健福祉士は「自己決定の尊重」を実践するとき，精神障害者へ「あなたのご自由に」ではなく，「本当にそうですか」「○○はいかがですか」「○○のように見受けられますよ」といった語りかけとやり取りをするなかから，時に生じる“表出された言葉”と“真意”とのギャップを埋める働きも必要となる[6]。

　柏木昭[7]は自己決定の支援について以下のような数式を用いて説明している。

　　自己決定の質（S）＝ f（a × r × t）
　　　s：その人の決定が成熟したものかどうか
　　　a：本人の自己決定能力
　　　r：関係の質
　　　t：ソーシャルワーカーとクライエントの間でかかわりにかけた時間

　自己決定が成熟したものであるかを決めるのは，まず決定の主体者であるクライエント本人が有している[8]。次に精神保健福祉士との関係の質と，精神保健福祉士が関係性を築くのにどれだけ時間をかけ関与したのかが問われるのである。つまり精神保健福祉士が「自己決定の尊重」を述べるとき，権利という固定的な自己決定規定からのみいうのではなく，クライエントと精神保健福祉士との関係性という力動的なもの

から考えることになる。

　時間をかけ関与するという時間は，ただ過ぎていくものではなく，精神保健福祉士がクライエントに関心をもち続け，関与し，対話を繰り返し，協働しながら参加の機会を工夫していくことを重ねていくという時間と考える。

D ● 協働（パートナーシップ）

　自己決定の尊重の実践は当然クライエントが主体であり，精神保健福祉士との関係性は協働となる。ここでは協働（パートナーシップ）について考える。

　精神障害者との援助関係形成では，医学モデルのように治療する者，治療してもらう者の関係ではなく，偏見や差別という社会の側から，そして精神科医療の処遇は患者として保護される立場を強化され，パワーを失わされ，無力化されてきた歴史的課題がある。そうした精神障害者の有力化には援助関係の不均衡を減じていく対等性や相互性を基盤としたパートナーシップが必要となり，自己決定の尊重のかかわりにおいても対等で共有されたパートナーシップを組んだ援助関係となる。

　藤井達也[9] によるとベントレー（Bentley, K.）は「パートナーシップモデルでは，クライエントは学ぶこと，成長すること，適応することや対処することの自分自身の『生きられた経験』の専門家とみられ，ワーカーは個人や共同体や組織の人間行動や人間行動変化についての知識をもつ者とみられる。したがって，両者の専門技術が共有されるために，クライエントの積極的参加や，共有されたリーダーシップや交渉しての決定が求められる」としている。

　また，寺谷隆子[10] はエンパワメントが得られる「機会」と「場」を必須要件としたうえで，パートナーシップを①支え合う社会の同等の構成員として温かさと尊厳をもち「友好的な姿勢を」を基本とする，②利用者のニーズである「願いと夢」を共感して受け止め，③利用者の直面する課題に挑戦できるよう分かち合う「対等な立場」に立ち，④利用者が権利主体者として「選択して行動」できるようにする，こととした。

　また当事者のミーガー（Meagher, J.）[11] は見せかけのパートナーシップを避けるため，本物のパートナーシップに至る大切な要因として３つあげている。①力を持っている人が，下向きに分かち合う態度，②サービスを受けている人が経験を上向きに分かち合う態度，③お互いの経験から学び合い，それらを分かち合い，それを踏まえて築き上げてゆく両者レベルでの態度とし，エンパワメントに取り組むためには，正直であること，コンシューマー[*1]たちが力をもてるよう専心してかかわっていくことが

＊1　コンシューマーとは精神医療福祉サービスの消費者と訳されているが，著書によると精神保健福祉システムに参加している人。

必要としている。

稲沢公一ら[12]はパートナーシップとは，静的な対等性を意味するのではなく，安定解のないなかで，一緒に考え，迷い，にもかかわらず，少しでもよりよい方向性を求め続けていく動的な関係のあり方を指示している。

また，マアー(Meagher, J.)[13]によるとパートナーシップを志向する支援者のもつ役割として「コンシューマーが"希望を失った"ときも"希望を持ち続けてくれる人"です。力を失ったときに，エンパワメントを促してくれる人です。コンシューマーが所属を必要とするとき，参加可能な場所を探し，参加する機会を増やす手助けをしてくれる人です」と述べており，精神保健福祉士としての役割を確認したい言葉である。

E ● 心理的防衛機制

ここでは，精神保健福祉士が精神保健福祉領域の支援者として，人間理解や人間関係を，動きのある関係性でとらえるために必要となる点をあげていく。最初に防衛機制（適応機制）について説明する。

われわれが現実に適応しようとするときや直面するときの心の働きと行動には，意識レベルでは対処行動があり，無意識レベルに働く機能がある。その無意識レベルで働く動きを防衛機制（defence mechanism，または適応機制）という。

その働きは援助関係を形成する人との関係のあり方や，クライエントの対人関係上の課題や力の理解につながる内容となる。

防衛機制は，外界の現実にうまく適応するため，あるいは心の中の不快感や不安を解消するために，自我が働かせる無意識的な機能の総称である。精神分析のフロイト(Freud, S.)が提唱し，娘のフロイト(Freud, A.)が体系化した重要な概念の一つである。現在は人の心の理解に有用とされ，健康な精神生活を送るうえで必要である一方，不十分な適応に導くこともあり，対人関係上の困難も生じる可能性がある。また，時に無意識的で同じ防衛機制が反復的に働き，結果的に合理的，現実的な解決を妨げることがあり，生活上の課題に影響することもある。**表2-2**に主なものを示す。

表2-2 ▶ 防衛機制

抑圧 (repression)	もっとも基本の防衛機制。心の安定を崩す可能性のある欲求や感情，体験，記憶を無意識の中に閉じ込め気づかないよう安定を図ろうとする。 ある欲求を無意識の中にとどめようとする動きで，その欲求が充足されると他に不快を誘発するおそれがあるような場合。
否認 (denial)	不安や苦痛を対象として，ありのままに認知するのを避ける働き。現実の認識が妨げられる。「ある」ものが「ない」，「ない」ものが「ある」と考えてしまう。

取り入れ（取り込み） (introjection)	対象自体，または対象のもつ属性を自己の内部に取り入れて，自らのものとする働き。一種の無意識的模倣，ヒーロー映画を見た人が帰り道に同じような歩き方をするなど。
投影 (projection)	自分の中に生じた衝動や感情を外在化して，自分の外部の対象に属するものとして認知する働き。 自分の中にある感情や欲望が好ましくない場合，それらを無意識に抑圧し他者へ投影する。 「私は彼が憎い」が「彼が私を憎んでいる」。 自覚なしに自分の不快な感覚を他者（相手）のせいにするなど。
退行 (regression)	一定の発達段階に達した個人が，欲求不満を引き起こすような困難な状況に直面したときに，より以前の発達段階まで逆戻りし，幼児的な精神状態を示すこと。
分離 (isolation)	表情と感情，行為と行為など，2つの事象間の心的な関連性を断ち切り，この両者を切り離すことによって不安を防衛しようとする働き。
反動形成 (reaction-formation)	自我にとって不快な感情や衝動を抑圧して，それに由来することとは反対の態度や行動を表して，本来のものとは逆の感情や衝動を抱いていると意識する働き。 強い攻撃性の反動として，馬鹿丁寧さ，親切さ，わざとらしさなど。
置き換え (displacement)	衝動の充足の過程で，対象が得られないと安易に他の対象を求めたり，すぐ他の方法を求めるなど流動的な働き。
同一視・同一化 (identification)	特定の対象の特性を自分の中に取り入れ，対象と自分が同じであるかのように感じてしまう働き。
合理化 (rationalization)	不安や罪悪感を免れるために，行動の動機に理屈づけをしたり，つじつま合わせをする働き。 本能的欲求を何らかの観念的理由で正当化すること。 自分の能力不足の問題を労働条件の問題のせいにするなど。
知性化 (intellectualization)	欲求や感情を直接表現せず，抑圧し，事象に関する知識の獲得や理論的な思考に向かう働き。 知的活動によって衝動や感情を支配しようとする働き。
昇華 (sublimation)	社会的に価値があると認められた対象やより適応的な充足方法に置き換える働き。 攻撃性や破壊性の昇華として外科や手術の仕事や芸術活動にエネルギーが向かうなど。
逃避・回避 (escape)	葛藤や不安に直面したとき，関係のない行動に没頭し，不安を打ち消そうとする働き。ひきこもり，仕事や活動への過度の没頭。
分裂 (splitting)	同一の現実に，自我が互いに矛盾する2つの態度をとる働き。
投影性同一視 (projective identification)	自分の中のよい部分，悪い部分，その部分を外部の相手の一部に投影する。 自分の悪い部分を対象（相手）に投影することで破壊的に悪い対象として支配（相手）する。さらに自分のよい部分を投影することで安全を確保する。（相手）対象は内的に混乱する。

資料　武井麻子，春見静子，深澤里子：ケースワーク・グループワーク．光生館，1994.，小谷英文編著：ガイダンスとカウンセリング；指導から自己実現への共同作業へ．北樹出版，1993. を基に作成.

　次に，援助関係の動きのある関係性のなかで転移と逆転移について説明していく。

　転移とは援助関係においてみられる現象でほとんど意識されないレベルで起こり，その特徴は，人は他者に対して，他者のありのままの現実に相応した感情を抱くが，援助関係においてクライエントが援助者に対して，時に，現実にはそぐわない恐れや被害感などの感情をもつときがある。そのような非現実的で不合理な感情は，過去に重要であった人物に向けられた感情が，現在の援助関係の中に無意識的に反復されていると考えられる。

　このような過去の重要な人物に対して抱かれた感情や，その人との間で形成された防衛機制や対人関係のパターンが，現在の人間関係の中で機械的・無意識的に反復される現象を**転移**という。その現実的で不合理な感情で，信頼，あこがれ，愛情などの場合を陽性感情転移という。一方，憎悪，敵意，反抗などを抱く場合を陰性感情転移という。

　いずれ，無意識のままではなく援助者がそのことに気づき，そのうえで自覚的に関係を形成していくことが安定した援助関係形成につながる。

　また，**逆転移**とはクライエントが援助者に向けてきた態度，感情に対し援助者が無意識的に反応することをいう。逆転移は援助関係においてあってはならないという場合があるが，**尾崎新**[14] は，**ローゼンフェルド**（Rosenfeld, H. A.）を引用し「援助者の感情の重要性を『逆転移はクライエントを理解する受信器であり』『援助者は，自分に生じるさまざまな感情を意識化し，吟味することによって，はじめて判断や見通しをもつことができる』」とし，逆転移の活用の必要性を述べている。

　バウンダリーとは，アメリカの臨床心理学，教育，育児で提唱された自己と他者の「責任」と境界を論じる概念である。理解するうえでの例え話として，バウンダリーとは家と家の境界を意味し，それを対人関係に置き換え，自分の対人関係上の境界線を考える。家の境界に塀や扉があればノックしてから隣の家に入るし，隣の家との間に塀も壁もない場合，開放的ではあるが不安であり自分の家の物と隣家の物の区別もしづらくなる。一方，塀が高く，分厚い場合はそれだけで拒否されているような近づき難い気持ちを味わうかもしれない。

　また，その塀を隣家や近隣との関係から自在に開放していくことが自己開示にもつながることになる。

　臨床心理学の**小谷英文**[15] によると「自他を区別する『境』をバウンダリーという」「バウンダリーという機能は開放，閉鎖という言葉で表す（中略）自分を外界と区別

するバウンダリーを開放し，情報・エネルギーの通過量を高めたり，逆に閉鎖し，それらの通過量を制限し抑制する機能を働かせて，外界との交互作用を行い，この作用によって自分を活かし，成長させ，また時には外界の過大な刺激から自分を守り，体制を整えるためのひきこもりをしたりする」と説明している。このバウンダリーを自在に動かせる状況か，開放，閉鎖に偏り過ぎていないかを意識し，援助関係の形成を図っていくことになる。

　一方，クライエントにとって目の前の援助者が，ただ自分との間の塀だけを意識していては，それは専門性という名で，私を判断，診断，区別し対応する人と感じられる。前述の協働・パートナーシップとはまったく違う関係性を生み出す。バウンダリーを意識することは必要であるが一方で，間にある塀を開放していくことも必要となる。

　次に自己開示について説明するが，**自己開示**とは心理学の用語で，自分の個人的な思いや情報などを他者に知らせることによって他者との相互理解につながるコミュニケーション技法の一つと，概ね説明されている。ここではソーシャルワーカーとしての精神保健福祉士の自己開示の必要性と可能性について，先達の文献から説明する。

　まず，**尾崎新**[16]は，サリバンの「援助を停滞させ，混乱させる責任は，ほとんどつねに援助者の自由に欠けた姿勢である」とした内容を引用し，援助関係における自然体のもつ有用性を述べその課題についても深めている。つまり自然体や援助者の自由という言葉は自己開示につながる内容になる。また，**柏木昭**[17]は「ここで，今（here and now）」を生きようとするクライエントと共にあることを志向するソーシャルワーカーはクライエントとの相互主体的関係にあるとしている。そしてソーシャルワークの援助・支援の重要な方法の一つとして自己開示をあげて，自己自身の意見を率直に相手に伝え，協議する姿勢としている。

　さらに，**ラップ**（Rapp, C. A.）と**ゴスチャ**（Goscha, R. J.）はストレングスモデルのケースマネジメント実践の6つの原則における原則5で「ワーカーとクライエントの関係性が根本であり本質である」としている関係とその結び方の方法論として，自己開示（self-disclosure）をあげている[18]。そこでは「従来の関係の考え方は，支援者はあたかも何の問題も抱えておらず，感情もなく，生活していないかのように振る舞うように束縛され，援助関係において最も重要な側面の一つを覆い隠してしまう」としている。そして「ワーカーにとって援助関係における自己開示の目的は，支援者の抱える問題ではなく，利用者の抱える問題を明確化するためのものであることをはっきりさせることが大切である。なぜなら利用者との関係は，雇われている支援者自身の問題に取り組むためのものではないからである」と説明している。

H ● 自己覚知

　自己覚知（self awareness）は，ソーシャルワーカーは自分自身をよく理解し，自分自身をソーシャルワーク実践に最大限活用することでよりよい援助ができるよう，より自分を知り，理解し能力を高めなくてはならない，その自分自身を知り理解することをいう。

　自己覚知の歴史的変遷を研究した大津雅之[19]によると，self awareness を1960年代は「自己確知」と訳し，バイステックの「ケースワークの原則」の最初の翻訳では「自己覚知」と訳されていた。そして1996年の新たな改訳では「自己理解」とされている。そして1987年に社会福祉士及び介護福祉士法が制定され，テキストでは初版から「自己覚知」に統一されている。

　ここでは，藤井達也[20]が，谷中が述べた自己覚知を説明した内容を引用し「谷中輝雄は，かかわりにおけるソーシャルワーカーの自己覚知についても，繰り返しその重要性を語っていた。自分自身の体内時計に耳を傾けて，自分の時間の流し方を自覚すること，相手の時間の流し方を自覚すること，相手の時間の流し方を知るために，自分が立ち止まってみることの大切さを語っていた。このことについて坪上宏や早川進との対話において，自分のスイッチを切るとか，括弧に入れるということも，話されていた。これは，キャッチボールでは，近くの距離でボールの受けやすいやり取りをしつつ，少しずつ距離をとっていろいろなボールのやり取りをすることとして語られた。精神障害者自身の時間と空間の感覚を尊重し，それに合わせた寄り添い方をするために，ソーシャルワーカーは自分自身の時間と空間の感覚をよく自覚し，相手に合わせていくことが求められる」と説明している。つまり自己覚知は内的世界の急激な変化を求めているものではなく，自分自身の心の内的世界だけに焦点を合わせるものでもない。自分と他者との関係を確認する感性をもち，その感覚は自分個人の課題だけではなく，あくまで精神障害者支援に活かすために，支援者は立ち止まり振り返り，気づくことが必要になる。

　また荒田寛[21]は，「アイデンティティは自分の中にあるものではなく，他者との関係から内実化するものであり，その際には，他者との関係から自分自身を検証する理論的な枠組み（視点）を自分の中に持っているかどうかが問われる」としている。

　精神保健福祉士の自己覚知は，自己覚知せねばならないという義務的な感覚からは生まれないものである。あくまで精神障害者との出会いと状況との関連から必然的に直面する課題でもある。

Ⅱ 面接技術とその応用

　精神障害者との相談援助の起点であり，支援が展開し，関係性が熟成されていく面接について説明していく。面接技術や技法という言葉になるが，精神障害者への相談援助の面接では，人としての尊厳を尊重し，人間関係のマナーを守り，病や障害をもつ人から学ぶ姿勢をもち，目の前に存在する人に関心をもつことが前提となる。窪田暁子[22] は共感する他者という存在であるソーシャルワーカーの仕事にとって「面接は基本的な技能である。落ち着いた，合理的な対処の姿勢は，人を混乱から引き出して勇気を取り戻させる可能性への入り口である」と述べており，クライエントは自分では万策尽きた思いで相談に来ており，共感とは相手の中に入り込み，感じ取り，それを共有することであるとしている。その面談が活かされるのは，面接の間ワーカーはいわば「相手の目の中に映っている自分」を見続けることを手がかりとするとしている。まず，技法の前に基本的な姿勢として確認したい。

　次に，面接を成り立たせる要素として，精神科医の**神田橋條治**[23] は三側面を述べている。

　第一の側面はクライエントの陳述を聴く。クライエントには知っていることを言葉で語る能力が促進されることが必要になる。そのため，支援者に要請されることは①聞く能力を磨くことであり，それは受信機としての感度と故障を自らチェックする機構が常に働いていること，②クライエントの語る意欲と能力を向上させる技術をもつとし，意欲と能力を「引き出す」「妨げない」「障害を取り除く」としており，精神保健福祉士にも要請される内容である。

　第二の側面としてクライエントを観察することをあげ，面接の有害性に思いをめぐらす習慣をもつこと，そうすると気づきが見えるようになり支援者の感受性が細やかになるとしている。この点については後述する。

　第三の側面は人間関係の育成であり，クライエントには「的確にわかってもらえた感じ」がもっとも大切であるが，「わかられたくない気持ち」を的確にキャッチすることは人間関係の育成に効果的であるとしている。またわからないことをわかる必要性も述べている。そして本質はその人間の「出会い」であり，その因縁に心を置くことなしに行う面接は結局有害無益になると述べている。まさに出会い人として尊厳をもち，関心を向け続けて関与することになる。

　なお，前述した第二の側面のクライエントの観察について，神田橋[24] は，観察者自身が面接の状況に積極的に参加しながら，なおかつ自己を含めたそこでの対人状況を観察しているという，**サリバン**（Sullivan, H. S.）の関与しながらの観察（参与観察，participant observation）を用いて説明している。それは精神科医の**原田憲一**

図2-1 ◆ ソーシャルワーク面接を構成する要素

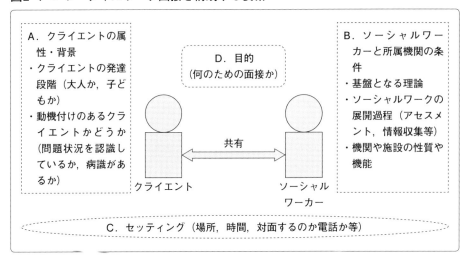

資料　岩間文雄：精神保健福祉分野におけるソーシャルワーク面接についての一考察　関西福祉大学社会福祉学部研究紀要，14（2）：102，2011.

の言葉を引用し理解の仕方として「『関与せざる観察』『関与しながら観察せず』『関与せずに観察もせず』それらにあてはまる実例を見いだすのは，『関与しながらの観察』の実例を見いだすよりも，はるかにやさしい」としている。

　つまり面接は単なる会話ではなく，動きのある関係性を作り出しながら進んでいく。

　熊倉伸宏[25]によると，面接をインタビューというが人と人が互いに顔を突き合わせるという意味であり，対等に出会い，話し合い，問題解決を目指すとし，一人ひとりの生のヒストリーの理解の必要性を述べている。

A ● 面接の構造

　面接は相談援助が展開されていく場であり，関係性である。そのため援助の質や精神保健福祉士としての姿勢が常に問われ続けることになる。まず，ここでは面接の要素と構造について岩間文雄[26]を基に考えてみる。

　構成要素として岩間は「A．クライエントの条件」「B．ソーシャルワーカーと所属機関の条件」「C．面接を実施する場所などの要素（セッティング）」「D．目的」としている（図2-1）。この構成要素に基づき，精神保健福祉士の面接の構造について考える。

1 クライエントの条件

　精神保健福祉領域の面接では，クライエントに面接に向けた動機づけがある場合

や，動機がない場合，さらに紹介されて来る場合などの違いがある。

　具体的には，医療機関での面接の場合，自分の病気を認識していない状態で来た人や，強制的に入院した人との面接が想定される。また，退院したくない，話すことはないと表明される人との面接も想定される。また地域で就労移行や継続の事業所で，自分は主治医に言われてきた，親から勧められたから来たという面接も考えられる。さらに，面接や支援を本人が希望していないところに訪問し，面接を行う可能性もある。また，日常的な日々の生活場面での面接もあるし，時に話が冗長的で目的のないように思えてしまう面接もある。

　そして，クライエントが精神障害当事者ばかりでなく，家族との面接はどの現場でも多く行われており，内容が常に当事者のニーズと一致しているわけではない。さらに，関係者等関係機関との連携や同席の面接など多様となる。

　そしてクライエント本人が，精神科医療や関連機関につながっていない場合や関係が途切れている場合等の個々の状況に違いがある。そしてコミュニケーションや人間関係のもち方等におのずと個別性があり，疾患や障害ゆえの対人的なスキルやストレスなどへの対処の困難さがある。そのような点を理解してかかわっていくわけだが，岩間[26]が指摘しているように「医学モデルに根ざした病的な部分探しや，生活のしづらさを個体の能力不足にのみ関連づける視点でクライエントを捉えない」ことを忘れてはならない。

② ソーシャルワーカーと所属機関の条件

　精神保健福祉士の所属している機関や施設の役割や機能により面接の役割は大きな違いがある。例えば精神科医療機関でのインテーク面接や，訪問を中心としている機関の面接と地域生活支援センターでのピアサポート活動を支援する面接とでは，関係性が大きく違ってくる。つまり，課題解決や危機介入が優先される関係の現場もある。また，支援者の一方向性の「援助」から，パートナーシップによってクライエントが地域社会の一員として主体的に生活が送れるように支える「支援」へと連なる面接が存在する現場もある。精神保健福祉士はパートナーシップに基づく支援を理念として実践することになる。また所属機関の機能と役割から権利擁護を基軸に置いた価値の実践の面接となる。なお，マアー(Meagher, J.)[27]によるとパートナーシップのモデルは数多くあり，その中には治療段階でのパートナーシップも含まれるとして，クライエントが無視されたり，軽視されたりするのではなく，クライエントが精神保健福祉サービスをどのように理解し，受けたサービスでどのような経験をしたのかが問われるとしている。

③ 面接を実践する場所などのセッティング

　具体的に面接を行う場所や時間，そして訪問や電話を活用するなどの要素になる。

表2-3 ▶ 面接の技法

①クライエントの語りを促し, 傾聴するための技法	傾聴（アイコンタクト, うなづき, 相づち, 沈黙の活用）反映
②情報を共有し, 吟味するための質問の技法	開かれた質問, 閉じられた質問
③ソーシャルワーカーによる効果的な反応	沈黙の活用, 反映, 言い換える, 要約する
④信頼関係に基づいた介入のための技法	対決（矛盾を指摘する）解釈する, リフレーミング, 助言

資料　岩間文雄：精神保健福祉分野におけるソーシャルワーク面接についての一考察. 関西福祉大学社会福祉学部研究紀要, 14（2）：101-109, 2011.

　精神保健福祉士の所属する機関の役割や目的によりそれぞれのセッティングの詳細を検討することになる。基本的にはクライエントが安心して話せる個室で, 4人が入っても狭さを感じないぐらいの空間と光が差し込む窓があり, 1対1の面接では対面式から, 緊張を和らげるための90°の座り方をするなどが考えられる。また面接には契約し定時に行う面接と状況により随時行う面接がある。面接時間は, インテーク面接を除いては60分を超える面接は長くクライエントは疲れ, 集中しきれず, さらに混乱さえしている場合があると考える必要がある。とくに定時の面接が継続していく場合には, 時間の枠という構造も動的な人間関係の保障につながる。

4 目的

　面接は, 通常の自然発生的な人間関係と違い, クライエントと精神保健福祉士が目的をもって行う意図的な行為である。目的は精神保健福祉士の所属機関等の条件とクライエントの条件により, まさに個別であり, 人と人の出会いであり, 社会の影響を受けるものとなる。

B ● 面接技法

　面接の技法を活用しながら進めていく, 岩間[26]の分類（表2-3）を基に説明していく。

　精神障害者は自分からの発言を控えたり諦めたりしている場合がある, また自分の本来の思いが, 他者により決められた日々を繰り返すなかで深く沈殿している場合もある。さらに疾患ゆえに自分の体験を話すことや表現する力が弱くなっているときもあり得る。そのため精神保健福祉士は, クライエントとの間に安心を感じられそうな空気感をお互いにもてるように意識して関心を向ける。これをジョイニング, 波長合わせと説明する場合もある。

そして，クライエントが語れるよう意識的に促す促進の技法が大切となってくる。またまず関係をスタートするときは閉じられた質問が効果的な場合がある。クライエント，その人の言葉は開かれた質問から生じやすく，精神保健福祉士の共感的姿勢や，受け取った内容を言い換え，援助者自身の言葉で要約し，やり取りをしていく。また否定的なとらえ方や考えに新しく肯定的な意味を付与していくリフレーミングなどの技法を用いて信頼関係を構築していく。その過程においてもクライエントは話す内容そのものを言葉にする不安とともに，その話をしたことを援助者がどのように聞いているのだろう，どう思っているのだろうという不安を積み重ねる場合が多い。そのようなとき，精神保健福祉士は自分がどのように受け取りどう思ったのかを率直に返し，そのうえでまたやり取りをし，関係形成を確かなものにしていく。そのクライエントを尊重した時間とかかわりからクライエントのニーズや夢が熟成され表明されてくることになる。

C ● 生活場面面接

　生活場面面接とは，クライエントにとって自宅や利用している施設などの自分の生活の場の日常的な部屋や廊下などで行われる面接であり，構造化された面接室とは異なり，比較的リラックスした雰囲気で進めていける。

　訪問しての面接は，まさに実際の生活場面にふれ，視覚，嗅覚など五感からさまざまな理解が深まる。留意点として①危機介入のアセスメント，②本人，家族の希望があっての訪問であること，③独善的になりやすいこと，④信頼関係の確立，脅かさない存在であること，⑤生活の場というクライエントのホームグランド，周囲の環境や部屋の間取り，安心して暮らせる「座」はあるか等の理解，⑥家族全体を視野に入れること，などを留意し，危機介入でないかぎり，1回の訪問で多くのことをなそうとせず，長時間にならないようにし，関係づくりから進めていくことがクライエントにとって安心した構造となる場合が多い。

　次に，生活場面からの電話相談について説明する。電話相談でも危機介入の必要性の判断が最初になるが，一般的に電話相談は，時間や場所の制約を受けず，お互いに顔が見られず匿名性が相互に保て，誰でもごく手軽な相談となる。そのため危機にある人には有効といわれる面があるが，一方で表情が見えず，せっぱ詰まったような状況の相談では慎重さが要請される難しさがある。

D ● 面接技法について

　ここでは，主な面接技法を紹介する。

1 マイクロカウンセリング

カウンセリングや心理療法にさまざまな技法が唱えられるなか，1960年代アメリカで多様なクライエントに対応できる技法として**アイビィ**（Ivey, A. E.）[28]によって開発された（**図2-2**）。とくに「基本的かかわり技法」の「かかわり行動」「観察技法」「質問法」「励まし，言い換え，要約」「感情の反映」「意味の反映」を行い，それが「基本的傾聴の連鎖」になる。そうした技法は関係形成に有効に働くと考えられる。

2 動機づけ面接

否認の病といわれるアルコール依存症などクライエントが自分の課題に気づき対処していこうとする動機づけの面接技法である。**ミラー**（Miller, W. R.）と**ロルニック**（Rollnick, S.）[29]が**ロジャーズ**（Rogers, C. R.）の来談者中心療法から発展して開発した技法である。クライエントがもつ行動変容に伴う両価的な気持ちや状況を丁寧に傾聴し，クライエントの飲酒などの行動の変化に伴う発言の内容を強化，支持しクライエントが自ら気づいていくことを支援していく技法である。

ここでは，ミラーとロルニックがあげる動機づけ面接法の4つの原理を示す。

1 第一の原理：共感を表現する
- 受容は，その人が変わることを促進する。
- じょうずな振り返りの傾聴は基本である。
- アンビバレンス（両価性）は一般的な現象である。

2 第二の原理：矛盾を拡大する
- カウンセラーでなくクライエントが変化について話すべきである。
- 変化は，現在の行動と重要な個人的目標や価値との矛盾によって，動機づけられる。

3 第三の原理：抵抗に巻き込まれ，転がりながら進む
- 変化に関する直接的な議論は避ける。
- 抵抗には直接反論しない。
- 新しい見方を提案するが，押しつけない。
- クライエントの中にこそ，最良の解決法や解答を見出すことができる。
- 抵抗は応答を変えるための信号である。

4 第四の原理：自己効力感を援助する
- 変化の可能性を信じることは動機づけの大切な要因である。

図2-2 ◆ マイクロ技法の階層図

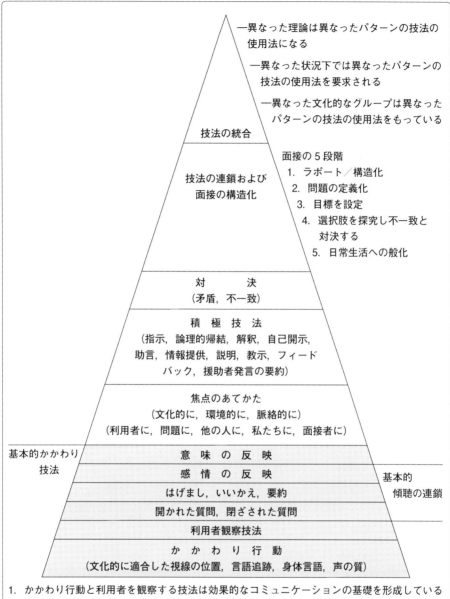

—異なった理論は異なったパターンの技法の使用法になる

—異なった状況下では異なったパターンの技法の使用法を要求される

—異なった文化的なグループは異なったパターンの技法の使用法をもっている

技法の統合

技法の連鎖および面接の構造化

面接の5段階
1. ラポート／構造化
2. 問題の定義化
3. 目標を設定
4. 選択肢を探究し不一致と対決する
5. 日常生活への般化

対　決
（矛盾，不一致）

積　極　技　法
（指示，論理的帰結，解釈，自己開示，
助言，情報提供，説明，教示，フィード
バック，援助者発言の要約）

焦点のあてかた
（文化的に，環境的に，脈絡的に）
（利用者に，問題に，他の人に，私たちに，面接者に）

基本的かかわり技法

意　味　の　反　映
感　情　の　反　映
はげまし，いいかえ，要約
開かれた質問，閉ざされた質問
利用者観察技法
か　か　わ　り　行　動
（文化的に適合した視線の位置，言語追跡，身体言語，声の質）

基本的傾聴の連鎖

1. かかわり行動と利用者を観察する技法は効果的なコミュニケーションの基礎を形成しているが，これは必ずしも訓練のはじめがふさわしい場所であるというわけではない．
2. かかわり技法（開かれた質問と閉ざされた質問，はげまし，いいかえ，感情の反映，要約）の基本的傾聴の連鎖は，効果的な面接，マネジメント，ソーシャルワーク，内科医の診療時の面接やその他の状況下でたびたび見出される．

資料　アレン・E・アイビイ著，福原真知子，椙山喜代子，國分久子，他訳編：マイクロカウンセリング；"学ぶ—使う—教える"技法の統合：その理論と実際．川島書店，1985，p.8.

・カウンセラーでなくクライエントが，変化を選択し，実行する責任をもつ。
・カウンセラーが，クライエントの変化する能力を信じていると，予測が的中して現実になる。

Ⅲ インテーク

　個人や家族，集団を対象とした直接支援の最初のプロセスである。受理面接，初回面接とも呼ばれる。**受理面接**は，当該機関が支援を受け入れるかどうかを判断することを指し，機関を主体とした用語になり，**初回面接**は，初めての出会いという意味で**アプリカント**（applicant）[*1]との相互性を包含する。欧米のテキストでは，この最初のプロセスは「エンゲージメント（engagement）」と紹介されている。コミュニティを対象にした場合は面接という形態をとらないが，地域住民の困難，課題，福祉ニーズを把握する段階に相当する。

　この段階の目的は，①クライエントになる可能性がある方のニーズを探索すること，②所属機関の機能をアプリカントに伝えること，③所属機関で支援を進めるか，他の機関を紹介するのか決断すること，④支援をスタートさせる場合は，目標の協議と契約，⑤他の機関を紹介する場合は送致，⑥協働関係を構築することである。

　したがって，医療機関で行われる予診と，ソーシャルワークのインテークは異なる。前者があくまでも医師の診断や治療計画検討のための材料を提供することを目指す予備の問診であるのに対し，後者はソーシャルワークの契約を結ぶかどうかを判断するための情報収集であり，協働関係形成である。そのためインテークでは，ソーシャルワーカーが専門性をもって，個別のニーズに合わせて展開する。どのアプリカントに対しても同じ質問をするのでも，あらかじめ想定されている用紙にあげられた項目を埋めるのでもない。ここでは支援の基礎固めを行う。

A ・ 協働関係構築

　インテークでは，支援を開始するかどうかの決断だけでなく，支援への速やかな移行も目的にしている。クライエントになる可能性のある本人，家族，近隣住民，当事者集団など，多様なアプリカントがいる。どの立場であれ，何らかの困難を抱えているため，ソーシャルワーカーと出会う。評価され，批判されることに対して防衛的に

---

*1 面談の申込者。クライエント本人の場合もあるが，家族や民生委員，近隣住民など多様な人である場合もある。

なっているかもしれないし，支援の成果について希望をもてずにいるかもしれない。ソーシャルワーカーには，秘密を守ることを保証し，受容的姿勢で，アプリカントとクライエントになる可能性のある方への敬意と尊重が求められる。事前情報がある場合にも，病名や紹介者の評価にとらわれ過ぎないようにすることも肝要である。先入観は避けられないが，ソーシャルワーカーは自らの偏りの省察と自覚が不可欠である。

　クライエントの行為について賛同できなくても，問題を外在化させることで，クライエントとの協働の第一歩になる。クライエントが問題なのではない。人と問題を分ければ，クライエントは外にある問題と格闘する主体になり，ソーシャルワーカーはクライエント側に立ち，協力してその問題に対抗する仲間になる。

　文化的コンピテンス*1も必須である。例えばインテークシートで結婚状況について尋ねるとき，法的結婚以外の関係が考慮されていなければ，セクシャルマイノリティに対して無神経だと受け止められてしまうかもしれない。アプリカントやクライエントになるかもしれない人が，自分の問題に対して当該機関は受容的であると感じられるよう，多様性への配慮と認識を高めておく必要がある。

　出会いの場面では，自己紹介をし，どの程度の時間で，何を目的に，何を話し合うのか，個人情報の取り扱いについて伝える。クライエントのためにではなく，一緒に課題に取り組むことを示す言葉を意図的に使用する。アプリカントやクライエント，ソーシャルワーカー，機関を含めて「私たち」と称するのも効果的である。「私たちがうまくやれたら，あなたの人生はどうなると思いますか？」といった表現になる。また機関やソーシャルワーカーには不可能な役割を期待されるのを避けるため，「私はどのようなことでお手伝いができるでしょうか？」と，主体がクライエントであることを示唆し，支援や機関の限界を示しておくことも大切である。

　家族が同席する場合，すべての人に発言の機会を提供する。例えば，家族がクライエントになる可能性のある人について否定的な発言をする場合などは，個別に話を聴くようにする。また，誰かの話を遮ったり，口論になったりするような場合は，ルールを決めて面談を進める。集団の場合は，グループメンバー相互の信頼関係も重要になる。メンバー同士の集団力動に配慮しながら，相互に期待し，ニーズを共有し，目標に向けて動き出せるような集団形成が肝要である。

　インテーク場面でソーシャルワーカーは見立てをしようとするが，アプリカントも「味方になってもらえそうか」「問題解決の希望をもてそうか」を見立てている。ソーシャルワーカーが味方であることを感じてもらえるよう，受容的姿勢，アプリカントやクライエントの自己決定や問題解決能力，ストレングスに対する信頼と尊重が必要である。

---

*1 多様な文化への理解，敏感さ，対応能力。

B • ニーズの探索

インテークでは，予備的アセスメントと計画を同時並行で行う。アプリカントが問題だと感じていること，希望，クライエントになる可能性のある人を取り巻く状況，その問題に影響する要素，これまでの対処の方法と結果，アプリカントの思い，考え，クライエントになるかもしれない人の行動，（アプリカントから見た）思いなど，全体状況を聴く。

そのうえで，問題の本質や要因を見極め，クライエントや環境のストレングスとともに，活用できそうな社会資源を把握し，機関の方針や提供できるサービス，クライエントの資格要件と照らし合わせ，可能性のある支援方法について見立てをもつ。アプリカントには，ソーシャルワーカーが状況をどのように理解したか，問題解決のために何ができそうか，見立てを伝える。これらをアプリカントと共に吟味し，支援を開始するかどうか検討する。その際，機関が提供できるサービスの範囲と内容，ソーシャルワーカーの役割とクライエント本人の役割について説明しておく。

一方，自殺念慮や急性期症状があるような緊急対応が求められる場合，効率的な情報収集とそれに基づく的確な支援の選択が即座に行われねばならない。こうしたリスクアセスメントでは，危害が将来起こる確率および危害の深刻さ，緊急度について見極める。この場合は，ソーシャルワーカー主導で進め，危険度が高い場合は，クライエントの安全確保が最優先課題になる。

さらに，スクリーニング（サービス提供が適切かの検討）の結果，当該機関によるサービス提供が適切ではないと判断される場合は，他機関へリファー(refer，送致)[*1]する。アプリカントが「たらい回し」にされたと感じることがないよう，問題解決の希望が立たれたと悲観しないよう，丁寧に他機関やサービスを紹介し，つなぐようにする。他機関やサービスの情報提供だけではアプリカントが動けなさそうなときは，了解を得たうえで，担当者にアプリカントの情報を伝えるなど，確実につなぐ方法をとる。

C • 契約

クライエントの支援を受ける意思が確認でき，ソーシャルワーカーと個人，グループが問題の本質，問題に影響を与えているシステム，希望，達成すべき目標，それに向けた戦略，役割と責任，その他の要素について合意に至ったら，契約を結ぶ。文書を取り交わす場合もあれば，口頭で合意する場合もある。契約は，ソーシャルワークプロセスを通して，ソーシャルワーカーとクライエント双方の責任と役割を明確に

---

*1 課題解決のために適切な他機関をアプリカントに紹介し，つなぐこと。

し，利用者が主体的に目標に向けて課題に取り組むことへの動機を高め，対等な協働関係構築の一助となる。

　クライエントと環境のストレングスを引き出しつつ，問題に焦点化するだけではなく「どうなりたい？　どうなってもらいたい？」と希望を強調し，疲弊して視野が狭くなっているアプリカントに新しい物の見方を提供するリフレーミング（reframing）を挟みながら，ソーシャルワークプロセスを始める基礎をつくる。

アセスメント

　ソーシャルワーク実践にとって**アセスメント**はもっとも重要なテーマの一つである。それは実践の鍵，中心，要とされ，支援の成否はアセスメントにかかっているとさえいわれる。2019（令和元）年に厚生労働省から発表された「地域共生社会に向けた包括的支援と多様な参加・協働の推進に関する検討会（地域共生社会推進検討会）」最終とりまとめでは，専門職に求められる資質として，「本人や家族を包括的に受け止めるためのインテークの方法や，課題を解きほぐすアセスメントの視点」があげられている。そこに「ソーシャルワーカー」は明示されていないが，専門職としてアセスメント力は必須のものである。

　本節では，アセスメント概念の変遷を追い，定義を示す。そのうえで，アセスメントのモデルとスキルを解説する。

A ● アセスメントとは

1 アセスメント概念の変遷

　リッチモンド（Richmond, M. E.）は，「診断は，クライエントの社会状況とパーソナリティを明確にするための試み」と定義し，調査や証拠集めから始まり，証拠の批判的検査と比較が続き，最後に社会的困難の解釈と定義に至るとした[30]。**ハミルトン**（Hamilton, G.）は，問題の状態とその原因に向かう思考プロセスであり，クライエントが提示した問題やニーズの状態に関する，ソーシャルワーカーの専門的意見であるとした[31]。**パールマン**（Perlman, H. H.）は，問題をつくる要素を調べる知的活動であり，その特有の性質と経緯，問題をつくる要素間の関連，要素と解決手段との関連を知るプロセスとした[32]。つまり草創期からのケースワークは，クライエントの問題に焦点を絞り，その原因と解決策を見出すプロセスを「診断」と呼び，精神分析の様式を色濃く残していた。しかしこうした医学モデル的ソーシャルワークへの批

判が高まり，診断に代わる新しい概念が模索されるようになった。

1970年にバートレット（Bartlett, H. M.）が『社会福祉実践の共通基盤』の中で，「アセスメントはソーシャルワークにおける価値と知識のかけ橋であり，それらの応用である。ワーカーは行動を起こす前に状況を分析し理解する責任がある」と主張した[33]。こうして1970年代に入ると，個人の精神内界への偏重から，環境や利用者システムに視野が広がるようになる。ピンカス（Pincus, A.）とミナハン（Minahan, A.）は，アセスメントでは，状況に関連するものを明らかにし，人を問題としてレッテル貼りしないこととした[34]。

1980年代には，アセスメントはソーシャルワークの核と認識されるようになっていく。さらにはポストモダンの影響により，絶対的な真実があるという考え方に対する疑義が呈され，現実は解釈されるものであるという見方が登場した。クライエントの物語，クライエントによる世界の見方，主観的な意味が重視される。専門職の評価であっても，一面的な理解にすぎず，常に改定が必要であると考えられるようになった。

こうした変遷を経た現代的なアセスメントの定義は，環境と文脈のなかでクライエントを全人的に理解し，ストレングスと課題を見出すことを目的になされる情報収集と分析のプロセスであるといえる。さらに当事者参加が望めない場合を除いては，クライエントとの協働という要素を加え，「クライエントとワーカー，そして周囲の状況を，ワーカーとクライエント双方が理解するためになされる，情報収集と分析のプロセスであり，ワーカーは専門的価値に基づき知識を導出し，クライエントは固有の経験知に基づき，協働して目の前の現実を解釈し共有するプロセス」[35]となる。

② 地域アセスメント

地域福祉が注目されるなか，環境に関するアセスメントも求められている。ただ「環境アセスメント」というと，一般には，大気や水などの地球を取り巻く環境への影響評価をいう。一方のソーシャルワーク実践において考慮すべき環境は，①物理的環境，②社会的環境（人間関係のネットワーク），③文化的・政治的・制度上の環境，④クライエント目線で認識されている環境である。ソーシャルワークアセスメントでは，これまでも「環境」を評価すべき項目として含めていたが，直接実践においては，クライエントの身近な社会的環境に焦点が絞られていた。ソーシャルワーカーの所属組織，地域の社会資源，文化，法制度なども把握する必要があり，支援には必須の情報だが，直接支援においてはあくまでも，クライエントシステムを中心とする環境に注目する。

一方コミュニティソーシャルワークにおいては，多様な角度から地域社会の特性や地域内の社会資源に関する情報を収集し，地域住民のニーズとそれに関連する諸要因，地域の状況を幅広く把握する。保健師も「地域診断」という用語は使用するが，

「地域診断」は相対的に地域社会の問題状況を導き出すことを目指し，「地域アセスメント」はストレングス志向で，幅広く地域の状況を把握しようとする。ただ両者はほぼ同義として使用される場合もある。

　地域アセスメントの内容は，①文化や歴史，慣習，人口動態，産業などの地域特性，②フォーマル，インフォーマルを含めた社会資源，③地域住民のニーズである。環境アセスメントは，個別の直接援助が前提とされており，クライエントシステムを中心とした環境をクライエント目線でとらえようとし，地域診断・地域アセスメントは，地域住民と共に地域ニーズを見定めるためになされる側面と，支援に活用できる社会資源を確認する側面とがある。つまり，クライエントを取り巻く環境としての目線と，クライエントを想定せず，多様なクライエントが存在する地域そのものをとらえる視点とがある。ソーシャルワークにおいては，両方の視点が必要となる。

3 アセスメントモデル

　スメール（Smale, G.）ら[36]が，3つのモデルを紹介している。

　質問モデルでは，ソーシャルワーカーが知識と技術を用いて質問し，人のニーズとそれに必要な資源を見定める。専門職が意図をもって質問していき，クライエントの回答を処理する。入手可能な最良のケアを判断することを目的としており，リスクアセスメント場面に適当なモデルである。

　手続きモデルでは，クライエントにサービス受給資格があるかを確認するための情報収集をする。既存のサービスの範囲内で，サービス利用の可否という結論を導くために，あらかじめ設定された質問をする。チェックリストを埋めていくといった様式や規定の型があり，ソーシャルワーカーの判断を必要としない。サービス主導モデルであり，コスト効率がよく，もっとも単純で短時間で進められるアプローチである。

　交換モデルでは，どんな種類のサービスが現存し，入手可能かを前提に置かず，クライエントの実際のニーズは何かを考える。あらゆる種類のニーズを定めたところで，これらのニーズをいかに満たすかを考える。固有性と複雑さへの敬意をもち，個別のニーズに合わせたオーダーメイドの創造的なサービス提供の基礎になる。クライエントは自らの人生の主人公であり，自分の課題のエキスパートとみなされ，対話が強調される。ソーシャルワーカーはエキスパートとしてではなく，自分の専門知を，クライエントの固有の経験知と同等の重みにするよう努める。交換モデルのゴールは，最良のケアの創造である。このモデルは関係者も多く，対話と合意のために時間もかかる。また，激しい急性期症状があるクライエントなど，情報に基づく決断ができない場合は，このモデルは不適切とされている。ニーズ主導モデルであり，この過程を通してクライエントは自ら選択し，エンパワーされる。

　機関とクライエントの状況や目的に合わせて，3モデルを使い分けることが望ましい。

図2-3 ◆ アセスメントプロセスモデル

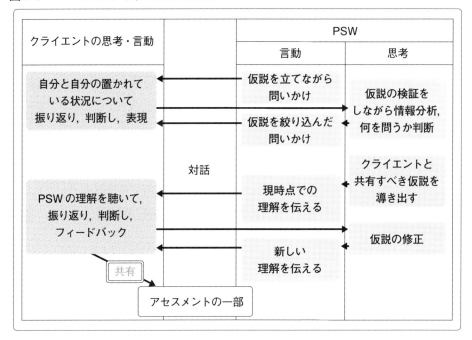

4 ニーズ主導アセスメントのプロセス

　アセスメントは常に更新し続けなければならない。つまりソーシャルワークプロセスの中に「アセスメントプロセス」が独立してあるわけではない。クライエントとの出会いの瞬間から終結に至るまで，情報収集も分析も繰り返されており，ソーシャルワークプロセスを通して，常にアセスメントプロセスは改定しながら進行している。しかもそれはクライエントとの協働作業なので，クライエント側の思考と言動，クライエントと共に進める側面，そしてソーシャルワーカー側の思考と言動という3つの側面があることになる（**図2-3**）。情報収集は家族や多機関，多職種からなされる場合もあるが，クライエントとの面談場面に特化したプロセスなら，ソーシャルワーカー側のプロセスと，クライエントと共有するプロセス，さらにはもう一方の主体であるクライエント側のプロセスが並行して進むことになる。

　面談場面のアセスメントプロセスにおいて，ソーシャルワーカーは，「クライエントは病気である自分を認めたくないのではないか」「発病前の状況にならなければいけないと焦っているのではないか」などと，仮説を立てながら情報を収集する。ソーシャルワーカーは，クライエントが自分の状況を振り返って言語化した情報，また非言語メッセージを含めて情報としてとらえる。ソーシャルワーカー側が検討した仮説を検証しながら情報を積み重ねていく。複数の仮説が棄却され，残された仮説と新たに生まれた仮説を基に，現時点での理解をクライエントに伝える。それを受けてクラ

イエントは自らの見方との異同を判断し，さらに状況を振り返り，クライエントの経験知を基にした解釈を再度フィードバックする。ソーシャルワーカーは新たな情報を受けながら仮説を修正し，新たな理解をクライエントに伝える。この繰り返しを続け，ソーシャルワーカーとクライエントが最終的に理解を共有できたときに，その段階でのアセスメントの構成要素になるパーツが獲得される。このように，アセスメントプロセスは，表面的な行為と並行して，そこに参画する関係者の思索が進んでいるプロセスであるといえる。

行為のなかの省察をする実践家［ショーン (Schön, D. A.)][37] であるソーシャルワーカーは，常に行為しながら思考している。熟考，判断なしの行為はあり得ない。クライエントの利益，緊急性，許される時間，機関の権能といった要素も考慮し，焦点を絞る事項を決めながらアセスメントプロセスを進めるのである。

そしてアセスメントプロセスのゴールは，ソーシャルワーカーとクライエントとのアセスメントの共有になる。ソーシャルワーカーは，判断をしてクライエントにそれを伝えるが，クライエントもまた判断をしてソーシャルワーカーに伝えるという交渉があり，最終的な共有に至る。個別のクライエントや状況を理解するために必要な「情報項目」があらかじめ決められており，それらを網羅する情報収集を行うとニーズアセスメントにはならない。人生にかかわるソーシャルワークアセスメントは，クライエントの全人的理解と，クライエントが置かれている複雑な状況を理解しようとするプロセスなのだから，情報収集と分析は同時に行われなければ成立しない。常に，今話し合っているテーマを深めるか，広げるか，感情について問うか，希望をより深く探るか，計りつつ判断しながらもっとも必要な情報を収集する。

B ● アセスメントプロセスの構成要素

アセスメントプロセスを，ソーシャルワーカー側から示すと，情報収集→情報分析→アセスメント記録という流れになるだろう。それぞれのフェーズについて詳説する。

1 情報収集

情報収集はアセスメントプロセスの基盤である。そのためには，面接，観察，調査，文献という手段を活用する。情報源としてもっとも重要なのはクライエントなので，情報収集の対象は第一にクライエントであり，その手段は面接が主である。面接にはクライエントの積極的な参画が必須で，そのためには，ソーシャルワーカーがクライエントのストーリーを理解できているかクライエントからフィードバックを求めること，最初に作業は協働的に進めるものであり，クライエントの意見などの提供が重要だと伝えること，定期的に情報提供を求め，それを利用することが必要である。

「あなたを支援するために，私は何を知る必要があるでしょう？」といった質問は，プロセスの共同責任者としてのクライエントを示唆しており，役に立つ。

　アセスメントのために必要な情報とは，クライエントによって，その置かれている環境によって，時によって異なる。概略としては，①クライエントの希望，②クライエントあるいは周囲が課題だと感じている状況（その状況にクライエントや重要な他者がどう関連しているか，クライエントがその状況をどう認識し，解決したいと思っているか，これまでにどのように対処してきたかといった周辺情報も含む），③クライエントを取り巻く環境（家族や友人などの親密な関係や社会的ネットワークの状況など），④クライエントと環境のストレングス（課題解決に向けて必要な，あるいは利用できる社会資源），⑤クライエントや重要な他者の価値観（現実の見方，信念），⑥疾患と障害状況（クライエント本人がどのようにとらえているかという障害観も含む）などがあげられる。しかし，リスクアセスメントの場合はクライエントの価値観よりも課題状況に焦点が絞られるし，サービス主導アセスメントの場合も，クライエントの希望よりも環境情報が重視される。このように，何を目的にアセスメントするかによって重視すべき情報は異なるのである。

　事前に準備した項目を網羅して情報収集すると，個別化されない表面的な情報収集に終始し，クライエントに「事情聴取」を受けているような感覚を味わわせてしまう。個別のクライエントにとくに必要な情報もある。すべての項目がすべての人に等しく必要なわけでもない。クライエントによって必要な情報の詳細度や深さには差があるが，前述の項目群を念頭に置きつつ，その優先度や重要度を，クライエントを理解しながら判断していくことが求められる。とくにニーズアセスメントの場合は，目の前のクライエントもその情報が必要だと思えるかを確認しながら，問いかけていくことが必要である。

　さらに必要な情報として，ソーシャルワーカー側の力量やネットワークの量，所属組織の評価も含まれる。人と環境の相互作用にこそ問題があるととらえるソーシャルワーカーにとって，問題とその解決方法を検討するために，ソーシャルワーカーがフィールドとする地域の情報は必須である。さらに，協働してソーシャルワークプロセスを進めるのであれば，その基礎となるソーシャルワーカー側の情報も，省察しつつ把握すべき情報となる。

2 情報分析

　情報分析プロセスは，ストーリーの共同制作である。分析の目的は，課題を特定し，解決のための計画を立てるために，情報を得て検討することである。具体的なプロセスとしては，まず問題とされる出来事が，クライシスか，過渡的なステージか，継続的状況で起こっているのかを区別する。それによってアセスメントモデルを変更する。

　集められた情報から導き出される一貫したテーマやパターンを見つけ，リストにする。なぜクライエントが特定の問題を抱えているのか，何がニーズを生み出しているのか，クライエントの身体的，心理的，社会的環境について説明するために，関連する個々のデータのつながりを追求し，矛盾を見つける。さらに考慮すべき関連要素を識別し，適切に意味と重みを与えていく。すなわち重要な要素と周辺的な要素，クライエントにとって意味のあるものとそうでないものを区別する。このように重みづけられた情報の破片を組み合わせて，全体的な実態を構築する。出来事や記述の意味を理解することで，全体的な絵が描けるようになり，何が起こっていて，いかにその状況が起こったのかいくつかのイメージに到達する。

　以上のようなプロセスを経て，全体的な実態について有効な，しかし仮の説明を立てる。その説明が理論的には矛盾がないか確かめ，クライエントや情報提供者と共に対話しつつ検証していく。そこで新しい情報を得て，さらなる説明を展開する。すべての情報の最終チェックをして，意味づけを間違ったり，見落としたりしたデータがないか確認する。そしてクライエントに必要な支援，到達したい結果，避けたい結果をあげ，計画の準備をしながら，アセスメント記録を準備する。

　分析はクライエントの積極的参加を伴い，セッションの中で行われる。対話が深まるほどに新しい情報が現れ，さらなる洞察と，クライエントと状況についてより複雑な理解に到達する。そこには個人的・対人間・環境と社会的レベルが含まれる。複雑な現実を，完全に明確にできるはずもないので，「この質問はあなたにとって意味がありますか？」と聞くなど，ソーシャルワーカーの見ているストーリーとクライエントのものと合致させられるよう，クライエントと共に状況を省察する。多面的な側面を語り合い，共有されたストーリーを構築する。

③ アセスメント記録

　以上のような情報収集と分析を踏まえて，成果物としてのアセスメント記録を作成する。そこには，クライエントの希望，価値観，目標とニーズ，問題がなぜ起こっているのか，関係する要素がどう絡んでいるのか，目標達成のためにどのような社会資源をいかに利用できるのか，ほかにできそうな方法があるのか，といった現時点でのまとめを記す。他者にも伝わるように，**エコマップ**[*1]などの図や，要約体での表記など，ケース記録の書き方で学んだ方法を活用する。

　アセスメント記録は，主人公であるクライエントの環境や状況についての解釈である。クライエントとの協働プロセスで得たその解釈を，責任ある専門職として表明し，それが合理的である根拠を提示できなければならない。記録は活用されてこそ意

[*1] クライエント，家族，社会資源の関係性を図にしたもの。ハートマン（Hartman, A.）が生態学の視点を取り入れ開発した。

味がある。このアセスメント記録によって，変化を起こすために何が必要か，支援計画の方向性が示される。

　しかし記録にいったんある事項が記入されると，それは権威をもつものになる。言葉は人を定義したり構成したりする働きの中心的役割を担う。つまりソーシャルワーク記録が単なる事実の記述ではなく，診断的，分析的になるということである。記録は，読み手に情報を提供し説明するのと同時に，それを受け入れるように説得する目的をもつので，歪みやすい。そうした記録そのものの傾向を理解したうえで見直し，クライエントや同僚からのフィードバックを受けることも必要である。

　アセスメント記録に必要とされるのは，ソーシャルワーカーの知識，文章力，記録の構成力など具体的な記録作成に伴うスキルとともに，現時点での理解が間違っている可能性があるという認識と，この記録の読み手に誤りを伝える可能性へのおそれをもつことである。そのうえで，言葉の選び方，記述内容の正確さ，書き方のバイアスに慎重でなければならない。

C ● 面接場面でのアセスメントプロセスにおけるスキル

　大谷京子と田中和彦[35]は，アセスメントプロセスにおける27のスキルを提示した。情報収集においては，クライエント目線から認識を問うスキル，原因や背景を探る質問をするスキル，クライエントの言動から違和感をとらえ，腑に落ちるまで聴くスキルなどである。情報分析においては，情報同士を比較・検討して矛盾がある部分をとらえ，これまでの話から導き出した仮説同士を検討し，よりクライエントにとって重要な仮説，ニーズを知るために抑えるべき仮説等，重みづけをしていく。そのために，クライエントが語らない言葉も情報源として活用し，ソーシャルワーカーがまだ理解できていない部分を認識し，複数の解釈をもちながら仮説を導き出すスキルなどを活用する。

　ニーズアセスメントの場合はとくに，クライエントとの協働作業で進めるため，ソーシャルワーカーが勝手な解釈をしているだけでは不十分で，ソーシャルワーカー側の仮説や理解をクライエントに確認する検証作業が必要である。そのために，情報分析段階で，複数の情報で裏打ちされ，ニーズに近づくために重要だと判断される仮説について，クライエントに伝え，本当にその仮説がクライエントにとっても同意できるものであるかを検証する。そのために，クライエントの語りを要約して伝えるスキルや，ソーシャルワーカーの仮説を言語化するスキル，仮説が棄却されたときにも新たな仮説を創り出すスキルが求められる。

　こうしたプロセスを重ねて，クライエントとソーシャルワーカーが，同じ理解を共有できたとき，アセスメントが終了する。ただ現実は時々刻々と変化する。したがってアセスメントは1回で終了するものではなく，ソーシャルワークプロセスが進む間

中，更新し続けるものである。

D • アセスメントプロセスにおける注意点

　ソーシャルワーカーにはそもそも専門的知識と特殊な情報，組織の力，社会資源の配分を決定する権限があり，クライエントとの間に圧倒的な力の差が存在する。そのなかでソーシャルワーカーがクライエントの世界を描写すると，ソーシャルワーカー側の枠組みでの定義になり，それは正しく真実であるかのようにとらえられがちである。力ある専門職によるラベリングを前に，クライエントは自分の言葉で自らの現実を伝達できなくなってしまう。アセスメントは，ソーシャルワーカーの価値観，ステレオタイプや偏見，社会的文化的信念に影響される。ソーシャルワーカーは違いと多様性に敏感で，自分たち専門職のパワーを認識する必要がある。そして，できるかぎり不要な力を手放し，クライエントとの力の不均衡を是正するよう努める。

　一方的で偏った理解になりがちなアセスメントを，より実用的でクライエントと共有したものにするために，クライエントとの協働が必須になる。クライエントとソーシャルワーカーは見えている現実が異なる。そのため，クライエントから経験を聴き，ソーシャルワーカーも自らの考えを伝え，理解を共有するという相互性はアセスメントプロセスの基礎になる。その際，クライエントの経験知をソーシャルワーカーの専門知識と同等にとらえ，クライエントから多様な考え，ソーシャルワーカーへの反論も出せるような自由な対話の空間を創出しなければならない。そのためにも，前述の力の不均衡の是正努力は前提となる。さらに，クライエントにはプロセス遂行の共同責任と役割があること，クライエントの主体的な参画がなければアセスメントは成立しないことを伝えておく。

　またアセスメントが，クライエント非難につながらないように留意すべきである。問題，課題，病理に注目すると，レッテル貼りや決めつけになってしまう。クライエントは「ケース」ではなく，クライエントとソーシャルワーカーを含む環境も含め，状況を「ケース」として扱う。病理学用語や問題のカテゴリーでクライエントを分類すると，その人のアイデンティティはその障害，あるいは問題で説明され，ユニークな人としてとらえられなくなる。例えば「問題児」「トラブルの多いクライエント」といった否定的なレッテルは，問題もトラブルもクライエントに内在するかのような見方を促す。本来は環境との交互作用によって生じるのが問題であり，クライエントを非難する要因としてみなしてはならない。

　クライエントのよりよい人生に貢献するのは，クライエントと環境のストレングスである。**ラップ**（Rapp, C. A.）と**ゴスチャ**（Goscha, R. J.）[38]は，前述のストレングスアセスメントのための，実践的行動をあげている。それらは，①対話の中での情報収集，②自然な環境の中で，地域のさまざまな場面において繰り返し行うこと，③情

報はクライエントの言葉で書くこと，④クライエントの才能や関心，情熱を示すものを見つけ，引き出し，記録すること，⑤クライエントの関心，要望，希望，願望は生活領域において記録すること，⑥社会資源利用については，成功した対処方法を記入するよう提案すること，⑦クライエントがストレングスアセスメントを自分のものと思えるようにすること，⑧クライエントにとって意味のある，文化的・民族的・人種的情報を反映させること，⑨グループスーパービジョンで使用することである。

アセスメントはソーシャルワークプロセスにとって要であるだけに，ソーシャルワーカーがどのような態度で臨むかが重要である。アセスメントのはらむ力の不均衡やラベリングになる危険性なども踏まえたうえで，省察しつつ取り組むべきである。

 # V アウトリーチ

A • アウトリーチとは

アウトリーチという英語を直訳すると「手を伸ばす行為」を意味している。本来，医療保健福祉分野におけるアウトリーチとは，支援が必要であるにもかかわらず，自ら支援を求められない，または求めないなどの理由で行き届いていない人に対し，行政や支援機関などが積極的に働きかけて情報・支援を届けるプロセスのことであった。その後，ケアマネジメント機能の一つとして位置づけられ，広義の意味でクライエントに対する直接的な訪問支援活動全般に使用されるようになった。

三品桂子はアウトリーチの定義について，**バーカー**(Barker, R.) の書を引用し，「アウトリーチとは，特に地域に密着している機関のソーシャルワーカーの活動であり，必要としている人びとの家庭や日常生活の場に出向き，サービスや利用可能なサービスの情報を届けることである」と述べている。さらにアウトリーチの特徴として①非自発的な利用者や，サービス機関までたどり着けない利用者を対象とし，利用者の発見と強く結びついている，②地域に密着した機関が行う活動である，③家庭でなく利用者が活動している場に出向き，そこで活動を共にし，訓練も提供する，④ソーシャルワーカーの活動から始まり，アドボカシーの思想が底流にある，⑤ケース（ケア）マネジメントとともに用いられる，の5点をあげている[39]。

アウトリーチの理念としてはクライエントがさまざまな制約がありながらも，希望をもち，満たされた生活を送ることを意味するリカバリーの考え方を志向することが求められる。クライエントの地域生活を支援するうえで，本人の希望や価値観，ストレングスを重視し，「その人らしい生活」を伴走しながら見つけていく姿勢が重要である[40]。

B ● わが国におけるアウトリーチ支援の展開

わが国のアウトリーチ支援は行政の「保健サービスとしてのアウトリーチ」と病院・診療所・訪問看護ステーション・福祉事業所が契約に基づき行う「医療・福祉サービスとしてのアウトリーチ」が存在する。その機能は異なり，前者は，まだ利用者を取り巻く全体像が明らかでない状況のなかで関係性構築を図り，抱えている困難を共有しながら本人や家族とニーズを共に見つけ，支援のあり方を検討していくことが主であり，後者はすでに明らかになっている困難や課題に対し，具体的解決を図ることを目的としている。双方のアウトリーチ支援が相互補完的に連携し，適切な役割分担を行うことで精神障害者の地域生活を支える基盤が強固になることが望ましい[41]。

C ● 効果的なアウトリーチ支援を行うために

アウトリーチ支援を行ううえでもっとも重要な視点はクライエントについて疾患を抱える「患者」ではなく，「生活者」としてとらえることである。支援の目標はその人らしい生活を望んだ場所で実現することであり，単に医療や福祉サービスに結びつくことがゴールではない。生活者の視点を重視するということは，クライエントの社会生活全体を支援することであり，精神疾患や処方薬に関することはもちろん，経済的な支援や住居，就労支援に関すること，時には家事等の日常生活に関することまで，幅広いニーズに対応しなければならない。したがって，個々の支援者が標準的な知識や技術を持ち合わせていることはもちろんであるが，多職種・多機関がチームを構成し，クライエントや家族を包括的に支援することが望ましい。

また，在宅をはじめとしてクライエントの日常生活の場に支援者が訪問する形で展開されるアウトリーチ支援では，クライエントや家族のプライベート空間に立ち入る認識をもつことが重要である。来訪者である支援者は来所での面接と比較し，常識的な作法や気配りを強く意識する必要がある。また，居宅の中では長年積み重なった歴史が存在した結果として習慣や文化背景から生活様式が成立している。家庭の個別性を尊重し，安易にスタンダードを振りかざし，生活指導することは避けるべきである。

支援者が優れた援助技術や知識をもっていたとしても，クライエントに支援者の提案を受け入れてもらえなければその効果を発揮しないが，とくにアウトリーチ支援においてはクライエントの了解なしには支援を始めることさえできない。したがって，支援者の言葉に耳を傾けてもらう必要があり，その根底にあるのが関係性に基づく信頼関係である。よって，アウトリーチ支援にもっとも重要な要素はクライエントとの信頼関係の構築といっても過言ではない。

D · 必要な支援にアクセスできない当事者および家族へのアプローチ

わが国において既存の社会保障制度や障害福祉サービス等の支援を受ける際に多くの場合，自らが必要な窓口に申請することが必要になる。また，相談窓口は専門的かつ細分化されていることから，自らの困り事に即した相談窓口にアクセスすることは簡単ではない。一方で，支援を要する人々は精神的，心理的に追い込まれていることが多く，自ら助けを求めにくくなる傾向があり，必要な人ほど支援につながりにくいという特徴がある。また，精神障害者に対する社会的スティグマの存在により，クライエントや家族が支援を求めることを阻害している場合もある。

このような場合においては，クライエントやその家族にとって必要な情報を届けることから始める。支援者は申請を待つ姿勢ではなく，積極的にその存在を発見するための働きかけを行うべきである。そのために，支援を必要とする人々と出会うために，フォーマル，インフォーマルを問わず，幅広い地域ネットワークを構築することが重要である。また，社会を俯瞰的に見渡し，誰がどのようなことに困難を抱えているのかを想起し，「声なき声」に耳を傾ける想像力が支援者には求められる。そして，クライエントと出会い，関係性を構築しながら支援ニーズを探り，必要な支援に関するメリット，デメリットや利用に関する方策を説明する。クライエントの状況により，申請サポートのために同行することも求められる。また，社会的スティグマの影響により支援を受け入れることに抵抗がある場合には，支援者はその背景に寄り添いながら，クライエントのペースに合わせて，支援を活用することは正当な権利行使であることを丁寧に説明することが必要である。また，ソーシャルワーカーとして，社会的スティグマに対する心理的抵抗の存在は個人の問題ではなく，社会的問題としてその解消に努めることを忘れてはならない。

E · 支援を求めない当事者へのアプローチ

保健型アウトリーチ支援においては，支援導入期にクライエントが自覚する課題や求める支援と，支援者が必要と考える支援が乖離している場面が多く，拒否的な姿勢を表出することもある。とくに未受診者や治療中断者において多くみられる事例であるが，単に医療的介入を解決策とするのでなく，安心した地域生活支援が可能になるように，クライエントの声に耳を傾け，クライエント自身のリカバリーを信じる姿勢を忘れてはならない。

三品は未治療者や医療中断者に対するかかわり当初は「服薬」「入院」「治療」は禁句であると指摘し，クライエントの困っている生活課題を共に解決することや，希望する余暇活動を通じて，クライエントとの関係づくりに一層重点を置くことの重要性

を述べている[42]。支援関係が決裂しないように，クライエントの願い（WISH）に寄り添いつつ，支援者の必要と考える支援ニーズ（NEED）につなげていくことが重要となる。その際，双方をいきなりすべて重ねることを目標とせず，パートナーシップの形成に向けて共通課題から取り組むことが有効である。

　未治療者や医療中断者の支援においては支援の入口が医療的介入であるという誤解が存在する。アウトリーチ支援において支援者が生活場面でかかわりを継続することで，まずは家族や生活環境の調整を行い「くらしを整える」（社会的：social），続いて，本人とのかかわりのなかで信頼関係を構築し，困り事を共有し「こころを整える」（心理的：psycho），そして最後に自分のために必要と判断し自ら治療を受けることを支える「病気を整える」(医学的：bio) ことで，医療拒否をしていた方が自ら治療を受け入れて受診に足を運ぶ事例を目にする。あくまで医療は生活支援の一部であり，必要があれば自ら求めるものである。その要因として，背景には支援者がクライエントや家族の不安や悩みに伴走し続けたことでクライエントのリカバリーが促進されたことが大きいと思われる。したがって，医療とつながっていなくとも，生活や環境を整えることから最終的に医療支援につながることを意識し，丁寧に粘り強く本人や家族とかかわることを続けていく必要がある。

F ● 多問題を含む家族へのアプローチ

　アウトリーチ支援では家庭という生活場面に立ち入ることになるため，クライエントだけでなく，家族との接点を多くもつことになる。家族は相互に作用し合うことや独自のヒエラルキーや文化をもっていることから，システム（組織）ととらえるとき，家族もクライエント同様に困っていることを認識しておくことが重要である。すなわち，クライエントが何らかの生活課題を抱えているとき，家庭内においても何らかの不適切な事象が起こっている可能性がある。例として，「8050問題」と称されるように，高齢の両親が自らの介護問題を抱えながら，障害のある子どもであるクライエントをケアし続けている実態は社会問題となっている。また，貧困や家庭内暴力，虐待を引き起こすことも少なくない。家族間ではアンビバレントな感情を抱え，家族自身も葛藤を抱えている。よって，家族はクライエントを支える資源の一人であると同時に，支援を受ける対象となる存在でもあることを忘れてはならない。

　家族を理解する際に「家族なりにきわどい安定を保って，今がある」という視点をもち，たとえ不適切な行為が存在していたとしても，それは急に出現した課題ではなく，長い経過の蓄積のなかで必然的に発生したことという認識をもつことが重要である。したがって，支援者は安易に不適切な行為自体を評価するのではなく，その背景や歴史に目を向け家族自身に対する支援を検討することも求められる。その際，家族も自分自身の人生を歩む権利をもっていることを理解し，家族自身が「今の生活を肯

定できる」ことを支える必要がある。家族自身がリカバリーすること，希望をもった生活を送るためのサポートもアウトリーチ支援の重要な役割になるだろう。

このようにクライエントを含む家族全体に関する生活課題は多分野・多領域に横断的にまたがる内容が多く，単独によるアウトリーチではなく，チームを組んで多機関・多職種による包括的な支援を行うことが有効と思われる。

G ● 社会的孤立とセルフネグレクトへのアプローチ

アウトリーチ支援ではひきこもりに代表される社会的孤立状態やごみ屋敷状態などのセルフネグレクトの人々が支援対象となることがある。これらの事例においては，クライエント自身がアウトリーチ支援を求めることは少なく，相談のきっかけは家族や近隣住民など周辺環境に身を置いている人々からであることが大半である。

アウトリーチ支援により在宅などの生活場面に出向いても，初回訪問でクライエントに直接会い，受け入れられることは少ない。むしろ外部からの侵入者として警戒されたり，不安を感じたりしているようにもみえる。このような場合においては，アウトリーチ支援が「敵」ではなく「味方」であることを理解してもらうことから支援を始める。支援介入当初は訪問の時間も短時間で，無理のない範囲で声をかける。どこまで接近してよいかクライエントの承認を得ながら進めることが有効である。クライエントの拒否がある場合は，手紙を書いてポストに残すなど，メッセージを文字化して伝えることも重要である。当初は反応がなくとも，多くのクライエントは来訪者のことを「どのような人か」「次はいつ来るのか」と気にし，興味をもつことが多い。また，状況が変わらなくとも，アウトリーチ支援のスタッフが訪問していることを知ることで，周囲が安心し，クライエントや家族に対する風当たりや不満が解消されることもある。クライエントや家族にとっては，周辺環境からの圧力は大きなストレスになっていると予想されることから，クライエント個人の状況が不変であったとしても，支援を継続することの意義は存在する。

このように，アウトリーチ支援がクライエントの生活を脅かす存在ではないことを理解してもらえるようになると，警戒感が次第に薄れていくようになる。時間をかけながら細く長く安定してクライエントとの距離感を縮める作業を根気よく行うことで支援契約を結ぶきっかけとなることが多い。

クライエント自身も何らかの生活課題を実感していることがほとんどであり，パートナーシップの形成を目的として，生活課題に取り組むことで信頼関係の構築を目指すことも効果的である。そして，今より悪い状況にならないように現状維持に務めつつ，Doing（働きかけ）とBeing（寄り添う）の支援を使い分けながら，社会的孤立の解消を目指し，クライエントを中心としたネットワーク構築を図る。その際に，民生委員や地域の自治会などのインフォーマルな資源との連携を行うことで，クライエ

ントが住民として住んでいる地域とのつながりを維持することや，見守り機能を強化することにつながり，クライエントの地域生活を維持する際に有効なネットワーク形成になると思われる。

H ● アウトリーチ支援を活用した コミュニティアプローチ

アウトリーチの効果は単にクライエント個人の自己実現が成り立つということだけではない。多機関・多職種とチームアプローチや連携をすることで，支援者や地域支援機関同士のネットワークが構築されることや相互理解が深まることがある。例えば，医療機関のスタッフと同行訪問することで，病院内のクライエントに対するイメージがリカバリー志向に変化することがある。病院内では患者としてのイメージ像を抱きやすいが，地域生活を送っている姿を見ることでクライエントの強みやストレングスに改めて気づくことが多い。

また，アウトリーチ支援を行うことで近隣住民の意識が変わることもある。筆者はクライエントに対し拒否的だった近隣住民が，筆者とクライエントが一緒に掃除をしている姿を見て，声をかけてくれるようになり，やがて掃除を手伝ってくれるようにもなり，クライエントの地域生活を支える一員となった経験をもつ。クライエントの生活を取り巻く環境へのアプローチはソーシャルワーカーの重要な視点であり，コミュニティに働きかけることでインフォーマルな資源を開発することや精神障害に関する普及啓発に努めることで，生活環境を整えることもアウトリーチ支援の効果として存在する。

I ● アウトリーチ支援の危険性と自己点検の必要性

アウトリーチ支援はクライエントの生活全般に対する侵襲性が高いことが特徴であろう。Y問題を経験している精神保健福祉士としては，当事者不在の支援による権利侵害の危険性や，過剰な支援により回復の機会を奪うことなど，支援の加害者性を常に意識しなければならない。自らの支援の未熟さと向き合わず，クライエントが支援者に対し拒否することや意に反する言動をとることを安易に症状の悪化ととらえることや，支援者がクライエントの想いに寄り添うことなく，強引に論破するようなことは決してあってはならない。そのためにも，一人で支援するのではなく，チームアプローチを行うことは欠かせない。また，常に支援者は内省と自己点検を繰り返し，自らの支援がクライエント中心のものになっているのか確認することが必要であり，スーパービジョンの効果的な活用が求められるであろう。

Ⅵ 支援の展開 （人，環境へのアプローチ）事例分析

　ソーシャルケースワークは，パールマン（Perlman, H. H.）による問題解決アプローチ以降，心理社会的アプローチや機能的アプローチなど多様なアプローチやモデルが登場し，その裾野が広がっていった。そのなかで，多様化，複雑化する生活問題に際し，人と環境，そしてその相互作用の３つに働きかけるソーシャルワークにシステム論や生態学（エコロジー）の視点に基づくソーシャルワークが出てくる。これは，医学モデルによる援助から，社会環境とそこに存在する人との相互作用のなかで問題が表面に出てくると考える生活モデルへの転換を指しており，この「人との環境の関係性」を重視する流れは，ソーシャルワークの基礎理論となるジェネラリスト・ソーシャルワークに引き継がれていく。また時期を前後して，ソーシャルワークの援助理念として，本人の意向や主体性を尊重するものとして，アドボカシーや，エンパワメントアプローチ，ナラティブアプローチ，ストレングスモデルが幅広く支持されていくようになる。とくにエンパワメントについては，厚生労働省が2003（平成15）年に導入した障害者ケアマネジメントの基本理念で「エンパワメントの視点による支援」が明記されるなど，精神保健福祉関連において重要な考え方の一つとなっている。

　ここでは，エコロジカルアプローチとエンパワメントアプローチについて事例分析からみていく。また，人と環境の関係性の流れやエンパワメント，ストレングスの流れをくんで発展してきた一つとして，トラウマインフォームドアプローチについても補足する。

A ● エコロジカルアプローチ（生活モデル）

　生活モデルの考え方は，ジャーメイン（Germain, C. B.）[43] によって生態学的な視座として紹介され，エコロジカルアプローチへと発展していった。そこでは，人とその人の環境との交互作用（transaction）に焦点を当てて，そこから生じる不均衡や摩擦，不適応による生活ストレス（life stress）に対し，その接触面（interface）に介入し，関係性（relatedness）の改善を図り，人と環境の適応を引き上げることで問題を解決しようとする。また，人が環境に適応するためのコンピテンスを向上させることを目指す。このエコロジカルアプローチは，ソーシャルワークに多くの新しい概念と視点を持ち込んだ。

1　事例

　翼くんは，中学3年生になったころから，学校に行く前にお腹が痛いと言い出すようになり，学校を遅刻したり，欠席しがちになったりしていた。最寄りの内科に連れていって薬を処方してもらうものの，状況は変わらなかった。父親は遠方に出張しており，かつては週末ごとに帰ってきたが，最近は忙しいことを理由に帰省は減り，帰ってきても寝てばかりである。母親は，パートに出ており家を空けることが多かった。翼くんには，受験を控えた高校3年生の姉がおり，きょうだい仲は悪くはないものの，会話はほとんどないという。

　母親が学校のことを問いただすたびに暴言を吐くようになり，威嚇するような暴力も出てきたため，困り果てた母親は，中学校のクラス担任を介して，スクールソーシャルワーカー（SSW）である精神保健福祉士に相談した。

2　事例への介入

　精神保健福祉士Aは，母親の話をじっくり聞いた。担任の先生を介して，欠席しがちであることを理由にして面談の機会をもち，翼くんの面談を行った。翼くんが頑張っていた部活動のことから切り出し，学校の様子を尋ねると，ぽつぽつと話し始めた。3年生のクラス替えを期に，仲のいい友達と離れ離れになり，その後部活動も引退して友達との接点がなくなったこと，また，クラスでからかわれることがあり，学校に行く意欲が減退していることが語られた。学校に行こうとすると実際にお腹が痛くなるにもかかわらず，母親が信じてくれなくていらだっていることや，父親や姉と昔はよく話していたが，今は話すことはなく，自分は孤立しているとのことであった。

　精神保健福祉士Aは，翼くんの交友関係を丁寧に聞きとり，その交友関係のエコマップから，登下校時で元部活仲間と接点をもてないか提案してみた。また，クラス担任に，クラスの仲間づくりで配慮をしてもらえるように相談することにした。また，翼くんを悩ませている腹痛について，部活動をやっていたころは早朝に学校に行っていたことから，早くに登校してみることなどを提案し，経過を報告してもらうことにした。また，翼くんへの母親からの高圧的な態度への対処として，翼くんと母親との同席の面談の機会を提案した。翼くんの口から母親に「自分から話すまで学校のことはそっとしておいてほしい」と言うことができた。母親は，仕事や姉の受験勉強に気がとられ，翼くんと向き合えていなかったことを翼くんに詫びた。母親は父親にもこの面談のことを伝え，夫婦で翼くんのことを支えていきたいと精神保健福祉士Aに語った。

③ 事例のその後

翼くんは，部活動をしていた仲間と早めに登校し，校庭で過ごしてからクラスに入るようになった。クラスでは，担任の提案もあり，夏に控えていた修学旅行の準備委員の役を自ら買って出た結果，休み時間等に話せるクラスメートができた。父親は帰省時には翼くんをスポーツに誘うなど，気にかけている。そろそろ受験に向けて焦ってはいるものの，腹痛は自然と治まったと精神保健福祉士 A に報告があった。

④ 介入の視点

■ 人と環境の交互作用（transaction）に目を向ける

人と環境は，相互に影響を与え合うものである。人は環境から影響を受け，環境にも影響を与える。人と環境は一体である。翼くんの腹痛は，単に薬があれば治るといった直線的な因果関係ではなく，日々の生活のなかで複雑かつ多面的に絡み合ったものであった。翼くんと交友関係，家庭環境の接触面（interface）に焦点を当てることによって，腹痛が，翼くんと交友関係や学校・家庭環境が相互に影響を与えながら生じていたことが確認できた。

2 人の適応能力を高める

人と環境の接触面（interface）で起こった不均衡や摩擦，不適応によって生活ストレスが生じるが，適応しようと対処を効果的に行うとそのストレスは軽減に向かう。本事例では，腹痛が直接的な問題（生活ストレス）であったが，その背景にある家庭状況や学校の交友関係の不具合に着目した。精神保健福祉士 A が，部活動で友人たちと頑張ってきた翼くんを取り上げることから始め，翼くんの交友関係のアセスメントとしてエコマップで視覚化して，翼くんの指示的なネットワークを確認することで，部活動の友人との再結合を目指そうとした。腹痛そのものに対しても，お腹が痛くなる時間を避けて行動してみることを提案した。この提案は，翼くんのコンピテンスの向上につながった。

3 環境の応答性を増大させる

環境への介入を行うことは個人のニーズへの応答性を高めることになる。精神保健福祉士 A は，翼くんのクラスでの居場所づくりのための調整を行った。また，家族面談を行い，翼くんと母親の対話を促進させた。家庭や学校という環境が翼くんのニーズに適合することで，翼くんと周囲の関係性は良好となり，翼くんは，自らの自発性を友達との仲やクラスで発揮しやすくなった。また，その人と環境への接点への介入により，翼くんと学校・家庭での交互作用の質を高めることになった。

B ● エンパワメントアプローチ

エンパワメントアプローチは，「すべての人間が，困難な状況においても潜在的な能力と可能性を持っている」のと同時に，「すべての人間が，パワーレスネス（無力化）の状況に陥る危険性を持っている」ことを前提としている[44]。エンパワメントアプローチは，人の消極的・依存的な生活態度にみられる無力さは，その人たちの置かれた社会構造と不可分のものであると考え，このような状態を断ち切り，当事者が主体として奪われた力を取り戻していこうとする。そのため，このアプローチでは，個人的エンパワメントの次元から，自己の権利・利益を抑圧する社会的次元への働きかけ，すなわち社会的エンパワメントまでの広がりをもつのである。

1 事例

　翔子さんは，音楽関係の専門学校生であった20歳のときにひどい幻覚妄想が出現し精神科病院に入院となった。その後，症状が再燃しては入退院を繰り返していたが，その間に母親が病死した。父親は出稼ぎに出たまま帰って来なくなり，入院したまま30年ほどが経過していた。翔子さんは，元来は活発で人と賑やかにすることが好きだったが，病院の生活が長くなるにつれ，一人で物静かに過ごすようになっていた。レクリエーションの外出の機会にも参加せず，院内にとどまっていた。

　あるとき翔子さんは，病棟担当の精神保健福祉士Bから誘われ，地域機関のピアサポーターが行う病棟でのお茶会に参加することになった。そのときピアサポーターから，「翔子さんは何をしたいですか？」と尋ねられた。答えることができない翔子さんに，「ではまた地域でお会いしましょう」と言い残してピアサポーターらは帰っていった。その様子を見ていた精神保健福祉士Bは，翔子さんと面談の機会をもち，翔子さんが30年来の入院生活で感じていたことなどを改めて聞き取った。翔子さんは母親が亡くなってからは，自分で生活する自信もないので一生病院にいるしかないと思ってきたことが語られた。精神保健福祉士Bは，日本の施策で患者が長期入院となる構造があったことや，今は身内がいなくても地域で生き生き生活をされている人たちがいることを伝えた。そのころ，ピアサポーターらが出店するらしい地元の催し物参加の案内があった。翔子さんは久しぶりに院外企画に参加してみることにした。催し物の企画で楽器演奏の披露があった。翔子さんは病棟に帰ってからもその響きが忘れられず，精神保健福祉士Bに，音楽に自由にふれたい思いが消えないことを語った。精神保健福祉士Bは，翔子さんに地域移行支援を受けて退院してみないかと持ちかけた。翔子さんはしばらく考えていたが，退院したい意向を主治医にも自ら伝え，正式に障害者総合支援法に基づく地域移行支援を受けることになった。翔子さんを中心に，精神保健福祉士Bとその他関係者は退院に向けての準備に取りかかるこ

とになった。

② 事例のその後

翔子さんは退院となり，今は病院の近くで一人暮らしをしている。デイケアと地域活動支援センターに週一度の頻度で顔を出している。スマートフォンで音楽のある生活を楽しんでいる。数年経ち，地域活動支援センターで自ら作曲した曲をキーボードで演奏することになったと，精神保健福祉士Bにピアサポーターの立場で病棟までチラシを持ってきてくれた。

③ 介入の視点

■ 人が力を奪われている構造に注目する

わが国の精神科医療は，病院中心の医療システムを施策上とってきたために，本来は入院する必要がないのに入院を余儀なくされている患者が今なお多くいる。翔子さんは，引き受ける身内がいなくなり長期入院になったために退院を諦めていたが，これに対して，精神保健福祉士Bは，そのような日本の精神科医療施策の状況を伝え，今は地域生活が重視がされるようになってきていることを強調した。

② 態度・価値・信念の変容を図る

エンパワメントの考え方として，人の強さ，あるいはその人の無力さの克服に焦点を当て，そのパワーを強化し，問題解決のための彼らの対処能力を高めていくことがある[45]。翔子さんは，知り合ったピアサポーターの催し物への参加を自ら決め，その後，自分の好きだった音楽への関心が強まることで，退院への意欲が全開した。それはまさに翔子さんのパワーであるが，精神保健福祉士Bがその意思決定の後押しをしたのだった。

③ 協働するなかで，知識やスキルの習得を促す

協働，信頼，権限の共有に基づく援助関係を基盤にして，集団化された行動を利用しながら，相互支援を活用し，社会資源を動員し，クライエントのための権利擁護を行うことがエンパワメントアプローチでは重要とされる。精神保健福祉士Bは，病棟内の茶話会の設定や，地元の催し物参加の案内など，地域の風を病棟に吹き込み，退院の決意をした翔子さんに，障害者総合支援法の地域移行支援の導入の提案を行った。翔子さんと精神保健福祉士Bの協働作業のなかで，翔子さんは自らもっていたパワーに目覚め，今は地域で生き生きと暮らしている。

④ パワーを獲得する

コックス（Cox, E. O.）とパーソンズ（Parsons, R. J.）[46]は，エンパワメントアプ

ローチの介入次元を4つの段階に分けた。①個人の内的なエンパワーに焦点を置く個人的次元（自身の価値を尊重し，表現する力を強める），②セルフ・ヘルプグループへの参加等の対人関係的次元（人生に必要なものを自分で得る力，他者との協働を強める），③環境および組織的次元（権利に目を向けさせ，自分の力で発見し主張できるように強めていく），④社会政治的次元（さまざまなシステムとかかわり，資源配分に影響を与える力を強める）。これらの奪われた力を獲得させ，強化していくことが大切だとしている。翔子さんは，それぞれの次元でパワーを発揮してきたといえるだろう。

C • トラウマインフォームドアプローチ

トラウマインフォームドアプローチとは，心的外傷（トラウマ）について十分に知識をもって支援をする考え方である。トラウマといったときに，わが国では阪神・淡路大震災以降に知られるようになった **PTSD**（post traumatic stress disorder, **心的外傷後ストレス障害**）といった言葉もあるが，ここでは広義の意味でトラウマをとらえており，地震，津波，台風などの自然災害をはじめ，児童虐待，DV（domestic violence），性暴力，犯罪，交通事故などから，家族や友人の死，別離，いじめ，ハラスメント，最近では自殺や貧困もこの枠組みでとらえている。子どもが大人になったときに，どのような影響を与えるかに関する（逆境的小児期体験）研究[*1]によりトラウマの有害性が科学的に証明[47]され，精神保健福祉士のみならず多職種で連携して，トラウマインフォームドなアプローチを進めることが求められている。

1 事例

真紀さんには，今まで躁うつ病や発達障害，適応障害など病名が多数ついてきた。特定の人の声が大きくてしんどい，就労移行支援事業所のスタッフの冷たい態度で傷つくなど人間関係で不安定になることが多く，そのたびに自傷行為を繰り返している。いつも不安げな様子で，視点が定まらないこともある。

2 事例への介入

真紀さんは，大量服薬をして精神科夜間外来を受診し，その日は入院することになった。翌朝，精神保健福祉士Cは，申し送りで真紀さんのことを聞き，ベッドサ

---

*1 ACEs；Adverse childhood experiences（逆境的小児期体験）：10項目［1．心理的虐待，2．身体的虐待，3．性的虐待，4．身体的ネグレクト，5．情緒的（心理的）ネグレクト，6．家族の離別，7．家庭内暴力の目撃（DV），8．家族の物質乱用（アルコール・薬物），9．家族の精神疾患，10．家族の収監］の体験を ACEs としている。子どもが家庭内で18歳までにいくつ ACEs を体験したかと，成人後の予後を調べると，ACEs によって健康リスクが高まり，20年以上早く死亡することが明らかになっている。

イドまで出向いた。精神保健福祉士Ｃは真紀さんが横たわるベッド脇で中腰になって目線を合わせ，「大変でしたね」と静かに話しかけた。真紀さんが今は話す準備ができていないという素振りをしたので本人の指定した時間に再訪問することにした。翌日，真紀さんの今までの大量服薬をしてしまった経緯や，それに関連した成育歴を聞き取った。

　今回の大量服薬の直前に，職場の上司にトイレに頻繁に行くことを指摘され，職場帰りに治まらない気持ちから薬を飲んでしまったのであった。精神保健福祉士Ｃは，そのときに何か思い出していたことはないか尋ねると，真紀さんは，トイレに頻繁に行くのは，息が詰まるからで，息が詰まる感覚は，昔からあるとのことであった。昔は親の暴力を伴うけんかが日常茶飯事で，真紀さんにも大声や暴言，暴力が及んでいたという。そんなときにじっと縮こまると，自分を自分の外から見ているような感覚になり感覚がなくなるとのことであった。精神保健福祉士Ｃは，そんなときは真紀さんに昔のフラッシュバックが起こっている可能性があることを伝えた。また，その際の真紀さんなりの対処を評価し，同時に息が詰まったときにほかの対処方法がないか一緒に考えようとした。真紀さんは昔からスポーツが好きだったと言い，かつて呼吸が楽になったことがあるというヨガを定期的にしてみることを選んだ。家族のことで生きづらさを感じていることを自覚している真紀さんに対し，精神保健福祉士Ｃは，機能不全のある家庭で過ごした成人（アダルト・チルドレン）の自助グループがあるので，参加してみないかと提案した。

③ 事例のその後

　真紀さんは，自助グループに定期的に通うようになった。１年ほど経つと，自助グループの固定メンバーとなり，外見も見違えるように変わった。就労移行支援事業所を退所し，ヨガも扱うジムの受付事務やインストラクター補助として働き出している。

④ 介入の視点

■ トラウマの広範な影響を理解する（Recognize）

　精神障害者は，一般人口よりもACEs経験や，その後のさまざまなトラウマ体験（いじめ，性暴力等）の経験率が高いことがわかっている。その影響は，トラウマ症状のみならず，その後の対人関係や感情調節等で出てくることが知られている。真紀さんの場合，子ども時代の家庭内暴力の目撃や身体的虐待の影響が現在の症状につながっていることを，精神保健福祉士Ｃさんは真紀さんと共有した。

■ トラウマのサインに気づく（Realize）

　問題となる行動が出現しているが，なぜその行動に至ったのか理由がわからないと

き，トラウマが背景にある場合が多々ある。トラウマとなる出来事の特定と，トラウマ反応を起こすトリガー（引き金）に気づくことで，今後の対処を考えていくことができる。真紀さんの場合も，精神保健福祉士Ｃが問いかけることで，そのトラウマのサインが明らかになった。その特定により適応的な対処行動を考えていくことにつながった。

3 トラウマに関する知識を統合して対応する（Respond）

トラウマインフォームドアプローチの6つの主要原則として，「安全」「信頼性と透明性」「ピアサポート」「協働と相互性」「エンパワメント，意見表明と選択」「文化，歴史，ジェンダーに関する問題」があげられる[48]。精神保健福祉士Ｃは，真紀さんが安心して語ることができるタイミングを見計らったり，視線の位置を合わせて対話をしようとしたりしていた。また癒やしにつながる対処の方法も協働して検討し，真紀さんのリカバリーに必要だと考えられたピアサポートの活用を提案した。

4 再被害の防止に努める（Resist re-traumatization）

トラウマインフォームドなかかわりとは，「身体・心理・情緒の安全性に重きを置いて，コントロール感とエンパワメント感を回復する契機を生みだすストレングスに基づいた枠組み」[49]と定義されている。トラウマを負った人が，同じようなトラウマに関連する生きづらさをもたないような安心安全で，個々のストレングスが重視される社会づくりが欠かせない。なお，真紀さんの場合は，新たな職は，ほかでもない彼女のスポーツを志向する強み（ストレングス）を生かした就職口であった。そこでは，人の大声や身振りがそこまで気にならないし，息も詰まることがないとのことであった。

Ⅶ 支援の展開（グループワークを活用した支援）

人は他者とのかかわりを積み重ねることにより，社会生活を送っている。家族，隣人，友人，仲間とのかかわりによって，自らの存在を確かめ，自分の生き方を探っていく。そのかかわりによって，孤立したり，傷ついたりすることもあるが，家族や友人や仲間の存在に助けられたり，生きていく自信をもったりすることが可能になる。

ソーシャルワーカーが，クライエントの生活問題を解決するにあたって，クライエントとの「かかわり」を中核にしてその支援を展開することが社会福祉援助活動（ソーシャルワーク）である。ソーシャルワーク全体の統合化の動向にあって，ソーシャル・ケースワークは，個人や家族・小集団の構成員の抱える生活上の諸問題の解決や生活ニーズの実現に向けてソーシャルワーカーとの専門的な対人関係を通して個

別的な支援を行うことである。直接援助技術にはもう一つ，個人や家族・小集団の問題解決のためにグループを活用した援助技術である集団援助技術がある。

　集団援助技術は，個人や家族・小集団の問題解決のために，グループを活用した援助技術で，集団の力動やプログラム活動を活用して実践する直接援助技術の一つで「ソーシャル・グループワーク」という。精神保健福祉の領域においては，精神科デイケアやSST（social skills training，社会生活技能訓練）や地域における地域生活支援のための事業所・施設などにおいて積極的にグループワークが導入され，精神保健福祉士以外の公認心理師（臨床心理職）や作業療法士などの専門職との連携・協働活動が行われ，患者会や家族会などの当事者のグループの組織化や運動促進，ボランティアの組織化の場面においてもグループワークが活用されている。

Ⓐ ● グループワークの展開過程と定義

　ソーシャルワークがジェネリックなものとして統合化されたことにより，グループワークはその一体系として理解され今日に至っているが，その源流にはセツルメント運動やYMCA（Young Men's Christian Association）運動，ボーイスカウト，ガールスカウト，日曜学校などのグループ活動があるといわれている。ロンドンでは1844年に誕生したYMCA，日曜学校，そして慈善組織協会（Charity Organization Society；COS）の救済活動に続き，1884年にバーネット夫妻（Barnett, S. & H.）らにより設立された「トインビーホール」のセツルメントの社会改良運動やグループ活動がある。アメリカのセツルメント運動は，最初にニューヨーク市に設立された1886年の「ネイバーフッド・ギルド」，シカゴ市にアダムス（Adams, J.）が1899年に設立した「ハルハウス」がある。1910年ごろには約400カ所のセツルメントの拠点が移民の多い地区に設立され，都市に定住した移民の貧困，疾病，犯罪，失業，住宅問題などの社会問題に対応し，COSに比較してみると社会変革を目指していたと考えられる。

　1920年代には「グループワーク」という用語が使われるようになり，1935年の全米社会事業会議（National Conference of Social Work；NCSW）において初めてグループワーク部門が設置され，その場でニューステッター（Newstetter, W.）がグループワークの定義を最初に明らかにした。「グループワークとは自発的なグループ参加を通して，個人の成長と社会的適応を図る過程であり，そのグループを社会的に望ましい諸目標まで推し進める手段として活用することである」として，ソーシャルワークにおけるグループワークの意義を高めるもので，グループワークの教育的な側面を強調した。

　「グループワークの母」と呼ばれるコイル（Coyle, G.）は，グループワークを理論的に体系づけ，1937年版の「社会事業年鑑」においてグループワークを定義し，

1946年の NCSW において講演し，グループワークはケースワークやコミュニティ・オーガニゼーションとともに人間関係の理解や基礎となる原理，接近方法が同じであると指摘している。このころのグループワークは，個人の成長や発達と社会的な目標の達成をグループの経験によって達成しようとする教育的な活動であったが，グループワークは教育なのかソーシャルワークなのかという議論がなされており，ソーシャルワークの方法としての位置づけをしていくうえでコイルの理論的な影響があった。

　第二次世界大戦後，コイル以来の伝統的なグループワークの流れの延長線として，**トレッカー**(Trecker, H. B.) や**コノプカ**（Konopka, G.）などが登場している。とくに，コノプカは1963年に「ソーシャル・グループワークとは，社会事業の一つの方法であり，意図的なグループ経験を通じて，個人の社会的機能する力を高め，また，個人，集団，地域社会の諸問題に，より効果的に対処し得るよう，人々を援助するものである」[50] とグループワークを定義している。コノプカの定義は，グループワークを明確にソーシャルワークの方法として位置づけたもので，その後のグループワークの実践的・理論的研究に影響を与えた。

　その後のグループワークの理論は，ソーシャルワークの統合化の展開により，ソーシャルワーク全体の体系化のなかでとらえられる傾向が中心的になっているが，セルフヘルプグループ（自助グループ）や，社会的な抑圧による差別などによる犠牲者をエンパワーすることが目的の**ヒューマニスティック・アプローチ**の台頭などが新しい潮流である。

　グループワークのモデルは，その時代や社会状況に影響を受けているが，大きく3つに分けることができる。それらは，①コイル，トレッカーらの民主主義社会の価値観に立脚し，グループワークを通して社会的な問題の解決を目標とした「**社会諸目標モデル**」，②「グループワークは，小さな対面グループの中で，あるいは，そのグループを通じて，グループに参加しているクライエントが望ましい変化をなすように援助する一つの様式である」[51] と定義した**ヴィンター**(Vinter, R.)，コプノカらの，グループを用いた個人の治療（処遇）を特色とする「**治療教育モデル**」，③**シュワルツ**（Schwartz, W.）の媒介モデルに基づき，メンバー間，ワーカーとメンバーの間，メンバーと社会システムの関係性に着目して，相互に影響し合い働きかける媒介者の役割を担うとする「**相互作用モデル**」である[52]。

B ● ソーシャル・グループワークの意義と治療・教育的な力

　ソーシャル・グループワーク（以下，グループワーク）は，集団という場を活用して，グループ活動に参加した他者との相互作用とソーシャルワーカーによる援助によって，またグループ活動の体験によって参加者（以下，メンバー）が成長していく

ことにより，自身の抱える生活課題に取り組み，解決することを目指すものである。

　グループワークの対象とする人々の多くは，他者との交流体験が少なく，過去の人間関係において孤立し傷つき，交流を避ける傾向にある。グループ活動による他者との相互交流の過程を重視することによって，自分自身や他者への関心をもち，自らの課題や問題に向き合い，人生を肯定的・意欲的にとらえて積極的な生き方を見つけていけるようにソーシャルワーカーは支援をしていく必要がある。

　グループワークを実施するにあたっての条件は，①グループの目標を明確にし，②グループの発達段階やグループの凝集力とメンバーの相互関係に配慮して，メンバーの役割分担を明確にするとともに，その役割分担が全体的に関連してまとまっていること，③グループが独自性をもった価値観や規則を有すること，④メンバーが相互に連帯意識・仲間意識をもち，自由な話し合いが可能な許容的な雰囲気を有する，などがある。

　グループ活動に参加することは，メンバーにとってプラスに作用するだけでなく，対人関係が苦手な場合もあり，緊張や不安を伴いマイナスに作用することもあることを理解し，参加することについての意志の確認や参加への理解のための共同作業の過程により，主体的な参加への意思の形成が重要である。

　グループに参加することの意義と治療的・教育的メカニズムには，次のものがある。

①自己と他者に対する理解を深める（観察効果）

②他の人も自分と同じような苦労をし，悩んでいることを知り，自分だけの問題であると考え込んでしまわずに，グループの参加者が同様の悩みをもっていることを自覚し，共通の解決策を学び合うことができる（普遍化）

③グループのメンバー間やワーカーとの関係により刺激し合い，学び合う機会になる（相互作用の活用）

④ワーカーやメンバー同士がお互いに相手を尊重し，共感し，温かく受け入れることによって自信を回復し，安心感を得る（受容）

⑤メンバーが相互に助言を行ったり，激励をしたり，助け合うことができる（利他性）

⑥メンバーはグループ活動へ参加するなかで，ハプニングを経験し葛藤状況を解決することにより，現実的な生活場面での対人的な経験や社会生活の知恵を学ぶ（現実吟味）

⑦グループの受容的な雰囲気のなかで，抑圧されていた感情や考え方が解放され，表現されることによって情緒的な緊張が解消されることが可能になる（カタルシス）

C ● グループワークの構成要素と支援過程（プロセス）

グループワークは，意図的に集められたグループと，グループを構成するメンバーと，グループを運営する主体としてのソーシャルワーカーと，グループ活動を進めていくプログラムの4つの要素で構成されている。

グループを形成する場合，次のような**準備期・波長合わせ**，**開始期**，**作業期**，**終結期**の過程（プロセス）がある。

1 グループワークを開始するまでの準備期・波長合わせ

クライエントの動機づけを深める段階である。本人にとってデイケアなどのグループへの参加がどのような意味をもつのか，本人の社会復帰に向けた課題は何か，本人の自身の問題に対する自覚の程度はどのくらいか，本人の社会参加に向けたニーズは何かを，クライエントと話し合うことによって，参加動機の意味を深める。そして，医師・看護師，作業療法士，精神保健福祉士などの意見を収集・確認して，チームの良好な関係をつくる。医師，看護師，作業療法士，精神保健福祉士などとグループ形成のプランを確認し，共同してグループ運営する体制をつくる。また，他機関の見学，勉強会などを行い，グループワークの対象となるメンバーの疾患や生活上の特性，今後起こり得る事態などと，グループワークにおけるグループプロセスやスタッフの役割についてスタッフ間で共通理解を深める。

そして，この段階ではグループ参加メンバーとの**波長合わせ**が必要である。波長合わせとは，シュワルツがグループワークの1段階として提唱し，ソーシャルワーカーが参加予定のメンバーと，事前にクライエントの考えや気持ちなどについて想像し，事前の情報を参考にすることでクライエントに共感できるよう準備することである，と述べている[53]。

2 グループの開始期

グループの目的を明確にしてメンバーに説明し，グループ契約を結ぶ。メンバーがグループに期待することを確認し合う。当面どのような参加形態にするか，参加頻度，日程，時間などの基本的枠組みを確認する必要がある。また，グループの運営，管理の方法を話し合うことと，グループで話し合われたことをグループ外に口外しないこと，メンバーの秘密を保持することの確認が重要な意味をもつ。

3 グループの作業期

具体的なグループワークをソーシャルワーカーが展開していく段階である。グループメンバー同士の，グループダイナミクスが向上するように見守っていくとともに，時にはグループをけん引する役割をもつこともある。ソーシャルワーカーは，グルー

プに参加する場合には，「参与観察」する姿勢で関与することになる。参与観察は，グループ参加メンバーと共にプログラムに参加しつつ，グループ全体の状況や個々のメンバーの動きなどを客観的に見守る態度である。

ソーシャルワーカーは，前回のプログラムのフィードバックを行い，個々のメンバーの貢献している部分を意識化する。そして，メンバー各自のもち味を生かし，グループに貢献していると実感することが参加意欲を高め，相互作用を活発にする。また，他のメンバーを尊重する，非難しないといった仲間の基本的な姿勢と態度について理解を促す。

さらに，自分の存在が認められているという気持ちが増していくように働きかけ，スタッフの態度がメンバーのモデルになるということを意識している必要性がある。

デイケアなどのグループの所属機関の外来診療部門の主治医，看護師などとの関係が良好になるように働きかけ，他のスタッフとの定期的なカンファレンスなどにより情報の共有化を進める。

また，運営の力点をメンバーに移すことが大切である。グループの主体はメンバーであり，グループワークは集団の力動を活発化させることに意義がある。司会，書記などの経験により，人の話を聞く，まとめるなどの経験が自信につながることになる。

さらに，グループの停滞期，混乱期には，スタッフへの依存，スタッフ批判，対抗などの行動が必ずみられる。グループの発展やグループワークの過程は，直線的なものではなく，らせん的発展段階を取るといわれている。

4 グループの終結期

グループワークの過程を通して，メンバーの目標が達成されると終結となる。期間や回数が限定されているクローズなグループの場合には，メンバー全員で課題達成の確認をしていく。随時メンバーが交代するオープンなグループの場合には，個々のメンバーの社会復帰，社会参加の課題について検討する必要があり，個々のメンバーの当初のアセスメントした目標や課題の達成の程度を最終的な評価（エバリュエーション）を行って，グループを卒業することになる。この終結期には，メンバー同志の仲間としてのつながりや支え合いを大切にした関係づくりが大切な過程である。儀式的でも，一つの区切りとして社会復帰を励ます場を設定することが望ましい。また，この過程では，地域関係者とのカンファレンスや外来関係者との連携，情報の共有が大切である。

D ● グループワークの実践分野

ここでは，精神保健福祉分野におけるグループワークの実践について，精神科デイ

ケア，SST，家族に対するグループ支援（家族心理教育），セルフヘルプグループについて概略を紹介する。

1 精神科デイケア

わが国の精神科リハビリテーションの展開のなかで，精神科デイケアの占める位置は大きくなっている。精神科デイケアの活動が，退院の促進と退院後の地域ケアに大きな役割を果たすとともに再発の防止にも欠かせない。また，精神科医療機関における診療報酬上においても，精神科デイケア・ナイトケアの活動が外来診療の約30％近くになるほど，経済的にも大きな意味をもつようになってきた。

1 精神科デイケアの歴史

入院治療（intra-mural care）に対峙する院外治療（extra-mural care）として，1935年にアメリカ合衆国マサチューセッツ州ボストンのアダムスハウスにおいて，デイホスピタルが取り入れられている。**精神科デイケア**は，第二次世界大戦直後に，デイホスピタルという形で，大きく2つの考え方の方向性をもって誕生した。その1つは1946年にカナダ（モントリオール）のマクギル病院で**キャメロン**（Cameron, D. E.）が開始したもので，デイホスピタルと呼ばれていた。当時世界的に用いられていた電気ショック療法やインシュリンショック療法を外来で行って，半日で帰すという医学的治療を特徴とするものであった。キャメロンのデイホスピタルは当初，入院治療の拡大・補完をねらいとしたものであったが，後年，集団療法，作業療法，レクリエーション療法などを導入し，狭義の医学的治療から治療社会的に展開した[54]。

もう1つは1948年にイギリス（ロンドン）のマールボロ病院で**ビエラ**（Bierer, J.）が開始したもので，「ベッドのない病院」や「社会的精神療法センター」と呼ばれ，入院部門と外来部門のギャップを埋めるものとして考えられた。精神科医，看護師，臨床心理士，ソーシャルワーカー，作業療法士らがチームとして，個人療法，集団療法，身体療法，作業療法，レクリエーション療法，芸術療法，サイコドラマ，ソーシャルクラブなどのさまざまなプログラムを活用し，患者の社会生活に関心を寄せていた。また，治療手段として「雰囲気」に注目し，チームの構成員（患者・スタッフ）はすべて権限と責任において対等であるとした。にもかかわらず，スタッフは専門知識をもっているのだから，より大きな責任を負わされている，そのことはスタッフが患者より優越していることを意味するのではなく，より重い責任をスタッフが負うことを意味している。その後，欧米では，デイケアはこの2つの方向性を含みながら脱施設化，コミュニティケアの動きのなかで，コミュニティケアの中心となっていった[55]。

わが国では1963（昭和38）年に国立精神衛生研究所で開始され，1965（昭和40）年

表2-4 ▶ わが国の精神科デイケアの経過

1953年	浅香山病院において，退院患者のためのレクリエーションとして開始
1958（昭和33）年	国立精神衛生研究所　加藤正明氏　デイケアの試み１年
1963（昭和38）年	国立精神衛生研究所　正式に精神科デイケア開始
1974（昭和49）年	精神科デイケア，作業療法が診療報酬の対象
1975（昭和50）年	保健所における社会復帰相談指導事業の展開
1986（昭和61）年	精神科ナイトケア点数化
1988（昭和63）年	小規模デイケアとして診療報酬点数化
1994（平成６）年	10時間が標準のデイ・ナイトケアが診療報酬点数化
2006（平成18）年	日中の３時間が標準のショートケアが診療報酬点数化

の精神衛生法改正以後，各地の精神衛生センター（現・精神保健福祉センター）や保健所でパイロット事業として行われ，現在に至っている。また，民間医療機関では，1953（昭和28）年に浅香山病院（大阪府）で退院患者や外来患者に作業療法，レクリエーション療法が開始された。**表2-4**にわが国の精神科デイケアが精神科外来診療の一部として位置づけられてきた歴史的経過をまとめる。

❷ 精神科デイケアの意義

　デイケアは入院治療に比べ，①プログラムを柔軟に組むことができる，②地域の社会資源を容易に活用できる，③患者と社会環境とが切り離されない，という利点をもっている。治療の視点から見ると，患者の生活の基盤を地域に置きつつ，密度の高い治療を提供できることに大きな意義がある。また，生活支援の視点から見ると，参加メンバーが自分の意見を言いやすい環境をつくり，メンバーの意見を取り入れたプログラム活動を実行する。

　そして，民主的運営を行い，現実の社会に近い環境を提供し，自らの責任で行動する習慣が育まれ，自分で自分のことを考え，検討し，選び，決めていくことが重要で，世話をされる役割や受け身的立場の状況に疑問をもつことができ，自律的生活リズムや生活様式を習得し，普通のその年齢の人々と同様に，仕事や恋愛や社会的活動を行うことが当たり前と認識して行動できるようになることである。

❸ 精神科デイケアの今後の課題

　精神科デイケアは，「外来治療の一貫」として位置づけられるが，精神障害者の社会参加のために，地域の社会生活の支援を主要な目的とするようになった。この背景には，わが国の隔離収容と長期入院の精神医療政策が反省され，精神障害者の社会参加を目的とした政策に変わってきたことがある。精神障害者の社会参加のためのデイケアは，「再発・再入院の防止」「対人関係の改善」「生活リズムの獲得」「地域生活支援の場」「憩いの場」「就労の準備」などの，医療から社会生活支援に及ぶ多彩で広範

囲な活動を展開する場である。そのためにデイケアそのものが，利用者の状況や利用者自身のニーズに応じて，デイケアの機能が治療を内包した精神科リハビリテーションの場であり，地域で暮らすことを支援する場としての役割をもっている。精神科デイケアでは，常にデイケア利用者の背後にある地域社会と，その社会生活を意識したかかわりが必要であり，地域社会のイベントへの参加や，地域の障害者の社会復帰施設や就労に関する事業所の併用なども考え，就労に関する情報も利用者に提供するなどの努力が必要である。

2 SST

SST は，**社会生活技能訓練**と訳され，1988（昭和63）年に UCLA（University of California Los Angels）の**リバーマン**（Liberman, R. P.）が東京大学の客員教授として来日して SST のワークショップを行い紹介された。SST は精神障害者の地域生活支援の方法として精神科リハビリテーションの中に位置づけられ，認知行動療法の一つとして，1994（平成6）年に「入院生活技能訓練法」として診療報酬に組み込まれて以来，わが国に全国的に普及している。そして現在では，精神科デイケアや多くの精神科病院や精神保健福祉分野の生活支援活動において導入されている。

SST には，個人を対象とする SST とグループ SST があるが，グループで行う場合には，仲間によってほめられることが自信の回復につながり，そして他者の言動から学ぶという利点がある。SST は，他者とのコミュニケーションを効果的に学習できるように構造化された方法で，当事者の認知の改善と行動の改善を進めるという2つの側面がある。SST の利用者は，SST の支援により，自分の置かれた状況を正確に判断して，その状況のなかで効果的な対人行動がとれるように練習する。

SST の進め方は，利用者の社会生活を送るうえでの行動上の長所や短所を，本人と一緒にアセスメントし，本人と話し合うなかで，長期目標と短期目標を設定する。多くの場合には数人から10人程度のグループで，一連のセッションに基づいて進められる（**表2-5**）。

SST は，ロールプレイ，フィードバック，モデリングなどの認知行動療法の技法を用いて，対人的技能を学習し，さらに宿題を通して学習する。そのなかで身につけてきたことを実際の生活の中で実行できることを目指すことを，一般化という。

SST には，系統的に練習を積み重ねる基本訓練モデルのほかに，精神障害者が地域での生活を可能にするための知識や技能をパッケージにしてまとめたプログラムがあり，モジュールと呼んでいる。モジュールには，①服薬自己管理，②症状の自己管理，③基本会話技能，④余暇の過ごし方，⑤地域生活への再参加のプログラムがある[56]。

SST はグループのダイナミクスを活用するが，一般的なグループワークにおいては前述したように参与観察の態度が大切となり，SST においてはリーダーとしての

表2-5 ▶ SST の順序（基本訓練モデル：リバーマン方式）

❶はじめの挨拶
❷新しい参加者・見学者の紹介
❸SST の目的の確認
❹方法の確認
❺ルール・ポイントの確認
❻必要に応じてウォーミングアップを行う

全体の流れ

①宿題（チャレンジ）の報告
②目標を確認する
③場面設定，具体化
④1回目の予行練習
⑤正のフィードバック
⑥改善点があれば提案する
⑦必要ならばモデル（お手本）を示す
⑧2回目（新しい行動）の練習
⑨正のフィードバック
⑩実生活場面での練習（宿題，チャレンジ）の設定

1回のセッションでの
1人の練習の流れ

資料　瀧本優子，吉田悦規編：わかりやすい発達障がい・知的障がいの SST 実践マニュアル．中央法規出版，2011，p.5.

役割をとることになる。ソーシャルワーカー（精神保健福祉士）は，精神科医療機関において精神科デイケアや SST について，多職種との連携によるチームで取り組むことが多いが，その場合には「生活者支援」の視点を堅持し，当事者や家族をチームの一員として位置づけ，寄り添い，共に取り組むという姿勢が求められる。

③ 家族に対するグループ支援（家族心理教育）

家族は精神障害者本人の治療や社会参加にとって，重要な存在になる。家族を対象にした心理教育アプローチの背景には，①脱施設化と地域ケアの必要性と，②治療についてのインフォームドコンセントの思想が普及し，③患者と家族の権利を擁護する視点の広がりと，④統合失調症が環境の変化やストレスに対する脆弱性があるという視点の広がり，⑤ EE（expressed emotion，感情表出）の研究が進んできたことがあり，そして⑥本人の支援には，家族の理解と支援が必要であるとされている。かつて，1960年代以降，統合失調症の発症要因と家族研究が進められたときには，母子共生関係や家族関係のゆがみと異常性が指摘されたが，いずれも家族に要因があると主張された。しかし，いずれも実証されたものではなく発想の段階で止まっている。

レフ（Leff, J.）や**ヴォーン**（Vaughn, C.）は統合失調症の再発要因に関する家族の EE 研究において，EE の評価尺度（批判的・肯定的）が重要であることに着目し，批判的コメント（critical），敵意（hostility），情緒的巻き込まれ過ぎ（emotional overinvolvement），大げさな情緒的反応，自己犠牲と献身的行動，極端な過保護行

動，温かみ（自発性，思いやり，気づかい，共感，当人への関心），肯定的言辞がキーワードになっている[57]。

家族への心理教育の意義は，情報の提供と共有（インフォームドコンセント）や，対処技能の向上（適切なケアの確保），専門家とのパートナーシップ，家族支援による家族の負担の軽減，家族同士のセルフヘルプグループによる社会的ネットワークの形成にある。講義形式の教育プログラムは，疾病と障害の理解，薬物療法の知識，日常の付き合い方，リハビリテーションの理解，社会資源の利用の仕方，働くことなどになっている。そして，家族同士の話し合いの場を設定し自主的なグループづくりを行うことと個別面接が，心理教育の必要条件とされている。

また，わが国では1965（昭和40）年の精神衛生法改正時以降，家族会活動が全国的に展開されてきた。家族会については次のセルフヘルプグループにも関連するが，ここでふれておく。家族会の役割は，同じ悩みを抱える人と出会い，本音で話せる場を保障し，社会的な孤立からの脱却を目指し，精神科医療や社会資源の知識を得ること，政策や施策に対する要望や社会資源の開発などを実践すること，家族同士の相互支援によって誇りや自信を回復することが考えられる。

ソーシャルワーカーには，家族会活動の促進者（ファシリテーター）の役割がある。ソーシャルワーカーは，家族同士の主体的な支え合いが可能になるように，家族主導の運営に側面的に援助し，相談活動や関係機関との連絡調整や情報の伝達などが求められる。

家族への支援の手を差しのべる前に，精神障害者の支え手としての役割を家族に対して求めるが，まずは，社会の偏見のなかで肩身の狭い思いをして暮らしている家族の気持ちを「いかに癒やすか」ということが課題である。そして，家族のストレスを解消できることと，家族の再生の可能性を拡大できる支援が必要で，家族が何を問題にし，どのように考えているのか，今までの対処や経過がどうであったのかなど，家族に焦点を当てる必要がある。家族の心理を理解し，負担感やニーズを丁寧に傾聴し，家族の抱えている課題に家族自身が具体的に取り組んでいくことのできる支援が不可欠である。家族の感情に共感して受容し，家族がよき理解者・協力者として行動できるように支援することが大切である。精神障害者当事者の存在を尊重する意味においても，家族からの自立を支援することが家族の負担を軽減していくことにもつながる。

4 セルフヘルプグループへの支援

セルフヘルプグループの活動には，前述した精神障害者の家族会活動以前に，アルコホーリクス・アノニマス（Alcoholics Anonymous；AA）の活動が1934年に始められたのが有名である。AAは，匿名アルコール依存者の会と訳され，ビルとボブ[William Wilson（Bill, W.）& Dr. Robert Smith（Bob, S. or "Dr. Bob"）]の2人のアルコール依存症者が，断酒を誓って約束し合うことから始まった自助グループ

であり，今では全世界に広がっている。AAの参加者は匿名で参加し，「12のステップ」という依存症回復プログラムが活用され，毎月各地でミーティングが開かれ，依存症者のみが参加できるクローズド・ミーティングと，本人をはじめ家族や関係者も参加できるオープン・ミーティングがある。家族は「アラノン」というアルコール依存症者の家族のための別の自助グループに参加する。

わが国のアルコール依存者の自助グループに断酒会があり，アメリカのAAを参考に1958年に結成され，全国各地にある断酒会を総括する組織が全日本断酒連盟である。アメリカにおける1960年代の公民権回復運動や1970年代の障害者自立生活運動，それらを背景にした1990年のADA法（障害を持つアメリカ人法）など，当事者の活動とセルフヘルプグループの推進した運動がリカバリーの概念を生み出していった。

現在では自助グループに，薬物依存症者の会（ナルコティクス・アノニマス）や薬物依存症者の家族会（ナラノン）やギャンブル依存症者や各種依存症者の会をはじめ，糖尿病やがん患者などの患者会や，セクシュアルマイノリティや特定のライフスタイルを共有する人たちなどの広がりをみせている。

これらのセルフヘルプグループに関与するソーシャルワーカーの役割は，当事者同士が支え合い，主体的に自分たちの経験を生かして，仲間同士で助け合っていくことを目的に創設されているグループであることを尊重して，当事者にとって必要な情報を提供し，側面から活動を支えていく促進者（ファシリテーター）の役割を果たすことにある。まさに，当事者のエンパワメントを推進していくことであり，パートナーシップの姿勢を堅持することが求められている。

Ⅷ ケアマネジメント

A ・ ケアマネジメントとは

1 ケアマネジメントの根拠

ケアマネジメントとは，障害者や高齢者などの支援を要する人々のニーズに基づいて，断片化しがちな社会資源をまとめて，適切に機能するように，本人と周囲に働きかける技術である。

1 ケアマネジメントの定義
ケアマネジメントの定義はそれぞれであるが，いくつか代表的なものを紹介する。
・白澤政和：利用者の社会生活上での複数のニーズを充足させるため，利用者と適

切な社会資源とを結びつける手続きの総体[58]

- ・マクスリー：多様なニーズをもった人々が，自分の機能を最大限に発揮して健康に過ごすことを目的として，フォーマルおよびインフォーマルな支援と活動のネットワークを組織し，調整し，維持することを計画する人（もくしくはチーム）の活動
- ・障害者ケアマネジメント体制整備検討委員会：障害者の地域における生活を支援するために，ケアマネジメントを希望する者の意向を踏まえて，福祉・保健医療のほか，教育・就労などの幅広いニーズと，さまざまな地域の社会資源の間に立って，複数のニーズを適切に結びつけ調整を図るとともに総合的かつ継続的なサービスの供給を確保し，さらには社会資源の改善および開発を推進する援助方法

② ケアマネジメントの必要性

ケアマネジメントは，世界各国ともに，以下の理由で医療保健福祉領域の対人サービスを調整する仕組みや活動が必要になったことにそのニーズが見出せる[59]。

（1）施設内ケアから地域ケアへの移行

先進諸国では1960年代から，わが国ではここ十数年で脱施設化の動向がみられ，地域でケアを提供する体制へと移行していっている。

（2）サービスの断片化

地域の生活は施設の生活と異なり，生活するうえで必要なサービスは散らばっている。とくに，わが国では，公的サービスが制度や職務範囲により縦割りとなっているため，障害福祉サービスを必要とする人が的確なサービスにたどり着くことは容易ではない。

（3）支援を要する人々の増加

医療の発達や生活水準の改善によって，高齢者が圧倒的に増加し，各種の障害をもった人々も増えている。わが国では，発達障害や難病も障害者総合支援法の対象となり，精神医療を必要とする者も増加の一途にある。

（4）社会的ネットワークの必要性

伝統的な大家族を形成して互いが支援されてきた時代を経て，ほとんどの先進諸国において核家族による生活が中心となり，公的な社会資源やインフォーマルな人的ネットワークを頼らざるを得ない状況にある。

（5）費用対効果への注目

限りある医療や福祉に使える予算を，単純に配分してしまうとサービスをより多く必要とする人々が生きることができない。生活支援の必要度に応じて傾斜配分していくための人々が納得のいく工夫が必要である。

なお，本節タイトルにある“ケアマネジメント”の用語についてであるが，ケースマネジメントや，ケースコーディネーションといった言葉も同義として使用されることもあるが，ここでは“ケアマネジメント”に統一している。また，ケアマネジメントを担う相談支援専門員（介護分野では介護支援専門員）やその他支援者は，ケアマネジャーとして表記している。

② ケアマネジメントの歴史

1 海外のケアマネジメントの歴史的変遷

　ケアマネジメントとは，歴史的にはアメリカにおける精神科病院や巨大施設の脱施設化の流れが背景にある。精神障害や知的障害をもった人々が地域生活を始めたことで，地域社会は相当に混乱をきたし，その混乱した状況で地域生活支援システムの有力な方法として考案されたのがケアマネジメントという技術であった。

　そのケアマネジメントであるが，最初は「仲介型ケアマネジメント」として，支援を必要とする人と，サービスを提供する諸機関を結びつける点が強調されていた。しかしながら仲介型ケアマネジメントは，入退院を繰り返したり，ホームレスとなってしまったりなど，地域生活をうまく送ることのできない重度の精神障害者にとっては不十分な方法であった。そのため，彼らの地域生活支援として「集中型ケアマネジメント」と呼ばれる医療機能を包含したチームで，訪問によって集中的に支援する考えが生み出された。1人の支援員がサービス調整のほかに，地域に出向き直接援助や社会生活技能訓練（SST）等を提供するものである。

　また，集中型ケアマネジメントを発展させた，多職種協働チームアプローチによりサービスを提供する包括型地域生活支援（assertive community treatment；ACT）と呼ばれる手法が出てきた。ACTは，長期または頻繁な入退院を繰り返す重度の精神障害者を対象として，24時間・365日体制で，精神科治療，リハビリテーション，具体的な生活援助サービス等の一切を提供する手法である。ウィスコンシン州マディソンで実施されていたオリジナルプログラムに準拠したPACT（Program of Assertive Community Treatment）モデルも含めて，総称としてACTがアメリカ全土に普及している[60]。

　さらに，カンザス大学では，ラップが，ストレングス視点を土台にした精神障害者へのケアマネジメントの実践モデル「ストレングスモデル」を始めるに至っている。利用者の欠点ではなく強さや強み（strengths）に着目して支援を行うものである。利用者のケアマネジメントへの満足度が高く，また，利用者はストレスに対して強くなり，地域での生活力を獲得できるために，再入院率が低く，結果的にコストを抑えることにつながったといわれている。

　そのほかにも「臨床モデル」や「リハビリテーションモデル」などさまざまなモデルが存在するが，1990年代までに，これらすべての方式が出そろって類型論が盛んに

なった。しかし，対象や目的に応じた多様な形態が存在するのであって，ケアマネジメントを一律に定義することは困難といわれている[61]。実際，仲介型や集中型のケアマネジメントのなかにストレングスモデルが部分的に取り入れられたりしている経緯もある。とくにアメリカにおいては，サービスが都市ごと，地域ごとに大きく異なっている。どの形態が優れているという類いのものではなく，その地域条件に合って，利用者の目的に応じた形態を適時適用していくことが求められている。

この流れは，アメリカからイギリス，カナダ，オーストラリアへ，最近ではドイツ，さらには日本や台湾において導入され，世界の多くの国々で普及していった[62]。

2 わが国における精神障害者支援とケアマネジメントの発展

わが国においては，1990（平成2）年に制度化された在宅介護支援センターが高齢者領域のケアマネジメントの担い手として先導的役割を果たしてきた。障害者分野に至っては，1990年代後半から社会福祉基礎構造改革の方向性に連動して障害者ケアマネジメントの導入が検討され，身体・知的・精神の各障害別ケアガイドラインが策定されることになった。精神障害者に対するケアマネジメントの具体的な取り組みとしては，1998（平成10）年に，「**精神障害者ケアガイドライン**」[63] が作成された。それを土台に，ケアマネジメント従事者の研修やモデル事業が進められることになった。2001（平成13）年には「精神障害者ケアガイドライン」は見直されるに至ったが，2002（平成14）年にはそれまでの障害種別のケアガイドラインを活用しつつも，障害種別にかかわりなく，総合的で調整のとれたサービスを一体的に提供するためとして，「障害者ケアガイドライン」が厚生労働省によって発表された。障害者分野において，ケアマネジメント実施に関する制度根拠と予算措置が取られたのは，2006（平成18）年の障害者自立支援法施行のときである。ただ，当初は，その障害者自立支援法のケアマネジメントの対象となる者は限定されており，障害者が全体で650万人いるなかで，5万人程度しか利用していなかった。2010（平成22）年の障害者自立支援法（現・障害者総合支援法）改正で，2012（平成24）年から順次対象者を拡大していき，2015（平成27）年までの2年間ですべての障害福祉サービス利用者に対してケアプランを作成することになった。現在は，障害者総合支援法の計画相談や地域移行支援として公的なケアマネジメントが行われている。

一方，前述の公的なケアマネジメントとは別に，アメリカで始まった「ACT」や「ストレングスモデル」が，ケアマネジメントの援助技術の手段として実践の場で広められてきた。ACT については，2003（平成15）年度より**日本版 ACT（J-ACT）**が開始され，現在，日本全国各地で運用されている。本来なら入院が必要となるような重症者等を対象に，原則的には利用者と治療契約等が交わされ，精神保健福祉士，医師，看護師，作業療法士などの多職種による訪問を行っている。

また，ほかの領域でもケアマネジメントが活用されるに至っている。例えば，医療

観察法の下，触法精神障害者のケアマネジメントの実践が蓄積されている。また，2015年に生活困窮者自立支援法が施行され，各市町村の生活困窮者自立支援センターでもケアマネジメントが推進されるようになっているという。障害者総合支援法による公的なケアマネジメントに加え，ケアマネジメントの視点は多様な利用者支援に活用されるに至っている。

B ● ケアマネジメントの構造と過程

1 ケアマネジメントの枠組み

　日本でケアマネジメントの定着に尽力した白澤[64]によると，ケアマネジメントを構成する基本的要素は，ケアマネジメントを必要とする利用者がいて，利用者の生活ニーズを充足する社会資源があり，ケアマネジメントを実施する機関に配置されているケアマネジャー[*1]がいることであるという。さらに，ケアマネジメントを立体的にとらえれば，ケアマネジメントを実施していく過程（プロセス）が欠かせないという。そのプロセスについては，精神障害者を含めすべての障害者に対して，サービスを一体的に提供するために作成された「障害者ケアガイドライン」（2002年3月，厚生労働省）がある。

　このガイドラインの基本理念では，ノーマライゼーションの実現に向け，自立と社会参加を目指して，主体性，自己決定の尊重の下に支援を行うこと，地域における生活の個別支援を行うことで，エンパワメントの視点をもつことが大切にされている。また，障害者ケアマネジメントの原則として，利用者の人権への配慮，総合的なニーズ把握とニーズに合致した社会資源の検討，ケアの目標設定と計画的実施，福祉・保健・医療・教育・就労等の総合的なサービスの実現，プライバシーの尊重が掲げられている。

2 ケアマネジメントの過程

　厚生労働省「障害者ケアガイドライン」によると，ケアマネジメントの過程（プロセス）は，図2-4のとおりである。

■ ケアマネジメントの希望の確認

　この段階は，ケアマネジメントの初回面接（インテーク）にあたる部分である。ケアマネジメントにおけるインテークといった場合，一般的に，障害者等からのケアマ

---

*1　介護保険のケアマネジャーは介護支援専門員であるのに対し，障害者総合支援法の中で位置づけられるケアマネジャーは，相談支援専門員を指している。相談支援専門員は，一定の経験年数と研修を受講することで資格を得る。

図2-4 ● 障害者ケアガイドライン

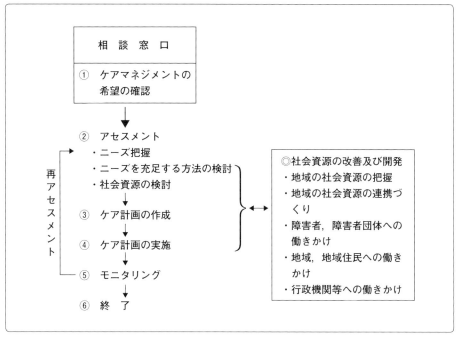

資料　厚生労働省：障害者ケアガイドライン. 2002.
https://www.mhlw.go.jp/topics/2002/03/tp0331-1.html

ネジメント希望の依頼に対してケアマネジャーが担当する内容（ケアマネジメントの対象者）かどうかを確認することになる。ケアマネジメントのプロセスを通して生活機能におけるさまざまなニーズや課題・問題を整理し、生活の目標を明らかにしていくことを相互に確認する。

　障害者本人から相談が寄せられる場合もあるし、家族や関係機関から相談を受ける場合もあるだろう。ケアマネジャーは、専門用語の使用を避け、わかりやすく説明することを心がける必要がある。また、障害者本人から相談が寄せられなかった場合、関係者の相談や訴えが障害者のニーズに一致しているとは限らないので、関係者の相談を受け入れるとともに、後で本人と面談する了解を家族から得る必要がある。

　ケアマネジメントの対象者は複数の多様な生活課題（ニーズ）を抱えた人がほとんどであるが、緊急に入院治療を考える必要があったり、深刻な虐待状況にあったりする場合、まずは入院や緊急的対応を考える必要がある。この段階では、自分だけで対応できるか否かを判断し、対応が困難であると判断した場合は十分な説明を行い、了解が得られたうえで適切な機関を紹介する手続きをとる必要があるだろう。

2 アセスメント

　ケアマネジメントの希望の有無を確認したのち、生活ニーズを把握するとともに

ニーズを充足する方法や社会資源の検討を行うアセスメントを実施することになる。**アセスメント**では，ケア計画を作成するために，利用者の生活の状況や置かれている環境の状況を理解し，要望や主訴から具体的な生活ニーズを探すことが重要となる。

自立支援のサービスを提供するためのケア計画を作成するためには，以下の情報収集と分析が必要とされている。

①基本情報

②生活の状況

③医療の状況

④福祉サービスの利用状況

⑤健康状態

⑥日常生活に関する状況

⑦コミュニケーション能力

⑧社会参加や社会生活技能の状況

⑨教育・就労に関する状況

⑩家族支援に関する状況

⑪本人の要望・希望する暮らし

⑫家族の要望・希望する暮らし

ケアマネジャーは，利用者との関係を見極めながら，訪問などの機会ごとに蓄積や整理を繰り返していく。利用者が望む自立した生活を阻害する要因を生活全般から明らかにし，自立に向けて利用者がどのような希望や意思をもっているかを明らかにする。そして，それらの希望や意思を充足する社会資源を検討していくことになる。決して，利用者の希望や意思といったニーズをアセスメントする前に社会資源の検討が行われるべきではない。ケアマネジメントの重要な点である，利用者のニーズから出発するという原則に沿わないからである。

3 ケア計画の作成

ケアマネジメントのプロセスではプランニングと呼ばれる段階である。ケア計画は，ケアマネジャーがキーパーソンになって作成するものであるが，その作成は，利用者とケアマネジャー，その他の関係者（専門職やサービス提供事業者）の協働作業によるべきである。その作業に関与することが利用者やその家族の満足度につながり，当人が積極的にサービスを受けて生活していくことにもなる。

4 ケア計画の実施

ケア計画に従って，サービス提供事業者から，サービスが提供されることになる。提供機関からのサービス開始にあたって，本人が不安や緊張を覚える場合もある。その場合，ケアマネジャー等が利用者のサービス提供機関へ同行支援を行ったり，ある

いは訪問サービスの場合にはサービス開始時に利用者宅をサービス提供機関スタッフと共に訪問したりするなど，サービス導入を丁寧に行う必要がある。なお，サービス担当者会議等において，サービスがいつから，どのように実施されるかについて，関係機関で共有しておくことも必要とある。

5 モニタリング

モニタリングは，ケアマネジメントのなかで重要な機能といわれている。ケア計画がうまく遂行されているか否かについて定期的に情報を集め，計画を修正し，支援ネットワークを維持させることをいう。この際に，利用者とサービス提供者が十分に連携できサービスを活用できているかどうか，あるいは新たなニーズが生じているかについて意識する必要がある。とくに，精神障害におけるケアマネジメントは，単にサービスを一度仲介するだけでは，その機能を十分に発揮しないといわれている。これは精神障害に状態・状況の変化が起きやすく，一度作成されたケア計画を適宜修正していく必要があるからである。したがって，ケア計画によって本人のニーズが満たされているかどうか，ケアマネジャーは利用者の「伴走者」として，綿密にその実施状況を確認しつつ，微調整し，支援を行っていくことが重要である。

6 終結

利用者がケアマネジメントを希望しなくなったときや，新たなケア計画が必要ないと判断されたとき，ケアマネジメントは終了する。また，病院・社会福祉施設等に入院あるいは入所した場合，ケアマネジメントはいったん終了する。しかし，退院・退所後を考慮してサービスを継続できる体制を準備しておく必要はある。

また，障害者ケアマネジメントにおいては，社会資源の改善や開発の業務も重要な位置づけとなる。障害者ケアマネジメントにおいて，個別事例を通して地域の社会資源の開発や地域ネットワークの構築を図っていく視点が欠かせない。

C 公的なケアマネジメントの仕組み

1 公的な障害者ケアマネジメント

障害者総合支援法において，サービス利用計画と継続サービス利用支援，障害児の場合は障害児支援利用援助および継続障害児支援利用援助が公的なケアマネジメントの仕組みにあたる。また，地域相談支援の地域移行支援においても，ケアマネジメントのプロセスを踏んで支援が行われている（**図2-5**）。

障害者総合支援法では，利用計画の書式を用い，ケアマネジメントを運用するなかで，サービス利用が開始されることになる。

図2-5 ◆ 相談支援の枠組み

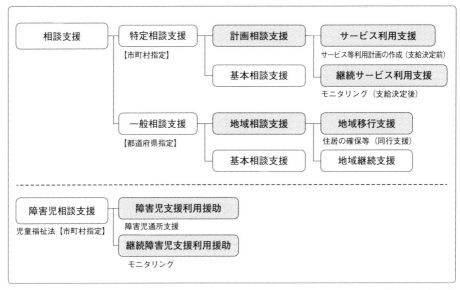

資料　厚生労働省.

　なお，サービス利用の開始に際し，各提供事業所のサービス管理責任者が作成する計画を「個別支援計画」と呼んでいるが，その個別支援計画についても各事業所内のケアマネジメントの一環と位置づけることもできる。実際，サービス等利用計画は総合的な計画書であり，個別支援計画はその過程で具体的に行われる各支援の計画書を指しており，2つの支援計画を作成する際の考え方や留意点はほぼ同義で語られることが多い[65]。

2 障害者ケアマネジメント制度の進め方

　法定化された公的なケアマネジメントを行うにあたって，支給決定プロセスを踏んで進めていく必要がある。手順については**図2-6**のとおりである。

■ 受付・申請

　サービス利用を希望する障害者は，市町村または相談支援事業者に相談し，相談支援事業者は，サービス申請前の相談や手続きの支援などを行う。利用したいサービスが決まったら，障害者本人または家族等が市町村窓口にサービス利用の申請を行う。市町村は申請受理後に，サービス等利用計画案の提出依頼を利用者に行い，利用者は，特定指定相談支援事業者と計画相談の契約を結ぶことになる。指定特定相談支援事業者は，利用者に重要事項説明書の説明をしたうえで利用契約書の締結を行い，契約内容の報告を市町村に行う。そのうえで，指定特定相談支援事業者としてのケアマネジャー（相談支援専門員）は，利用者のサービス利用意向聴取等（インテーク，ア

図2-6 ◆「障害者総合支援法」における支給決定の流れ

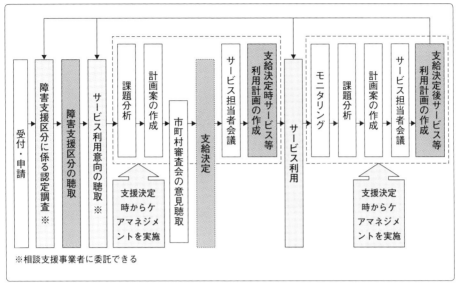

受付・申請／障害支援区分に係る認定調査※／障害支援区分の認定／サービス利用意向の聴取※／課題分析／計画案の作成／市町村審査会の意見聴取／支給決定／サービス担当者会議／支給決定時サービス利用計画の作成／サービス利用／モニタリング／課題分析／計画案の作成／サービス担当者会議／支給決定後サービス利用計画の作成

支援決定時からケアマネジメントを実施

支援決定時からケアマネジメントを実施

※相談支援事業者に委託できる

資料 厚生労働省.

セスメント）を行うことになる。

2 障害支援区分の認定

　指定特定相談支援事業者から計画相談の契約内容報告受理をした市町村は，障害支援区分認定調査項目の調査を行うことになる。心身の状況を総合的に判定するため，認定調査員による訪問調査によって行われる。調査の内容と種類は，認定調査（3障害共通の障害者の心身の状況を把握するための80項目の調査[*1]の結果と，主治医の意見書を基に，コンピューターによる障害支援区分の一次判定が行われる。障害の多様な特性その他の心身の状態に応じて必要とされる標準的な支援の度合いを総合的に示す区分として，6段階（非該当・区分1〜6）で認定される。その後，市町村では，一次判定結果とともに，認定調査員による特記事項，主治医の意見書をそろえ，市町村審査会に審査の判定を依頼する。障害保健福祉施策に詳しいさまざまな分野の委員で構成された市町村審査会によって障害支援区分の認定が行われ，市町村は申請者に認定結果を通知することになる。認定結果の通知を受けた利用者は，サービス等利用計画作成事業者に認定結果を連絡する。

*1 2013（平成25）年の障害者総合支援法施行により，2014（平成26）年度から支給決定に際して必要な障害程度区分が障害支援区分に改められることになった。知的障害者や精神障害者の特性をより反映するため調査項目の見直しも行われ，項目も106項目から80項目（1．移動や動作等に関連する項目12項目，2．身の回りの世話や日常生活等に関連する項目16項目，3．意思疎通等に関する項目6項目，4．行動障害に関連する項目34項目，5．特別な医療に関連する項目12項目）になっている。

3 サービス等利用計画案

　サービス等利用計画作成事業者であるケアマネジャー（相談支援専門員）は，市町村による障害支援区分の認定結果が出てくる間に，利用者のサービス利用意向聴取等（インテーク，アセスメント）に基づき，サービス等利用計画（案）を作成する。利用者の計画案の同意を受けて，サービス等利用計画案の計画（案）受理を市町村が行う。市町村は，計画相談支援の決定を行い，給付決定通知を本人に行う。その後にサービス担当者会議を開催し，サービス等利用計画案の内容の説明および意見を求める。サービス等利用計画の確定および交付がなされた後，サービス利用に至ることになる。

　「サービス等利用計画」においては，市町村によって書式は若干異なるものの，以下の項目を盛り込むよう定められている。

- ・利用者およびその家族の生活に対する意向
- ・総合的な援助の方針
- ・生活全般の解決すべき課題
- ・提供される福祉サービス等の目標およびその達成時期
- ・福祉サービス等の種類，内容，量
- ・福祉サービス等を提供するうえでの留意事項

　なお，障害者自立支援法によって公的なケアマネジメントが始まった当初は，サービス利用計画案と呼ばれていたが，整備法によってケアマネジメントの対象が拡大された際に，サービス等利用計画案と，用語に「等」が追加された。サービス等の「等」が意味することは，フォーマルなサービスのみで計画を組み立てるのではなく，インフォーマルなサービスを加え，家族や知人・友人の支援も受けながら，利用者の自己実現に向けて計画していくべきであることを指している。さまざまな社会資源を利用可能なものにしていく視点がますます求められるようになっている。

4 サービス利用

　サービス利用にあたっては，実際にサービスを受ける事業所が，アセスメントを行い，個別支援計画の原案をつくり，個別支援会議を開いたのちに，個別支援計画に基づいてサービスを提供していくことになる。

　実際のサービスの提供には，サービス等利用計画を作成した相談支援専門員は関与できない。サービスを提供するサービス管理責任者は，サービス等利用計画における総合的な援助方針を踏まえ，当該事業所が提供するサービスの適切な支援内容等について検討し「個別支援計画」を作成することになる。サービス事業者は，利用者の置かれている環境，日常生活の状況，利用者の希望する生活，課題，その他の事項をアセスメントしたうえで，個別支援計画を作成することになっている。

⑤ モニタリング

　指定特定相談支援事業者であるケアマネジャー（相談支援専門員）は，一定期間ごとに継続サービス利用支援（モニタリング）を行うが，モニタリングの期間は個別の勘案事項により決定するものとされている。1カ月に1回の者から，6カ月に1回，1年に1回の者の区分がある。新規の場合や，支給決定の変更によりサービスの種類や内容，量に変動があった者等は，手厚いモニタリングの実施が行われることになっている。継続サービス利用支援（モニタリング）を行った際には，サービス担当者会議を経て，サービス管理責任者も個別支援計画の見直しを行うことになっている。

D ● ストレングスモデルによるケアマネジメント[66)67)]

1 ストレングスモデルとは

　ストレングスモデルは，1996（平成8）年に**小松源助**が「強さ活用モデル」として紹介して以来，社会福祉領域で注目されるようになったものである。病理／欠陥モデルによる問題点の指摘や診断によって専門家主導に偏ったことへの反省から広まったと考えられている。

　ストレングスモデルは，利用者の意欲や能力，嗜好を活用する手法である。利用者のストレングスモデルによるケアマネジメントの満足度は高く，利用者はストレスに対して強くなり，地域でも生活に活力をつけ，再入院率も低く，結果的にコストを抑えることにつながると考えられている。このストレングスモデルは現在，ケアマネジメントを行う際によく参考・活用される考え方の一つとなっている。

2 ストレングスモデルの考え方

　ラップによると，ストレングスモデルは，新たな認識を提供するものであるという。それは，われわれが問題より可能性を，強制ではなく選択を，病気よりむしろ健康をみるようにするものである。ストレングスモデルでは，クライエントの生活者としての主体性に基づく人間的なつながりを強調するなかで，自身のストレングスを認識し，地域での人間的な関係性を取り戻すことで，その人をエンパワーすると考えている。ストレングスモデルの6原理は以下のとおりである。

ストレングスモデルの6原理：
1．障害をもつ人も，リカバリーすることができる
2．焦点は，個人のストレングスであり，欠陥ではない
3．地域は，利用可能な資源の宝庫である
4．支援関係を導くのはクライエント本人である

5．クライエントとケアマネジャーの人間的なつながりが不可欠である

6．支援は地域の中で行われる

3 ストレングスモデルの進め方

1 ストレングスモデルによる関係づくり

　ケアマネジャーと利用者の関係づくりはもっとも重要で不可欠な部分となる。効果的な関係づくりは①目標に向かって進むこと，②相互に利益を得ること，③誠実な関係づくり，④信頼ある関係づくり，⑤エンパワメントを促す関係づくりが効果的といわれている。

　すなわち，ケアマネジャーと利用者は，一緒にすべきことを明らかにし（①），一緒に新しい生き方の発見の旅を楽しむかのように互いから学び時間を共に過ごし（②），利用者の新しい旅路に誠実に精力を注いでいること（③）を感じさせる必要がある。また，ケアマネジャーは，利用者の希望や不安や夢を共有しやすい環境づくりを行うなかで信頼ある関係（④）を目指し，利用者の自分らしさの確立や自分自身で決定をすること，失敗する権利を行使すること，情報および資源にアクセスすること等が，利用者自身の力を働かせることを支えようとする（⑤）ことが大切になる。

　ケアマネジメントの目標は，希望を引き出す行動を増やしていくことである。希望を引き出す行動とは，希望のメッセージを伝え，リカバリーへの道において利用者を助けることを示すことにほかならない。例えば，以下のような実践例がそれにあたる。

希望を引き出す実践例：
- ・心配や好意を明示する。
- ・「あなたを信じている」「私はあなたの味方」と伝える
- ・支援過程のすべての方針について，利用者の考えや選択を尋ねる
- ・支援者と利用者の活動の目標は，実際の利用者の目標であることを確認する
- ・すべての利用者に自分自身の生活や治療方針を決定する権利を認め支援する
- ・地域の社会資源を使い，精神保健に関係のない活動に利用者をかかわらせることによって地域との統合を促進する

2 ストレングスモデルのアセスメント

　アセスメントでは，個人の健康的な部分を展開していくことになる。ケアマネジャーが，利用者のリカバリー，欲求，生活の変換を支援するのに不可欠である。具体的にストレングスアセスメントの目指すところは，利用者の新しい生き方の再発見のために使える資質，才能，技能，資源，願望を見出し，明らかにすることである。欠けているものや否定的な発言を集めたものを見ようとするものではない。

表2-6 ▶ ストレングスの種類（例）

性格・人柄／個人的特性	才能・素質	環境のストレングス	興味・関心／向上心
正直，うそをつかない 思いやりがある がまん強い 喜んで人の手伝いをする	トランプの達人 フラワーアレンジができる 芸能人に詳しい 優れた記憶力	家が居心地のよい安心できる場所である 親身になって心配してくれる人がいる ２年前までは地域社会に溶け込んでいた 自分にも居場所があることをわからせてくれるホットライン（電話での相談窓口）がある	娘と一緒に過ごしたい 花を見るのが好き テレビで芸能番組を見るのが好き

資料　チャールズ・A・ラップ，リチャード・J・ゴスチャ，田中英樹監訳：ストレングスモデル；精神障害者のための
　　　ケースマネジメント．第2版，金剛出版，2008．より改変．

ストレングスの整理として，４つの側面で見るとよいとされている。４つの側面とは，「性格・人柄／個人的特性」「才能・素質」「環境のストレングス」「興味・関心／向上心」である（**表2-6**）。

3 ストレングスモデルの個別計画

個別計画では，利用者が自分自身で設定した目標を達成することが大切になる。個別計画を立てる際，長期目標と短期目標を区別して考えるが，「よい長期目標」は，利用者が一番心から願っていることを取り上げることである。一番心から願っている事項は，単に最初にいくらか話し合っておけばよいものではなく，ケアマネジャーと利用者が，信頼し合うことや，相互に尊敬し合う関係づくりの過程の間で，会話の中から自然と導き出される類いのものであるという。

例えば，「私は私らしく暮らせる場所が欲しい」「私は動物にかかわる仕事がしたい」「私はもっと友達が欲しい」といったものである。ストレングスモデルにおける長期目標としてまずい例は，「対人交流を増やす」「地域での居場所を確保する」「日常生活技能が向上する」といったものを指す。

短期目標については，具体的かつ明確で，行動を示すものであるべきである。「友達と，もっといろいろなことをする」という目標よりも，「来週Aさんと映画を見に行く」としたほうが具体的である。また，目標は肯定的に記入されるべきであり，目標は何をやめたいかではなく，何をしたいかを明らかにすべきとされている。「今週，たばこを吸う本数を減らす」ではなく，「夕食後，毎夕30分間散歩する」のほうがよい。さらには，目標は成功する見込みの高い，別々の課題に細分化するとよいという。人々が目標に取り組む際に，それがその人にとっては挑戦的で長期的に段階を踏む必要があれば，その人が進歩を随時確認できるようにする。例えば，「Bさんは

アパートを借りる」の目標に対し，「住みたい地域を選ぶ」「不動産屋に行く」「保証人を見つける」などの段階に分けることができる。

❹ 資源の獲得

　人が所属感や達成感，自分に価値があると感じることは，他者とのかかわりなしには起こり得ないものである。そのような機会や資源，人に富んでいるのは地域にほかならない。ストレングスモデルでは，精神保健福祉サービスの範疇にとどまらず，地域に普通にある資源を利用しようとする。利用者の生活の維持や病気・障害の管理よりも，利用者の希望と新しい生き方の再発見を促進する等の利点がある。

　資源を求める過程は，要望を満たし，もっとも利用のしやすい資源を選択することになる。利用者にとって真の地域統合をうまく遂行するためには，支援者に複雑で要求水準の高い戦略や技術，判断が必要になる。とりわけ，わが国では1つの医療法人で医療のみならず福祉の精神保健福祉サービスも展開していることもあり，それらの法人内の資源の調整で完結してしまうことが多かった。今後，どのように潜在的な地域に働きかけて利用者の望む環境資源を獲得し利用者の権利を保障できるか，各自の長所を伸ばすことができるかが問われている。

４ 公的なケアマネジメントとストレングスモデル

　そもそもわが国では，ケアマネジメントが導入される際に，ケアマネジメントが利用者のQOLを高めるという点と，同時に，逼迫している社会保障財源を抑制する長所をもっている点が強調され，ケアマネジメントを公的に導入した経緯がある。

　ストレングスモデルは，その焦点を地域のストレングスに置き，それは経費の面からも効果的なサービスであることが海外の研究では明らかになっている。ストレングスモデルの活用により，インフォーマルな支援が増え，フォーマルサービスとインフォーマルサービスのバランスがより保たれるようになるほどに，自宅と施設との往復もより減少し，国の経費がかからなくなっていたのである[68]。

　このように記載するとストレングスモデルが他と比べて非常に有用であるように映るが，危機への介入を要請されたり，深刻な状況にあったりするときは別である。その場合，ケアマネジャーは，ストレングスモデルは実行しないという。例えば，入院決定を強いられるときや，食料や衣類，避難場所など生活の基礎となるものが不足した場合などは，できるだけ最善の選択肢を探すべきだが，ストレングスモデルは適用されず，異なるアプローチが必要なこともあるという。

　ケアマネジメントの実践の中核は，危機を最小にし，その状況によって失うものを少なくすることによって，クライエントの望む人生を援助することである。ケアマネジャーである相談支援専門員等は，ストレングスをみる視点を大切にしつつ，状況に応じて，適切なケアマネジメントを行っていくことが求められている。

引用文献

1) 公益社団法人日本精神保健福祉士協会編：精神保健福祉士業務指針及び業務分類．第2版，公益社団法人日本精神保健福祉士協会，2014，p.19.
2) 宮本有紀：リカバリーと精神科地域ケア．石原孝二，河野哲也，向谷地生良編，精神医学と当事者．東京大学出版会，2016，p.128.
3) 日本精神保健福祉士協会編：生涯研修制度共通テキスト．第2版，日本精神保健福祉士協会，2013，p.17.
4) F・P・バイステック著，尾崎　新，福田俊子，原田和幸訳：ケースワークの原則；援助関係を形成する技法．誠信書房，2002，pp.18-30.
5) 谷中輝雄：生活支援；精神障害者生活支援の理念と方法．やどかり出版，1996，pp.145-178.
6) 田村綾子：個別支援．精神保健福祉士養成セミナー編集委員会編，精神保健福祉の理論と相談援助の展開Ⅰ．第6版，へるす出版，2017，p.166.
7) 柏木　昭：障害者の人権と自己決定．精神医学ソーシャル・ワーク，(29)：92-104，1992.
8) 日本精神保健福祉士協会編：前掲書3).　p.15.
9) 藤井達也：精神障害者生活支援研究；生活支援モデルにおける関係性の意義．学文社，2004，pp.170-171.
10) 寺谷隆子：精神障害者の相互支援システムの展開；あたたかいまちづくり・心の樹「JHC板橋」．中央法規出版，2008，p.53.
11) ジャネット・ミーガー著，山本和義監訳，照屋美緒訳：本物のパートナーシップか見せかけか；精神医療サービスのコンシューマーとサービスを計画し提供する人のためのエンパワメントとアドボカシーのハンドブック．世界精神保健連盟日本支部，2000，p.21.
12) 稲沢公一，岩崎晋也：社会福祉をつかむ．有斐閣，2008，p.267.
13) ジャネット・マアー著，野中　猛監訳：コンシューマーの視点による本物のパートナーシップとは何か？；精神保健福祉のキーコンセプト．金剛出版，2015，pp.107-108.
14) 尾崎　新：ケースワークの臨床技法；「援助関係」と「逆転移」の活用．誠信書房，1994，p.126.
15) 小谷英文編著：ガイダンスとカウンセリング；指導から自己実現への共同作業へ．北樹出版，1993，pp.95-102.
16) 尾崎　新：対人援助の技法；「曖昧さ」から「柔軟さ・自在さ」へ．誠信書房，1997，p.28.
17) 柏木　昭：新しいコミュニティの創造をめざして；私たちの立ち位置の確認．精神保健福祉，40(3)：189-195，2009.
18) Rapp, C. A., Goscha, R. J.：The Strengths Model：A Recovery-Oriented Approach to Mental Health Services. 3rd ed, Oxford University Press, Oxford, 2011.（＝チャールズ・A・ラップ，リチャード・J・ゴスチャ著，田中英樹監訳：ストレングスモデル；リカバリー志向の精神保健福祉サービス．第3版，金剛出版，2014，pp.106-107.）
19) 大津雅之：適切な自己覚知を考える(2)；福祉分野における「自己覚知」の歴史的変遷．花園大学社会福祉学部研究紀要，(19)：107-126，2011.
20) 藤井達也：前掲書9).　p.186.
21) 荒田　寛：精神保健福祉士の専門性．精神保健福祉士養成セミナー編集委員会編，精神保健福祉の理論と相談援助の展開Ⅰ．第6版，へるす出版，2017，p.138.
22) 窪田暁子：福祉援助の臨床；共感する他者として．誠信書房，2013.
23) 神田橋條治：追補　精神科診断面接のコツ．岩崎学術出版社，1994，pp.43-60.
24) 神田橋條治：同上書．pp.55-56.
25) 熊倉伸宏：面接法．新興医学出版社，2002，pp.11-24.
26) 岩間文雄：精神保健福祉分野におけるソーシャルワーク面接についての一考察．関西福祉大学社会福祉学部研究紀要，14(2)：101-109，2011.
27) ジャネット・マアー著，野中猛監訳：コンシューマーの視点による本物のパートナーシップとは何か？；精神保健福祉のキーコンセプト．金剛出版，2015.
28) アレン・E・アイビイ著，福原真知子，椙山喜代子，國分久子，他訳編：マイクロカウンセリング；"学ぶ―使う―教える"技法の統合：その理論と実際．川島書店，1985，p.8.
29) ウイリアム・R・ミラー，ステフアン・ロルニック著，松島義博，後藤恵訳：動機づけ面接法；基礎・実践編．星和書店，2007，pp.43-57.
30) Richmond, M. E.：Social Diagnosis. Russell Sage Foundation, New York, 1917.（＝メアリー・E・リッチモンド著，杉本和義監，佐藤哲三監訳：社会診断．あいり出版，2012.）
31) Hamilton, G.：Theory and practice of social case work. 2nd ed, revised, Columbia University Press, New York, 1951.（＝G. ハミルトン著，四宮恭二監，三浦賜郎訳：ケースワークの理論と実際．上巻・下巻，有斐閣，1960.）
32) Perlman, H. H.：Social casework：A problem-solving process. The university of Chicago Press, Chicago, 1957.（＝ヘレン・ハリス・パールマン著，松本武子訳：ソーシャル・ケースワーク；問題解決の過程．全国社会福祉協議会，1958.）
33) Bartlett, H. M.：The common base of social work practice, National Association of Social Workers,

Washington, D.C., 1970.（＝ハリエット・M.バートレット著，小松源助訳：社会福祉実践の共通基盤.ミネルヴァ書房，1978.）

34) Pincus, A., Minahan, A.：Social Work Practice：Model and Method. F.E. Peacock Publishers, Adelaide, Australia, 1973.

35) 大谷京子，田中和彦：失敗ポイントから学ぶ　PSWのソーシャルワークアセスメントスキル. 中央法規出版，2018.

36) Smale, G. G., Tuson, G., Biehal, N., et al.：Empowerment, Assessment, Care Management and the Skilled Worker. H.M. Stationery Office, London, 1993.

37) Schön, D. A.：The Reflective Practitioner：How Professionals Think In Action. Basic Books, New York, 1983.（＝ドナルド・ショーン著，佐藤　学，秋田喜代美訳：専門家の知恵；反省的実践家は行為しながら考える. ゆみる出版，2001.）

38) Rapp, C. A., Goscha, R. J.：The Strengths Model：Case Management With People With Psychiatric Disabilities. 2 nd ed, Oxford University Press, Oxford, 2006.（＝チャールズ・A・ラップ，リチャード・J・ゴスチャ著，田中英樹監訳：ストレングスモデル；精神障害者のためのケースマネジメント. 第2版，金剛出版，2008.）

39) 三品桂子：アウトリーチと精神保健福祉士；ソーシャルワークの原点は地域で共に生きること. 精神保健福祉，43（2）：82-86，2012.

40) 藤井千代：新たなアウトリーチ制度と自治体による退院後支援. 精神科臨床サービス，18（4）：406-410，2018.

41) 福田正人，萱間真美，西田淳志，他：こころの健康を守る政策として求められるアウトリーチ. 精神科臨床サービス，11（1）：16-23，2011.

42) 三品桂子：アウトリーチ支援の国際標準と新しい動向. 精神科臨床サービス，11（1）：11-15，2011.

43) カレル・ジャーメイン他著，小島蓉子編訳著：エコロジカルソーシャルワーク；カレル・ジャーメイン名論文集. 学苑社，1992，pp.183-213.

44) 久保紘章，副田あけみ編著：ソーシャルワークの実践モデル；心理社会的アプローチからナラティブまで. 川島書店，2005，p.211.

45) 小田兼三，杉本敏夫，久田則夫編著：エンパワメント実践の理論と技法；これからの福祉サービスの具体的指針. 中央法規出版，1999，pp.80-84.

46) E.O.コックス，R. J.パーソンズ著，小松源助監訳：高齢者エンパワーメントの基礎；ソーシャルワーク実践の発展を目指して. 相川書房，1997，p.58.

47) Felitti, V. J., Anda, R. F., Nordenberg, D., et al.：Relationship of childhood abuse and household dysfunction to many of the leading causes of death in adults. The Adverse Childhood Experiences（ACE）Study. Am J Prev Med, 14（4）：245-258, 1998.

48) Substance Abuse and Mental Health Services Administration：SAMHSA's Concept of Trauma and Guidance for a Trauma-Informed Approach. U.S. Department of Health and Human Services. 2014. https://ncsacw.acf.hhs.gov/userfiles/SAMHSA_Trauma.pdf

49) Hopper, E. K., Bassuk, E. L., Olivet, J.：Shelter from the Storm：Trauma-Informed Care in Homelessness Services Settings. Open Health Serv Policy J, 3（2）：80-100, 2010.

50) ジゼラ・コノプカ著，前田ケイ訳：ソーシャル・グループ・ワーク；援助の過程. 全国社会福祉協議会，1967，p.27.

51) 大塚達雄，硯川眞旬，黒木保博編著：グループワーク論；ソーシャルワーク実践のために. ミネルヴァ書房，1986，p.16.

52) 岩間伸之：ソーシャルワークにおける媒介実践論研究. 中央法規出版，2000，p.42.

53) 岩間伸之：同上書. pp.48-52.

54) 浅野弘毅：精神科デイケアの実践的研究. 岩崎学術出版社，1996，pp.4-7.

55) 精研デイ・ケア研究会編：改訂精神科デイ・ケア. 岩崎学術出版社，1997，pp.6-8.

56) ロバート・ポール・リバーマン著，西園昌久総監修，池淵恵美監訳，SST普及協会訳：精神障害と回復；リバーマンのリハビリテーション・マニュアル. 星和書店，2011.

57) J.レフ，C.ヴォーン著，三野善央，牛島定信訳：分裂病と家族の感情表出. 金剛出版. 1991，pp.29-36.

58) 白澤政和：ケースマネジメントの理論と実際；生活を支える援助システム. 中央法規出版，1992，p.11.

59) ケアマネジメント事例研究会編：ケアマネジメントの実務；Q＆Aと事例. 新日本法規出版，2011，53-54.

60) 西尾雅明：ACT入門；精神障害者のための包括型地域生活支援プログラム. 金剛出版，2004，p.159.

61) 野中　猛：ケアマネジメントのモデル. 白澤政和，渡辺裕美，福富昌城編著，ケアマネジメント. 中央法規出版，2002，pp.24-27.

62) 白澤政和：ケアマネジメントの本質；生活支援のあり方と実践方法. 中央法規出版，2018，p.3.

63) 高橋清久，大島　巌編：ケアガイドラインに基づく精神障害者のケアマネジメントの進め方；ケアマネジ

メント従事者養成テキスト. 精神障害者社会復帰促進センター, 1999.

64) 白澤政和：前掲書62). p.41.
65) 谷口明広, 小川喜道, 小田島明, 他：障害のある人の支援計画；望む暮らしを実現する個別支援計画の作成と運用. 中央法規出版, 2015, p.60.
66) チャールズ・A・ラップ, リチャード・J・ゴスチャ, 田中英樹監訳：前掲書38). p.59.
67) 小澤　温監, 埼玉県相談支援専門員協会編：相談支援専門員のためのストレングスモデルに基づく障害者ケアマネジメントマニュアル；サービス等利用計画の質を高める. 中央法規出版. 2015, p.27, 45.
68) チャールズ・A・ラップ, リチャード・J・ゴスチャ, 田中英樹監訳：前掲書38). pp.298-299.

参考文献

1) 村田信男, 浅井邦彦編：精神科デイケア. 医学書院, 1996.
2) 松永宏子：精神科デイケアにおける活動の実際. 柏木　昭, 佐々木敏明, 荒田　寛編, これからの精神保健福祉；精神保健福祉士ガイドブック. 第4版, へるす出版. 2009.
3) 荒田　寛：第6回日本デイケア学会研修会「精神科デイケアの運営と評価」レジメ. 2001.
4) 荒田　寛：第8回日本デイケア学会研修会「精神科デイケアと地域との連携」レジメ. 2003.
5) 栗原　毅：第8回日本デイケア学会研修会「精神科デイケアとチームワーク」レジメ. 2003.
6) 柏木　昭, 大野和男, 精神保健福祉士養成セミナー編集委員会編：精神保健福祉援助技術総論. 改訂版, へるす出版, 2001.
7) 荒田　寛：国立精神・神経センター精神保健研究所デイケア課程中堅者研修「精神科デイケアの課題」資料. 2003.
8) 黒木保博, 横山　穣, 水野良也, 他著：グループワークの専門技術；対人援助のための77の方法. 中央法規出版, 2001.
9) 小松源助：ソーシャルワーク実践理論の基礎的研究；21世紀への継承を願って. 川島書店, 2002.

第2章

第 **3** 章

精神保健福祉分野における
家族支援の実際

この章で学ぶこと

Ⅰ 精神障害者家族の課題

Ⅱ 家族理解の変遷

Ⅲ 家族支援の方法

I 精神障害者家族の課題

A ・ 精神保健福祉法と家族

　精神保健及び精神障害者福祉に関する法律（精神保健福祉法）は，精神障害者の家族について，その責務，権利および支援について規定している。

　家族の責務については，その軽減が図られてきている。家族の責務について，精神保健福祉法は精神衛生法以来の規定を継承して，家族を保護者として規定し，自傷他害防止監督義務を中心とした多くの義務を負わせてきた。この家族に課された義務については，法改正の都度軽減が図られてきた。2013（平成25）年の法改正においては，家族の高齢化等により負担が大きくなってきている等の理由から，保護者制度は廃止され，保護者に課されてきた義務は削除されることになった。

　2013年の法改正によって保護者制度は廃止されたが，医療保護入院についての「家族等」の同意の規定は残されることとなった。医療保護入院の要件の一つとして，精神保健福祉法は「家族等のうちいずれかの者の同意があるときは，本人の同意がなくてもその者を入院させることができる」（第33条）としている。ここでいう「家族等」とは，「当該精神障害者の配偶者，親権を行う者，扶養義務者及び後見人又は保佐人」のことである。この規定により，精神症状が悪化し危機的状態にあるが入院を望まない家族を医療につなげる重い責務が，家族に課されることにつながることが懸念される。

　家族の権利については，都道府県知事に対し，精神科病院に入院する家族を退院させることや，病院での家族への処遇を改善することを，精神科病院の管理者に対して命じることを求める権利が付与されている。具体的には，退院請求および処遇改善請求を行う権利（第38条の４）である。

　家族を対象とした支援については，精神障害者の医療や福祉についての相談に応じること等によって家族を支援することが規定されている。具体的には，精神科救急医療の確保に関する相談（第19条の11），医療保護入院者の退院後の生活環境に関する相談（第33条の４），医療保護入院者の地域移行の促進にかかわる地域援助事業者の紹介（第33条の５），都道府県・保健所・市町村における，精神保健および精神障害者の福祉に関する相談および指導と関係機関との連携（第47条），精神保健福祉相談員の配置（第48条）である。精神保健福祉法における家族を対象とした支援の現状については，家族を支援の対象とみなすことは十分とは言い難い状況にある[1]。

B ● 介護家族という社会的役割

　家族には，扶養が必要な家族に対し経済的支援や介護を行う役割が社会的に課されてきた。民法は，「直系血族及び兄弟姉妹は，互いに扶養をする義務がある」（第877条第1項）と規定し，自己の資産あるいは労務によって生活できない者の4親等内の家族に扶養義務を課している。ここでいう「扶養」とは，経済的な給付による扶養のことであると解釈するのが通説であるが，いわゆる面倒見（事実的監護，世話）を含む引取扶養を認める考え方も生き残ってきた[2]。社会的基盤の不備による事実的監護の必要性が前面に押し出されてきたために，高齢や病気，障害などにより扶養を必要とする人に経済的支援や，介護や世話を行う役割を，家族に課すことが肯定されてきた。

　しかし，近年では介護や世話を家族の義務や役割とみなす考え方に変化が生じてきている。例えば，高齢者福祉領域では，要介護高齢者の増加や介護期間の長期化など，介護ニーズの増大や核家族化の進行，介護する家族の高齢化など，要介護高齢者を支えてきた家族をめぐる状況の変化を背景に，高齢者の介護を社会全体で支える仕組みとして介護保険制度が創設され，2000（平成12）年に介護保険法が施行された。また，障害者福祉領域では，障害者の自立を促進することは，障害者や家族の個人的努力に負うべきものではないことから，2004（平成16）年の障害者基本法改正において，国および地方公共団体の責務として，障害者の自立および社会参加の支援等のための施策を総合的かつ計画的に実施することが規定され，支援費等を経て，2013年からは障害者総合支援法の下，障害福祉サービス等が提供されている。高齢や病気，障害のある人の自立生活に必要な介護や世話を，社会全体で支えていくことの必要性が強調され，その社会基盤の整備が進められている。

　一方，高齢や病気，障害のある人の自立した生活は，現在も家族によって支えられている。「令和元年国民生活基礎調査」は，手助けや見守りを要する人の主な介護者の71.3％が家族や親族であると報告している[3]。高齢や病気，障害などのある人の自立した生活に必要とされる介護や世話は，それを社会全体で支えるとされるようになった現在も，その多くが家族によって担われている。介護家族において介護や世話を引き受けているケアラーは，次項で述べるように，さまざまな支援ニーズを抱えている。高齢や病気，障害などのある人の尊厳ある生活を支える責務を，国や地方公共団体に代わり引き受けている介護家族の尊厳ある生活を，社会全体で支えていく体制の整備を促進していくことが課題となっている。

　介護家族の中で，介護や世話を必要とする家族員の生活を支える役割を担っている**ケアラー**（介護者）は，ケアを行うにあたり支援を必要としている。ケアラーとは，高齢，身体上，精神上の障害または疾病等により援助を必要とする親族，友人その他の身近な人に対して，無償で介護，看護，日常生活上の世話その他の援助を行っている人のことである。また，18歳未満のケアラーは，**ヤングケアラー**と呼ばれている。

　精神障害者に関連したケアラーの支援ニーズとしては，第一に，精神障害の本人への支援についてのニーズがある。病状が悪化し危機的状況にある家族への対応について，全国精神保健福祉会連合会が精神障害者家族を対象に実施した調査[*1]は，「とくに苦労や不安はなかった」と答えた家族は全体の8.5％にすぎず，多くの家族が負担を抱えていると報告している。危機的状況にある家族に対応する際の苦労や不安の内容としては，「本人がいつ問題を起こすかという恐怖心が強くなった」（61.8％）や「家族自身の精神状態・体調に不調が生じた」（58.2％），「仕事を休んで対応しなければならないことがあった」（39.9％）が多くあげられていた。

　また，病状が悪化し危機的状況にある家族に対応する際に必要な支援について，同調査は「同じ病気を体験した人が，訪問して働きかける」（68.4％），「どのように対応したらよいか24時間相談に乗ってくれる」（51.4％），「本人との話し合いの場に同席し，対応を考えてくれる」（48.6％），「すぐに入院できるよう搬送してくれる」（46.7％）が多くあげられたと報告している。精神障害者にかかわるケアラーは，病状が悪化し危機的状況にある家族に対応する際に，自身の安全や健康が損なわれ，仕事の継続が困難となる経験をしており，そのようなケアラーの困難が軽減されるよう，ケアラーが危機的状況にある家族に対応することを支援する相談支援体制や，精神科救急医療の提供体制を整備することが求められている。

　第二に，健康のニーズがある。精神障害者家族の精神的健康状態について，同調査は，回答者のK6日本語版の平均得点が，うつ病や不安障害の可能性が高いといわれる5点を上回っており，家族の精神的な健康状態は悪い傾向にあると報告している。ケアラーの多くが精神的健康の不調を抱えており，ケアラーが休養をとり，気分転換を図るための時間をもてるよう，家族レスパイトなどの支援体制を構築することが必要とされている。

　第三に，安全のニーズがある。病状が悪化し危機的状況にある家族に対応する際に暴言・暴力を受けた経験について，同調査は，「このような状態になったことはない」

[*1]　全国精神保健福祉会連合会に所属する精神障害者家族7,130名を対象に行った調査[4]。調査期間は2017（平成29）年10月1日〜11月13日，有効回答数は3,129名（回収率43.8％）。

と回答した者は全体の27.4%であり，約7割が何らかの暴言・暴力に遭っていたと報告している[8]。また，ヤングケアラーとして把握している登録児童について，厚生労働省の平成30年度子ども・子育て支援推進調査研究事業による要保護児童対策地域協議会を対象に行った調査[*1]は，要保護児童地域対策協議会への登録理由は「虐待（ネグレクト）」（50.3%）や「虐待（心理）」（16.4%）が多いこと，また，子どもがケアしている相手の状態は，ケアしている相手が母親の場合は「精神障害」（51.8%）が多く，父親の場合は「依存症」（21.2%）が多いことを報告している。精神障害者にかかわるケアラーは心身の安全を脅かされる経験をしており，ケアラーを暴力や虐待，ネグレクトから保護していく体制を構築することが課題となっている。

第四に，仕事や教育のニーズである。介護のために家族の就労状況に影響があったかについて，全国精神保健福祉会連合会が精神障害者家族を対象として行った調査[*2]は，「あった」（53.9%）と回答した者が多いこと，また，「あった」と回答した者のうち，就労状況の変化によって経済的に困難な状況に直面したことが「あった」と回答した者が62.4%に上ることを報告している。また，ヤングケアラーの学校生活への影響について，前述の厚生労働省の調査研究事業による調査は，「学校等にもあまり行けていない（休みがち）」（31.2%），「学校等に行っており，学校生活に支障は見られない」（28.7%），「学校等には行っているが，授業に集中できない，学力が振るわない」（12.3%）が多くあげられたと報告している。ケアラーは，仕事の継続や社会経済状況に影響を受けており，ケアラーの介護離職防止，再就職および経済基盤の確保を支援する体制を整備することが課題となっている。また，子どもは成長・発達の重要な時期にあることから，ヤングケアラーの教育の機会を保障する体制を整備することが求められている。

D ● ケアラー・ヤングケアラー支援

ケアラーの支援として求められることは，ケアラーを「ケアを必要としている人の家族介護力」として支援するだけでなく，ケアラーの生活の質・人生の質の向上（well-being）を目指し支援していくことである。精神障害者にかかわるケアラーについても，病状が悪化し危機的状況にある，もしくは日常生活においてサポートを必要としている人の家族介護力としてのみならず，ケアラー自身の生活の質を向上させていくことに向けて支援を行っていくことが求められる。ケアラーの生活の質の内容としては，①個人としての尊重，②身体面，精神面，感情面の健康，③暴力や虐待，

---

*1 全国の要保護児童対策地域協議会1,741件を対象に行った調査[5]。調査期間は2018（平成30）年12月28日〜2019（平成31）年1月31日，有効回答数は849件（回収率48.8%）。

*2 全国精神保健福祉会連合会に所属する家族会員9,320名を対象に行った調査[6]。調査期間は2009（平成21）年11月10日〜2010（平成22）年1月10日，有効回答数は4,419名。

ネグレクトからの保護，④個人の日常生活のコントロール，⑤仕事や教育，職業訓練，娯楽の機会への参加，⑥社会経済的な安定，などがあげられる。また，ヤングケアラーはケアラーであるとともに，子どもでもあることから，子どもの権利（生きる権利，育つ権利，守られる権利，参加する権利）が保障されるよう支援していくことが必要である。

　また，ケアラー支援は総合的に展開していくことが求められる。ケアラー支援の方法を示した，厚生労働省の「市町村・地域包括支援センターによる家族護者支援マニュアル：介護者本人の人生の支援」[7]は，ケアラー支援の目標を「家族介護者の生活・人生」の質の向上であるとしたうえで，ケアラー支援に求められる総合的展開の考え方と手法として，次の4つをあげている。1）介護者アセスメントの導入（手法①個別相談・支援），2）多様な専門職の支援ネットワークの形成（手法②多機関・職種間ネットワーク），3）地域づくり・まちづくりの視点（手法③地域づくり），4）介護者本人の仕事の継続支援（手法④施策の企画・立案・協議）である。単なる個別事業としてだけでなく，家族本人をクライエントとして支援するために家族の支援ニーズを明らかにし必要な支援につなげるケアラーアセスメントを導入すべきであるとしたうえで，ネットワークと連携，ケアラーを包摂する地域づくり・まちづくり，介護離職防止などの介護者支援施策の企画立案を含んだ総合的なケアラー支援の展開を示したことが特徴となっている。

　同書で示されたケアラー支援の目標や考え方は，政府が示した新たなケアラー支援の方向性であり，注目に値する。一方，これらは高齢者の介護が前提とされており，障害や病気の人のケアが十分に想定されていない点や，法律の中で示されて具体的に制度化され義務化されたものではない点などでの限界もある。今後は，精神障害者にかかわるケアラーを含むケアラーを対象とした，ケアラー支援の総合的な展開を発展させていくことや，ケアラー支援法の制定[*1]などケアラー支援の制度化を促進する基盤整備に取り組むことが課題となっている。なお，ヤングケアラーのニーズアセスメントについては，要保護児童対策地域協議会を中心に取り組む方向性が政府によって示されている[8]。

＊1　2020（令和2）年3月31日，埼玉県ケアラー支援条例が公布・施行されている。

Ⅱ　家族理解の変遷

　本節では，精神保健福祉領域における家族理解の変遷を整理し，これまでの精神障害者家族を対象とした研究が現在の精神障害者家族に与える影響とともに概観する。

A ● 家族病因論

　これまでの精神保健福祉領域における家族理解の変遷をみると，その歴史は精神障害者家族を「病因」とみなし，「家族を治療とする」という家族病因論に基づく家族療法から始まっている。

　1940年代から1960年代における欧米の家族病因論を仮説とした研究は，家族の言動や家族関係が精神障害者，とくに統合失調症の発症に影響を与えるというものであった。フロム-ライヒマン（Fromm-Reichmann, F., 1948）の「精神分裂病を作る母親」はその代表であり，母親の過保護や拒否的な態度が問題視され，母子の病理的な相互関係に焦点が当てられた。1950年代には，ベイトソン（Bateson, G.）らが統合失調症家族のコミュニケーションの特徴として，「二重拘束理論」を概念化した。この概念は，母親が子どもに矛盾した2つのメッセージを繰り返し，その状況から逃れられない状況が続くと，子どもは混乱して心の発達に歪みが生じ，このことが統合失調症の病因になるというものである。母子関係の理論から始まった家族研究は，家族全体にまで広がる理論に発展し，これらの研究により，家族関係の変化を図ろうとする家族療法が誕生した。

　日本における家族療法の始まりは定かではないが，1960（昭和35）年ごろから主に統合失調症について，散発的に精神分析的な方向づけをもった家族療法がなされている[9]。その一人である小坂英世は，「乳幼児期の心的外傷」を重視し，「親（その他家族）が本人に謝ることから本当の治療が始まる」とした。小坂理論は，家族療法の先駆けといわれているが，その後「私のやってきたことは罪万死に値する…傲慢であった」と家族の前で眼に涙を溜めて謝ったという報告も残されている。

　いずれも科学的な実証が不十分であり，現在は根拠のないものとして否定されているものの，日本においてもその影響は根強く残っており，今なお「自分の育て方が影響しているのはないか」と家族に自責の念を抱かせる要因となっている。家族病因論に基づく家族療法は，精神障害者家族を「病因」とし，その家族も「病気」とみなし，「家族を治療する」というものであり，家族の苦悩や困難に対して十分に配慮していたとは言い難いものであった。

B ● 家族ストレス対処理論

　家族ストレスとは，家族システムに何らかのストレッサーが加わった結果，混乱が生じてこれまで営んできた家族生活では対応できないような何らかの危機的な状況に家族が陥っている状態であり，その危機的な状況から立ち直ろうとする努力と結果をも含む過程を意味する。この家族ストレスを研究し，**ABC-X モデル**を提唱したのが**ヒル**（Hill, R., 1949）である。ABC-X モデルでは，ストレッサーは家族のストレッサーへの対処資源とそのストレッサーに対する家族の意味づけの相互作用の結果として危機が生じるというものである。

　ABC-X モデルは，その後，**マッカバン**（McCubbin, H. I., 1983）らによって，**二重 ABC-X モデル**に発展していく。ABC-X モデルとの違いは，長期的な視点で家族ストレスを分析するために「時間」と「累積」の概念が導入されたことである。マッカバンは，「○○が原因で危機的状況が増大する」といった直線的な説明でなく，家族の危機的状況に対する反応が時間の経過に伴って，複雑な過程をとることを明らかにした。これは，ライフコースにおいてストレッサーを予測し，それに積極的に対処する家族の努力が考慮されることになったということである。

　日本においては，1980年代から災害領域をはじめ，障害児や高齢者を抱える家族を対象とした家族ストレス論に関する研究が散見されるようになり，1990年代にはストレスコーピングモデルによって家族の経験を位置づけた研究が増加した。ストレスコーピングモデルを用いた研究とは，家族の経験は患者の症状，無為自閉，社会生活の困難という「ストレッサー」や家族関係，友人，専門職といった「介入因子」により影響を受け，家族なりに対処しながら well-being が決定づけられるという理論仮説の実証研究である[10]。これまでの再発予防を目的とした感情表出研究から，家族の介護経験や介護負担に着目したストレスコーピングモデルに関する研究が報告されるようになった。

C ● 家族システム論

　家族システム論は，これまで生物システムに当てはめられていた一般システム論を人間システムに，さらに人間とその環境の一環を成す家族に適用するなかで発展してきた理論である[11]。初期の家族病因論は，統合失調症等の精神疾患の発症に「母親」が影響を与えるとしたものであるが，1960年代以降は家族を1つのシステムとする考え方が重視されるようになった。

　ボーエン（Bowen, M., 1978）は，家族システムに目を向け，統合失調症の治療に家族を含め，約20年間にわたり治療的実践を積み重ね，個人の分化，三角形，核家族の情動システム等の概念を明らかにし，「**家族システム論**」を体系化した。家族シス

テム論では，家族を個々の家族メンバー同士の相互関係，世代，社会との相互作用として機能する1つのシステムであると理解し，家族の問題は特定の個人ではなく，家族というシステム全体の人間関係の歪みが原因であるととらえるものである。ボーエンの治療では，家族の生活において家族メンバーが対人的な圧力に直面しても自分自身でいられることが目標とされる。当時，患者と治療者の関係を重視する精神分析的な治療が主流であったが，ボーエンは統合失調症患者の精神療法に家族を組み込んでいたことから，患者だけに焦点を当てるのではなく，家族をも「治療の対象」としてとらえていたことがわかる。

その後，家族システム論は**システム論的家族療法**（システムズアプローチ）として，精神医療だけでなく，ソーシャルワーク，学校教育，司法等の領域にも影響を与え，体系化されていった。日本においては1984（昭和59）年に，日本家族研究・家族療法学会（現・日本家族療法学会）が設立され，1990年代には日本でも家族システム論に基づく研究が報告されるようになった。

D • 家族の感情表出（EE 研究）

1960年ごろまでは，歪んだ親子関係，コミュニケーション障害といった家族の問題が統合失調症の病因になるとする研究が多くなされたが，これらに依拠する臨床実践はいずれも成果をみることができず，家族病因論は急速に衰退した。その後に台頭したのは，精神障害者家族を「病因」として見るのではなく，発症後の経過と再発率に着目した感情表出（expressed emotion；EE）研究である。

ブラウン（Brown, G. W., 1962）らは，統合失調症の病因よりもその経過に焦点を当て，患者の退院後の生活環境を追跡調査し，家族が患者の予後に影響を及ぼすことを明らかにした。さらに，再発率の高さを検証するために「家族関係」を測定する方法が開発された。家族が本人との関係で示す「敵意」「批判」「過度の情緒的巻き込まれ」という3つの感情表出の高い状態にある家族を「高EE」家族，いずれも確認できない家族を「低EE」家族とし，この2つの家族間で，患者の退院予後に差異が生じるかどうかを検証したものである。その結果，高EEが統合失調症の再発と有意に関連することが示された。

1970年代には，**レフ**（Leff, J.）らにより，統合失調症以外の精神疾患と感情表出との関連が研究され，統合失調症だけでなく，気分障害，パニック障害，摂食障害等，いずれも高EEが病気の経過に影響していることが明らかにされている。

これらの感情表出研究に基づき，**アンダーソン**（Anderson, C. M., 1980）らにより**心理教育的家族療法**が開発され，家族心理教育が発展することとなった。家族心理教育は，家族が精神疾患に関する知識を学び，現実を認めたうえで患者にかかわるための理論と技法を学ぶプログラムである。

日本では1965（昭和40）年に精神障害者家族の全国組織である全国精神障害者家族会連合会（全家連）が結成され，家族会活動のなかで家族心理教育のベースとなる家族のための学習会（学びあい）が始まり，家族教室として全国に普及していったことも特徴である。

　1990年ごろからは，三野善央らにより感情表出研究が報告されるようになり，これらの研究成果を取り入れながら，伊藤順一郎らによって追試が行われ，感情表出と再発率，家族の背景等との関連が検討されるようになった。三野らの研究によると，高EEの家族と生活する本人の再発率について，家族が心理教育を受けていない場合は，退院後9カ月の間に60％近くが再発し，心理教育を受けている場合では再発率が30％に減少したと報告されている。

　1988年にアンダーソンらの来日により，家族心理教育の重要性が報告され，心理教育・家族教室ネットワーク（JNPF）が中心となり，標準版家族心理教育ガイドラインが作られ，全国各地で研修が実施されている。家族心理教育は科学的根拠に基づくアプローチとして，日本でもその有効性が実証されており，保健所や医療機関を中心に普及してきた。「家族支援」という言葉から家族心理教育をイメージする医療福祉関係者も多いであろう。

　しかし，有効な家族支援でありながら，本質的な問題が見過ごされる可能性も秘めている。伊勢田堯らは家族心理教育が有効なアプローチであると評価しながらも，「家族の対応法がよければ再発も防ぐことができるという新たな家族バッシングになるおそれもある」[12]とし，中坪太久郎は「『患者のための』家族を対象として行われているとすれば，家族の罪悪感による苦悩が取り払われることは困難である」[13]と指摘している。このような指摘に対して，伊藤は，①家族自身が自信と自尊心を回復することが第一義的な目的とされている，②家族のもつ力を評価し，エンパワーしていくことに力点が置かれている等と論じている[14]。

　感情表出研究は，精神障害者家族を「病因」として見るのではなく，発症後の経過と再発率に着目したものである。感情表出研究により，精神障害者家族は，再発を防ぐための「治療協力者」として，また高EEを改善するための「援助対象者」として認識され，家族支援として心理教育やSST（社会生活技能訓練）が提供されるようになった。

　現在においても，家族心理教育が第一線の家族支援として認知され，全国的な取り組みとなっているのは，感情表出研究が「研究のための研究に終始するのではなく，実践的な試みである家族支援プログラムの基盤を提供したものであった」[15] [16]ことが大きい。一方で，先にも述べたように，感情表出研究は「新たな家族バッシングになり得る」というパラドックスをも抱えている。精神科医であり，家族の立場でもある夏苅郁子は「病識のない患者を家庭で抱える家族の苦痛と葛藤を重く受け止めてほしい。『高EE家族』という5文字で表現してほしくない」[17]と家族の苦悩を代弁してい

る。

　精神保健福祉士には，自分自身が家族をどのようにとらえているのか，家族にケア役割を押し付けていないかを自覚することが求められる。精神障害者家族に対する自身の視座を自覚しているか否かによっては，最大限の努力している家族に「あるべき姿」を模索させ，さらなる努力を強いることにもなり得ることを十分に理解する必要がある。

E ● ジャクソンの７段階説（依存症の家族）

　依存症はさまざまな生活問題や対人関係の問題を起こすことが多く，家族を巻き込み，家族の生活にも大きな影響を与える。アルコール依存症の家族については，**ジャクソン**（Jackson, J. K., 1954）の７段階説がある。ジャクソンは，アルコール依存症患者の配偶者（妻ら）に面接調査を行い，飲酒問題によるストレス説を提唱した。アルコール依存症の進行に伴う配偶者（妻ら）の態度は**表3-1**のような７段階の変化をするというものである[18]。

　第一段階「家族の否認」：家族も問題を否認し，困惑しながら生活する。

　第二段階「社会からの孤立」：家族の中で問題を解決しようとすることで，社会から孤立する。

　第三段階「家族の解体」：家族の情緒的交流が解体し，家族としての目標を失う。

　第四段階「再構成の開始」：家族内の役割が変化し，本人をぬいた家族の再構成が開始される。

　第五段階「問題からの逃避」：別居や離婚など，問題からの逃避に努力が集中する。

　第六段階「再構成の完成」：別居や離婚など，本人をぬいた家族の再構成が開始される。

　第七段階「回復／再々構成」：依存症は病気であり，本人の行動が病気の症状であることを理解し，自助グループや専門の病院につながることで自分では気づかなかった行動パターンを知り，本人を交えた形で家族の再々構成が行われる。

表3-1 ▶ ジャクソンの７段階説

第一段階：家族の否認	家族も問題を否認する
第二段階：社会からの孤立	孤立するがこれを無視する一方で不全感に悩む
第三段階：家族の解体	家族の情緒的交流が解体
第四段階：再構成の開始	本人をぬいた家族の再構成の開始
第五段階：問題からの逃避	問題からの逃避に努力が集中
第六段階：再構成の完成	本人をぬいた家族の再構成の開始
第七段階：回復／再々構成	本人を交えた形で家族の再々構成が行われる

資料　文献18）より引用.

この経過は，夫が依存症の場合だけでなく，妻や子どもが依存症の場合，親が依存症で子どもが対応している場合もそれぞれに特徴はあるものの，家族が本人に示す態度や家族の関係性の特徴は共通する点があるといわれている。精神保健福祉士には，家族がどのような影響を受けているのか，家族の回復の段階を理解し，家族の生活をも視野に入れながら，家族のリカバリーを目指していくことが求められる。

Ⅲ 家族支援の方法

A ● リカバリー志向の家族まるごと支援

これまでの家族支援は，家族はあくまでケアする人であり，本人の精神疾患にいかに協力的になってもらうかがテーマであった。しかし，改めて考えてみれば家族は私たちの暮らしの基盤であり，家族支援は生活支援でもある。そして，家族一人ひとりも生活者であり，本人も家族一人ひとりも共に活き活きと暮らせる支援が求められる。そうなれば，本人を含む家族一人ひとりのパーソナルリカバリー（人としてのリカバリー）[19]志向の本人も家族も家族まるごと支援（以下，家族まるごと支援）が必要となる。本人も家族一人ひとりも自分らしく活き活きと暮らせる方法を，家族全体を視野に入れながら本人と家族一人ひとりとパートナーシップを形成し，共に模索し，伴走していく姿勢が精神保健福祉士には求められている。

B ● 本人と家族一人ひとりの個別支援

1 家族まるごと支援の視点

家族まるごと支援に求められるのは，本人か家族かどちらかの肩をもつのではなく，「皆さんの願いもかなえたい」姿勢で臨むことである。もちろん家族内で弱者の立場になりがちな本人の思いと自己決定を尊重しつつも，同時に親，きょうだい，配偶者，子どもなどの家族一人ひとりの思いも尊重し，互いにどうしていけばよいかを「皆さんの願いもかなえたい」姿勢で臨み，それが可能となるような現実的な選択を本人と家族と共に考えていくことが必要である。

2 助言ではなく，本人や家族に決定・選択してもらうための相談支援

支援には，クライエントの知とワーカーの専門的知識を等価とみなす力の共有と共

通の目的を基礎にしたパートナーシップ[20)][21)] が求められる。本人は精神疾患を体験しているという「専門家」，家族は本人のそばにいてケアをし続けている「専門家」，支援者は精神保健医療福祉の支援に関する知識と技術をもつ「専門家」である。この三者がそれぞれ力を発揮できるような関係を形成することがよりよい支援につながっていく。そのためには，例えば，本人や家族に現在直面している課題の背景や現状をお聞きするとともに，それに対してそれぞれこれまでどのような「工夫」をしてきたかを尋ねてみることも1つの方法である。これは解決志向アプローチ[22)]のコーピングクエスチョンだが，この質問により本人や家族がこれまでのその課題に対しどのような「工夫」をしてきたのかを伺い，さらにどのような工夫を重ねていくかを精神保健福祉士と本人と家族が共に考える土台づくりともなる。その後，本人，家族それぞれと共にとり得る選択肢を吟味してこれでいきましょうかという「とりあえずの選択」をし，次の面接まで「試してみてもらう」。もちろん試してうまくいかない場合もあるし，そもそもその選択肢が試せなかった場合もある。そこで次回の面接では失敗やできなかったことを責めることなく，なぜそれがうまくいかなかったかを共に話し合い，さらに工夫を重ねていく。

　とすれば，相談支援は1回1回完結するのではなく短い時間であっても継続していくことが必要になる。精神保健福祉士には本人と家族一人ひとりの生活に伴走者として共に歩んでいく姿勢が求められる。

③ 本人，家族，家族全体のストレングスを最大限に活かしてもらう支援

　さらに家族まるごと支援で重要な点は**ストレングス視点**であろう。家族の問題や課題にだけ焦点を当てるのではなく，本人や家族一人ひとりの暮らしや人生に焦点を当て，たわいもない雑談の中からその人の趣味や興味関心をも伺っていくことを通してその人自身やその人のいる環境のストレングスが見えてくる。しかし，そのストレングスを本人や家族も気づいていなかったり使えていなかったりすることが多い。本人，家族一人ひとりのストレングス（強みや長所，得意なこと）に気づいてもらいそれを活かしてもらうとともに，本人と家族との対話の中から家族全体や環境のストレングス（強みや長所，得意なこと）に気づいてもらいそれを活かしてもらうことも重要である。

④ 工夫を分かち合うという観点からの「同じ経験をした者同士の思いや工夫の分かち合い」の勧め

　精神保健福祉士の個別相談で届かないのは，「同じ経験をした者同士の思いや工夫の分かち合い」である。そのために，セルフヘルプグループや同じ体験をしている人たちのグループ活動（例えば家族教室など）への参加を促すことになる。前述のよう

な工夫を重ねていく個別相談を行っていくと，本人や家族は「ほかの方の工夫を聞いてみたい」というように変化してくることも決して少なくない。

しかし，セルフヘルプグループやグループ活動の有用性に気づいた精神保健福祉士は，ともすると個別の相談や支援を十分せずに，すぐに「同じ経験をした者同士の思いや工夫の分かち合い」の場を勧める場合がある。しかし，個別の相談や支援でできることと，セルフヘルプグループなどでできることは大きな違いがある。とくに差し迫った課題を抱えている本人，家族には，個別の相談や支援とセルフヘルプグループなどへの参加の両方が同時に利用できるよう支援を進めていく必要がある。

C ・ 家族全体をとらえて働きかける家族療法的アプローチ

家族まるごと支援するには，個別相談により家族一人ひとりのニーズを把握するとともに，家族を全体としてとらえて支援していく必要がある。そのために家族間の「関係性」に注目して家族をシステムとしてとらえることも有用な方法である。前述したように一般システム理論や生態学理論が基盤となる理論であるが，家族の中で起こっている「問題」を個人の問題としてみるのではなく，家族間の相互作用のなかで起こってくる「問題」と理解し，その関係性にアプローチする。さらにその「問題」はその家族を取り巻く環境との関係性，つまり学校，職場，地域などのさまざまな関係性で起こってくる「問題」ととらえ直すこともできる。

例えば「アルコール問題」の場合，「アルコール問題」を本人の問題ととらえるところを，家族それぞれの関係や近所，職場などのさまざまな相互作用のなかで起こってくる「問題」ととらえる。そしてそれぞれの「関係性」に注目し，それぞれのかかわり方や関係性を変えることで「問題」が「問題でなくなっていく」ことがあるのがその例である[23]。ソーシャルワークのマッピング技法でよく使われる「ジェノグラム」や「エコマップ」はこの「関係性」に着目するのに有用なツールである。

また，近年注目されているフィンランドから始まった実践であるオープンダイアローグも家族療法的アプローチに源流があるといわれている。

D ・ 心理教育的アプローチ

1 家族心理教育（Family Psycho-education）

精神科医療機関や相談機関などで行われている「家族教室」の中には家族心理教育というプログラムに基づき実施しているものが多い。この家族心理教育は，1950年代からのイギリスの研究に遡る。それらの研究では家族関係が注目され，「家族の相互

関係」を測る EE（expressed emotion，感情表出）という尺度を開発して調査が行われたところ，高 EE を示す家族の元に退院して戻った場合は，退院後9カ月以内に50％以上再発し，さらにその家族との対面時間が週35時間以上であると69％の再発率となるのに対して，EE の低い家庭に戻った患者の再発率は13～15％という結果であった[24]。

　つまり，統合失調症の再発を規定する要因として，家族の高 EE の関与がきわめて大きいことが明らかとなり，この高 EE の改善を目指して行われた家族支援の方法が，家族心理教育である。統合失調症に関する症状，経過，治療，社会資源，家族の対応などを系統的にわかりやすく伝える教育の部分と，日常的に本人の病状や対応で困ることや起こってくるさまざまな課題に対し家族自身が課題を解決する技能の向上を目的とする部分が組み合わされている。心理教育の再発，再入院予防（もしくは遅延）効果についても実証されている代表的な EBP（Evidence-Based Practice，科学的根拠に基づく実践）の一つである。

　その家族心理教育プログラムの特徴を以下に示す。

①対象は，家族を基本としつつも本人の参加を含むこともある。

②まずは個々の家族と強い結びつきをつくるために事前に数回にわたる面接や訪問によりエンゲージメントを行う。

③そのうえでグループによる教育が行われる。参加している家族の共通したニーズを中心に，精神疾患に関する知識，症状や薬物療法も含む治療に関する知識，利用できる社会資源に加えて，本人への家族の対処の工夫，家族自身のストレスマネジメントなどのテーマについて，映像などの視聴覚媒体なども使いながら，できるかぎりわかりやすく伝達する。

④そのセッションの後半では，そのテーマに沿ったグループ等による話し合いや実際の場面を想定した練習が行われる。問題解決技法などを使い，参加家族がそれまで話題となっている課題に具体的にどのように対処してきたかに焦点を当て，さらによくなる工夫について参加家族同士が気軽に提案できるよう進める。必要に応じて家族 SST などを取り入れることもある。

⑤グループによるセッションの後半に，個々の家族の状況やニーズに合わせた家族セッションを行う。そのテーマに基づく分かち合いや，グループで学んだ知識や働きかけの工夫をそれぞれの家族の実情に合うように理解を進め工夫をするためにも，集団によるセッションの後に個別の家族セッションは必要不可欠である。

　このような家族心理教育の効果は，精神疾患やその治療に関する正しい理解や社会資源の知識などに加え，家族同士の支え合い，さまざまに起こってくる課題への対処，そしてコミュニケーション・スキルの獲得などによって，家族のエンパワメントとリカバリーを促進すると考えられている。

近年，注目される家族支援の方法の一つに「メリデン版訪問家族支援」がある。この方法は１つの本人を含めた家族に対し行われる家族心理教育で，訪問看護や相談支援，生活訓練（訪問型）などの自宅への訪問により約１年をかけて通常10～15のセッションが行われる。本人と家族がいずれ自分たちの力で困難を切り抜けられるようになることを目標に，家族自身が問題解決などの技術を習得し，ひいては本人，親，きょうだい，子ども，配偶者などそれぞれが自分らしく暮らせるよう家族まるごとを支援するものである。具体的には，①本人や家族がこのプログラムに積極的に取り組むためのエンゲージメント，②アセスメント，③精神疾患や治療などの本人・家族・支援者との情報共有，④コミュニケーショントレーニング，⑤家族の話し合いによる問題解決と目標達成，⑥再発予防のためのプラン作成等などが重層的に取り組まれる。本人と家族が自ら解決していくためにコミュニケーションを円滑にし，さまざまな解決のスキルが向上し，本人の精神疾患の改善やリカバリーが促進され，家族一人ひとりのリカバリーが促進される[25]。この支援は，精神疾患の発病の早期に本人と家族に届けられると効果が大きいことから，精神疾患の発病間もない本人や家族に標準的に届けられるようになるよういっそうの普及が望まれている。

E ● 家族間の暴力への介入

家族の中では暴力が頻繁に起きている。例えば内閣府男女間暴力に関する調査（平成29年）によれば，女性は配偶者からの被害が「あった」と回答する者が31.3%（「何度もあった」13.8%，「１，２度あった」17.5%），男性では「あった」と回答する者が19.9%（「何度もあった」4.8%，「１，２度あった」15.1%）と高率である[26]。このように家族観の暴力は，夫婦間暴力などの DV（domestic violence）に加え，子ども虐待，高齢者虐待，障害者虐待，きょうだい間の暴力，子どもの親に対する暴力（いわゆる家庭内暴力）などがある。いずれの相談数や発生件数の統計も増加傾向にあり，家族間への暴力への介入は精神保健福祉士にとって欠かせない支援となっている。

家族の中で起きている暴力は，例えば「しつけ」や「愛情」と定義されることとなり，暴力を加えている者（加害者）も加えられている者（被害者）もその行為を「暴力」と認識しにくい[27]。また，暴力は家族内のことで表面化しにくく，また外に助けを求めればさらに暴力がエスカレートするのではないかという恐怖から助けを求めにくい。さらに，助けをどこに求めてよいかわからず，仮に相談機関や警察などに助けを求めても危機的状況と認識されずに家族への介入が行われなければ，圧倒的な無力感から二度と相談しないこととなることも少なくない。暴力は繰り返され，被害者は

心身ともに大きく傷つき，その影響は一生続くものとなる。

　精神保健福祉士としては，家族への暴力の兆候が相談から垣間みえれば，さまざまな虐待防止関連法による一時保護，施設入所，警察介入などの選択肢をにらみながら，必要な機関への通告等を行うとともに関係機関と本人および家族への危機介入を試みる。もし危機的状況が改善しないようであれば，ためらうことなく強制介入を行うことが時に必要となる。

　被害者を法に基づき安全な場所に分離するとともに，暴力に傷ついた人を家族的機能をもつ他の社会関係や集団，施設などでケアをし，その人の人生のリカバリーまでが支援に求められる。さらにいえば，加害者に対しても，司法的な介入に加え，脱暴力へのリハビリテーション（更正）プログラムも必要となる。ここにも家族まるごとの支援が望まれる。

F ● 家族のセルフヘルプグループ

　さらに，前述したように「同じ経験をした者同士の思いや工夫の分かち合い」を目的に，家族に対し家族会などの参加を促していく。家族会は家族による家族のためのセルフヘルプグループである。精神保健医療福祉の施策や支援が不十分ななか，自分の人生のほとんどを費やして本人をケアせざるを得ない家族に対し，「自分自身の人生」を取り戻してもらうパーソナルリカバリーを目指すためには，精神保健福祉士などの専門職による支援だけでなく，家族による相互支援，そして社会への働きかけへとつながっていくセルフヘルプグループが必要で，家族のエンパワメント，そして家族のリカバリーに不可欠である。

　家族会の機能としては，分かち合い，学び合い，社会に働きかける運動があり，みんなねっと（公益社団法人全国精神保健福祉会連合会），特定非営利活動法人 KHJ 全国ひきこもり家族会連合会など，さまざまな家族会が活動を行っている。また，家族会に対する支援はセルフヘルプグループへの支援であることも精神保健福祉士は忘れてはならない。

引用文献

1）伊藤千尋：精神保健福祉領域における家族支援のあり方；統合失調症の子をもつ母親の語りから．萌文社，2019.
2）平田　厚：民法877条（扶養義務者）の系譜と解釈．明治大学法科大学院論集，23：1-39，2020.
3）厚生労働省：令和元年国民生活基礎調査．2020，表132.
4）全国精神保健福祉会連合会「精神障がい者の自立した地域生活の推進と家族が安心して生活できるための効果的な家族支援等のあり方に関する全国調査」調査委員会編：平成29年度「精神障がい者の自立した地域生活の推進と家族が安心して生活できるための効果的な家族支援等のあり方に関する全国調査」報告書．全国精神保健福祉会連合会，2018.
5）三菱 UFJ リサーチ＆コンサルティング：ヤングケアラーの実態に関する調査研究報告書；平成30年度子ども・子育て支援推進調査研究事業．2019.
https://www.murc.jp/wp-content/uploads/2019/04/koukai_190426_14.pdf

6) 平成21年度家族支援に関する調査研究プロジェクト検討委員会編：「精神障害者の自立した地域生活を推進し家族が安心して生活できるようにするための効果的な家族支援等のあり方に関する調査研究」報告書：平成21年度厚生労働省障害者保健福祉推進事業障害者自立支援調査研究プロジェクト．全国精神保健福祉連合会，2010．

7) 厚生労働省：市町村・地域包括支援センターによる家族介護者支援マニュアル；介護者本人の人生の支援．2018．
https://www.mhlw.go.jp/content/12300000/000307003.pdf

8) 三菱UFJリサーチ＆コンサルティング：ヤングケアラーへの早期対応に関する研究報告書；令和元年度子ども・子育て支援推進調査研究事業．2020．

9) 牧原　浩：家族療法の創始期．日本家族研究・家族療法学会編，臨床家のための家族療法リソースブック；総説と文献105，金剛出版，2003，pp.13-22．

10) 半澤節子：精神障害者家族研究の変遷；1940年代から2004年までの先行研究．人間文化研究，3：65-89，2005．

11) 西川京子：薬物問題をもつ家族への援助研究；心理教育に基づく実験援助モデル開発とその評価．相川書房，2011，p.38．

12) 伊勢田堯，長谷川憲一責任編集：精神科治療における家族支援；専門医のための精神科臨床リュミエール17，中山書店，2010，p.6．

13) 中坪太久郎：統合失調症への臨床心理学的支援；認知機能障害の改善と家族支援の取り組み．シリーズ・臨床心理学研究の最前線5，ミネルヴァ書房，2012，p.38．

14) 伊藤順一郎：心理教育的アプローチへの手引き．ぜんかれんReview，11：16-19，1995．

15) 南山浩二：精神障害者；家族の相互関係とストレス．ミネルヴァ書房，2006，p.32．

16) 全国精神障害者家族会連合会：地域における家族支援プログラム；保健所等の全国実態把握とモデル事業の試み．ぜんかれん保健福祉研究所モノグラフ17，全国精神障害者家族会連合会，1997，p.1．

17) 夏苅郁子：家族と精神科医の双方の立場を経験して；統合失調症治療の在り方について考える．日本統合失調症学会監，福田正人，糸川昌成，他編：統合失調症，医学書院，2013，pp.19-24．

18) 特定非営利活動法人ジャパンマック：依存症者家族教室モデルテキストⅠ．特定非営利活動法人ジャパンマック，2014，p.27．

19) Mike Slade：本人のリカバリーの100の支え方；精神保健従事者のためのガイド．第2版，東京大学医学系研究科，2017．
http://plaza.umin.ac.jp/heart/archives/100ways.shtml

20) 稲沢公一：エンパワメント．精神科臨床サービス，3（4）：423-427，2003．

21) 大谷京子：精神科ソーシャルワーカーとクライエントとのあるべき関係性；ソーシャルワークの価値，クライエントの期待，精神障害者福祉領域の固有性を鑑みて．関西学院大学社会学部紀要，（99）：197-207，2005．

22) ピーター・ディヤング，インスー・キム・バーグ著，桐田弘江，他訳：解決のための面接技法；ソリューション・フォーカストアプローチの手引き．第4版，金剛出版，2016．

23) 楢林理一郎：家族療法とは；序にかえて．日本家族研究・家族療法学会編，家族療法テキストブック，金剛出版，2013，ⅴ-ⅷ．

24) Vaughn, C. E., Leff, J. P.： The influence of family and social factors on the course of psychiatric illness：A comparison of schizophrenic and depressed neurotic patients. Br J Psychiatry, 129: 125-137, 1976.

25) 佐藤　純：解説編①メリデン版訪問家族支援とは；その原則・目的・特徴について．精神看護，22（4）：325-329，2019．

26) 内閣府男女共同参画局：男女間における暴力に関する調査報告書．2018．
http://www.gender.go.jp/policy/no_violence/e-vaw/chousa/pdf/h29danjokan-12.pdf

27) 信田さよ子，シャナ・キャンベル，上田陽江：被害と加害をとらえなおす；虐待について語るということ，春秋社，2019，pp.117-143．

参考文献

1) 伊藤千尋：精神保健福祉領域における家族支援のあり方；統合失調症の子をもつ母親の語りから．萌文社，2019．

第 4 章

多職種連携・
多機関連携（チームアプローチ）

Ⅰ 連携の意義と目的

　医療保健福祉の領域で連携が重視されてきたのは，医療の進歩に伴い急性期医療から慢性期医療へと転換し，クライエントに「医学モデル」では対応できない多様なニーズの存在が明らかになったためである。また生活者としての普通にあるニーズや地域移行，地域生活定着支援，自殺対策，教育，司法領域等の多様な課題やニーズへの支援が時代的に要請され，必然的に多機関，多職種の連携が必要となってきた。

　精神障害者の課題とニーズは，疾患と障害の共存，ライフサイクルごとの課題，日常生活の充実，夢や願いの実現など，多様な領域となる。さらに家族形成や社会的状況と相互に影響し関連し合いながら，課題が複雑化，重複化し，1つの機関での対応が困難となる。つまり，連携，協働した支援は必須になる。ここでは，その概念を整理する。

A ● 連携にかかわる概念整理

　吉池毅志と栄セツコ[1] は「連携」とは「共有された目的を持つ複数の人及び機関（非専門職も含む）が，単独では解決できない課題に対して，主体的に協力関係を構築して，目的達成に向けて取り組む相互関係の過程」としている。

　連携以外にチームや協働といわれるが，野中猛[2] は構成員相互の関係性の密度から，第一段階「linkage ＝連結」，第二段階「coordination ＝調整」，第三段階「cooperation ＝連携」，第四段階「collaboration ＝協働」としている（表4-1）。

　さらに吉池，栄[1] は，「同じ目的をもつ複数の人及び機関が協力関係を構築して目的達成に取り組むこと」を「協働（collaboration）」として，協働を実現するための過程を含む手段的概念が「連携（cooperation）」であり，協働における「連携」の実態として「チーム」を位置づけた（表4-2）。「協働は目的達成の手段的概念であり，連携は協働を実現するための更なる手段的概念」とし，「参画する主体は専門職に限らず多様な主体が含まれ（中略）クライエントも含まれる」としている。

　連携の最終段階で，当事者も含まれるチームワークの倫理的問題として野中[3] によると（Purtilo, R. B., 1988），①当事者への専門職の道義的責任の回避にならないか，②複数の専門職により当事者は依存的になり自律性の向上を妨げないか，③複数の専門職は大きな圧迫感になる。当事者は自分の意志を貫けるのだろうか，と説明している。そうした倫理的課題を認識しながらも以下の7点を効果的な指標としている（Gardner, J. W., 1980）。

　①課題に焦点を当てる

表4-1 ▶ 連携にかかわる概念（野中）

段階	言語	意味	和訳
第一段階	linkage	連結	結合，つながり
第二段階	coordination	調整	同等にする，調整する
第三段階	cooperation	連携	協力，援助，協調性
第四段階	collaboration	協働	協力，援助，共同制作

資料　文献2）より作成.

表4-2 ▶ 連携にかかわる概念（吉池，栄）

協　働	目的達成のための手段
連　携	「協働」を実現するためのプロセスを含む手段的概念
チーム	「連携」の概念の可視化された実態
チームワーク	「連携」過程の最終段階（チームアプローチ）

資料　文献1）より作成.

②互いの声を聴く

③互いに寛容で，違いの議論を続ける

④明確で単純な言葉を使う

⑤互いの人間的，法的な権利を約束する

⑥相互作用を促進し，葛藤を弱める指導性

⑦個人的にも互いを知る

　チームワーク促進には，ファシリテーション（相互作用を促進する働き，場をつくり協働を促進する意味や関係）がもっとも必要としている。

　また，連携より広い意味にとらえられるネットワーキングについて，『在宅ケア事典』では「ある目標あるいは価値を共有している人々のあいだで，既存の組織への所属とか，居住する地域とかの差異や制約をはるかに越えて，人間的な連携を作り上げていく活動」[4]となっている。また野中は，ネットワーキング（社会的ネットワーク形成）について，インフォーマルなネットワークを育てることを意味しており，具体的には，同じ病や障害をもつ人々のセルフヘルプやボランティアグループの育成維持に対する支援である。そして，結局重要なのは，普通の人々の力，地域の力を信頼することである。それぞれの専門領域に問題を抱え込むのではなく，地域社会と共に考えていこうという姿勢が求められると説明している。

B ● ニーズの多様化，複合化

　ニーズとは，人が生活するうえで欠くことのできない領域になる。例えば住居，収

入，食生活，職業，教育，友人関係，レジャー，生きがい，健康，移動，社会的関係などがあり，そもそも多様な領域になる。また，前述したように，慢性疾患の時代に入ったことも含め，精神疾患を慢性疾患としてとらえることもできる。また感染症モデルでも，このコロナ禍の生活の課題の多様化と生きがい喪失，対人関係の新たな構築課題など，よりニーズが多様化，複合化していることがわかる。

　ここでは，まず慢性疾患の特徴とニーズの多様化をあげる。野中[5]は，①治療のために，長期間の複雑な人間関係が伴う，②将来の不確かさのために，長くストレスにさらされる，③症状に対する一次的緩和のために，姑息的手段が重要となる，④障害が重複することが多いため，管理も重複する，⑤身体的，心理的，社会的な制限を受ける，⑥多職種，多領域からの支援を必要とする，⑦長く広範なサービスのため，費用が膨大となる（Gerson, E. & Strauss, A.）とその特徴をまとめている。そして，慢性疾患は，本人の低い自尊心や家族の負担感，他者に対する不信感，そして経済的貧困などが相互に影響し，新たな課題とニーズが生まれてくる。また，社会的な理解のなさやライフサイクル上の課題なども影響してくる。

　また，精神障害者は，ニーズの表明自体が複数の要因から阻害されており，時に生じる"表出された言葉"と"真意"[6]とのギャップや，谷中輝雄[7]の「意欲はないが意志はある」という指摘は，そもそも精神障害者のニーズに存在するはずの多様化，複合化，複雑化などにつながる。一方で，支援の現場での工夫や多様な機会と参加，そして連携の必要性を確認していきたい。

C・ 医療の機能分化，障害福祉サービスの事業化

　日本の精神疾患患者数は2017（平成29）年10月の患者調査によると419.3万人であり，入院患者は30.2万人となっている。入院患者数は15年前に比べて9割であるが，認知症（アルツハイマー病）が15年前に比べて約2.6倍増加している。外来患者数も15年前に比べて約1.7倍で，疾患別にみると認知症（アルツハイマー病）は約7.3倍，気分感情障害（躁うつを含む）は約1.8倍，神経症性障害，ストレス関連障害および身体表現性障害が約1.7倍と増えている。精神科医療機関へのニーズは，外来の増加，とくに認知症，うつ病を中心とした気分感情障害，不安，ストレス障害と，従来の精神科医療だけではない幅広い対応が必要となっている。さらに，日本の精神科医療では長期入院の課題などがある。国は，2004（平成16）年に発表した「精神保健医療福祉の改革ビジョン」で「入院医療中心から地域生活中心へ」精神保健福祉施策の方向性を示し，①精神疾患に対する国民の理解の深化，②精神科病床の機能分化，③地域生活の基盤強化，を進め，10年後には受け入れ条件が整えば退院可能な精神障害者約70,000人の地域移行を目標にあげた。2009（平成21）年9月の「精神保健医療福祉の更なる改革に向けて」では，地域医療の拡充入院医療の急性期への重点化など医

療体制の再編・拡充，個々の患者に対する医療の質の向上が示された。その後，平均在院日数は減少傾向にあるが，早期に退院する患者群がいる一方，入院の長期化，高齢化が進む現象が継続し，二極化現象を生み出している。

このように国は，退院促進の明確な目標設定，在宅精神障害者の支援強化を目指したアウトリーチ活動，精神科救急医療体制整備などを打ち出してきた。

2014（平成26）年4月の精神保健福祉法の改正では，「良質かつ適切な精神障害者に対する医療の提供を確保するための指針」が定められ，入院医療中心の精神科医療から地域生活を支えるための精神科医療の実現に向け，精神障害者に対する保健・医療・福祉に携わるすべての関係者が目指す方向性とした。内容は1年未満で退院できるよう，質の高い医療を提供し退院支援等の取り組みを推進するとともに，1年以上の長期入院者の地域移行を推進するため多職種による退院促進が明記された。さらに退院後生活環境相談員の明記に伴い，より実効性のある連携が期待される。

このようななか，精神科医療は「退院促進」と「病棟機能分化」が進み，診療報酬に精神科救急入院料，精神科救急・合併症入院料，さらに精神科急性期治療病棟入院料に精神保健福祉士が配置された。

障害福祉サービスの領域では，2010（平成22）年の障害者自立支援法等の改正（整備法）において，応能負担への転換とともに相談支援の強化が図られ，サービス等利用計画作成の対象が大幅に拡大され，現在の障害者総合支援法の計画相談支援として行われている。その拡大された「相談支援の質の向上に向けた検討会」の基本的な考え方には「インフォーマルサービスを含めた社会資源の改善及び開発，地域のつながりや支援者・住民等との関係構築，生きがいや希望を見出す等の支援を行うことが求められている」として，その資質の①信頼関係を形成する力，②相談支援にかかわる幅広い知識と技術の習得，③交渉力・調整力，としている。そして，②の幅広い知識と技術のなかに，チームアプローチやネットワークを形成する力と社会資源を活用・調整・開発する力が，資質としてあげられた。障害者の地域生活は1つの機関や1人の支援者ではなく，本人のニーズに基づく計画相談が行われ，本人，家族の参加の下，多職種，多機関での支援となっている。

D ● 包括的地域生活支援

精神障害者の地域生活支援について，2016（平成28）年9月「これからの精神保健医療福祉のあり方に関する検討会」において精神障害者を地域で支える医療のあり方について論点整理が述べられた（**表4-3**）[8]。

そして，「第5期障害福祉計画等に係る国の基本指針」のポイントとして，「精神障害にも対応した地域包括ケアシステムの構築」が示された（**図4-1**）[9]。

表4-3 ▶ 精神障害者を地域で支える医療のあり方

現状・課題	○長期入院精神障害者の地域移行を進めるにあたっては，精神科病院や地域援助事業所による努力だけでは限界があり，自治体を含めた地域精神保健医療福祉の一体的な取り組みの推進に加えて，地域住民の協力を得ながら，差別や偏見のない，あらゆる人が共生できる包摂的（インクルーシブ）な社会を構築していく必要がある。
	○長期入院精神障害者をはじめとする中重度の精神障害者の地域生活を支えていくためには，本人の意思と，ICF の基本的考え方を踏まえながら，多職種協働による包括的マネジメントを機能させていく必要がある。
	○中重度の精神障害者への地域生活支援だけでなく，未治療者や医療中断者への早期支援を充実させていくためには，多職種・多施設間連携を推進していくことが必要であり，医師以外の複数の職種を雇用し地域に責任をもって対応している精神科医療機関を拡充していく必要がある。
対応の方向性	○精神障害者が，地域の一員として安心して自分らしく暮らすことができるよう，精神障害に対応した地域包括ケアシステムの構築を目指すことを理念として明確にしてはどうか。また，医療と福祉等のさまざまな関係者が情報共有や連携を行う体制を構築できるように，精神医療圏（二次医療圏を基本とする）ごとに都道府県・保健所・市町村等の重層的な役割分担・協働を推進する方策を検討してみてはどうか。
	○精神障害者に対する包括的支援マネジメントの運用の実態を分析しながら，多職種で効果的かつ効率的に活用できる包括的支援マネジメント手法を開発する研究を推し進めてはどうか。
	○医師以外の複数の職種を有し，デイケア，訪問看護，アウトリーチ等を実践している精神科医療機関の実態を分析しながら，効果的かつ効率的な地域精神保健医療を提供し，かつ地域に責任をもって対応している精神科医療機関を拡充する方策を検討してはどうか。

資料　文献8）より作成.

図4-1 ◆ 精神障害にも対応した地域包括ケアシステム

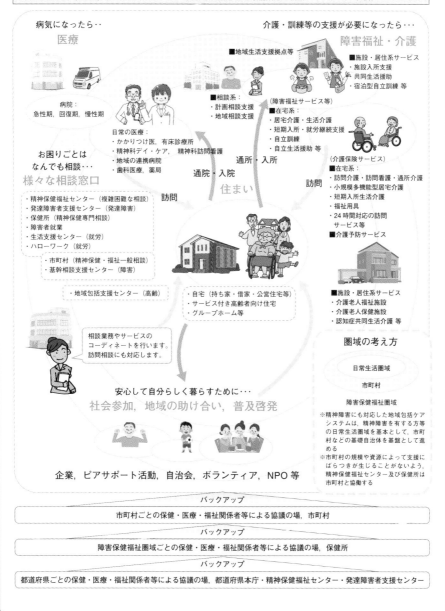

精神障害にも対応した地域包括ケアシステムの構築（イメージ）

○精神障害の有無や程度にかかわらず，誰もが安心して自分らしく暮らすことができるよう，医療，障害福祉・介護，住まい，社会参加（就労など），地域の助け合い，普及啓発（教育など）が包括的に確保された精神障害にも対応した地域包括ケアシステムの構築を目指す必要があり，同システムは地域共生社会の実現に向かっていく上では欠かせないものである。

○このような精神障害にも対応した地域包括ケアシステムの構築にあたっては，計画的に地域の基盤を整備するとともに，市町村や障害福祉・介護事業者が，精神障害の有無や程度によらず地域生活に関する相談に対応できるように，市町村ごとの保健・医療・福祉関係者等による協議の場を通じて，精神科医療機関，その他の医療機関，地域援助事業者，当事者・ピアサポーター，家族，居住支援関係者などとの重層的な連携による支援体制を構築していくことが必要。

病気になったら‥

医療

介護・訓練等の支援が必要になったら‥‥

障害福祉・介護

■地域生活支援拠点等

■施設・居住系サービス
・施設入所支援
・共同生活援助
・宿泊型自立訓練　等

病院：
急性期，回復期，慢性期

■相談系：
・計画相談支援
・地域相談支援

（障害福祉サービス等）
■在宅系：
・居宅介護・生活介護
・短期入所・就労継続支援
・自立訓練
・自立生活援助　等

日常の医療：
・かかりつけ医，有床診療所
・精神科デイ・ケア，精神科訪問看護
・地域の連携病院
・歯科医療，薬局

お困りごとは
なんでも相談‥‥

様々な相談窓口

通所・入所

通院・入院

住まい

訪問

訪問

（介護保険サービス）
■在宅系：
・訪問介護・訪問看護・通所介護
・小規模多機能型居宅介護
・短期入所生活介護
・福祉用具
・24時間対応の訪問サービス等

■介護予防サービス

・精神保健福祉センター（複雑困難な相談）
・発達障害者支援センター（発達障害）
・保健所（精神保健専門相談）
・障害者就業
・生活支援センター（就労）
・ハローワーク（就労）

・市町村（精神保健・福祉一般相談）
・基幹相談支援センター（障害）

・地域包括支援センター（高齢）

・自宅（持ち家・借家・公営住宅等）
・サービス付き高齢者向け住宅
・グループホーム等

■施設・居住系サービス
・介護老人福祉施設
・介護老人保健施設
・認知症共同生活介護　等

相談業務やサービスの
コーディネートを行います。
訪問相談にも対応します。

圏域の考え方

日常生活圏域

市町村

障害保健福祉圏域

※精神障害にも対応した地域包括ケアシステムは，精神障害を有する方等の日常生活圏域を基本として，市町村などの基礎自治体を基盤として進める

※市町村の規模や資源によって支援にばらつきが生じることがないよう，精神保健福祉センター及び保健所は市町村と協働する

安心して自分らしく暮らすために‥‥

社会参加，地域の助け合い，普及啓発

企業，ピアサポート活動，自治会，ボランティア，NPO 等

バックアップ

市町村ごとの保健・医療・福祉関係者等による協議の場，市町村

バックアップ

障害保健福祉圏域ごとの保健・医療・福祉関係者等による協議の場，保健所

バックアップ

都道府県ごとの保健・医療・福祉関係者等による協議の場，都道府県本庁・精神保健福祉センター・発達障害者支援センター

資料　文献9）より引用．

第4章

Ⅱ　多職種連携・多機関連携の留意点

A・当事者中心，当事者参加の原則

　日本の精神障害者生活支援に灯りをともしたやどかりの里の実践から谷中輝雄[10]は，関係性を重視し，かかわり論を展開している。谷中は，「かかわり」を「人と人との出会いとそこに繰り広げられる関係」と定義し，精神障害者と支援者の関係について「疾病のみを問題にするのではなく，全人格的な関係がどうとり結べるかということが基本的なことではないだろうか。そのためには，障害を持っていても，自分たちと同じ一人の人間として，主張しうる人であり，そこには義務と責任を遂行しうる人であるという姿勢で臨み，かつそのように努力する両者の姿勢が必要である」と述べている。つまり，支援され保護される存在ではなく，支援そのものに主体として参加する必要があるとしている。

　さらに関係性について「我々の仕事はすべてかかわりから始まり，かかわりで終わる。かかわりこそが命であると常日頃考えているのである。さらに，この関係性が重要であるもう一つの要素として，出会いがある」とし，それは「主体と主体がぶつかり合う関係」のなかで想像力が生み出され，活動が発展し「かかわりの『いい循環』を作りだす」と説明している。そのような関係性においては，従来の援助関係の不均衡さを排除していかなくてはならない。そのためにも援助（支援）者側の姿勢と当事者が主体として参加することが必要となり，当事者参加は原則となる。

　また，荒田寛[11]はチームアプローチの留意点の一つとして，「多職種連携（チームアプローチ）により，医療や援助に関して統一した見解をもって利用者や家族にかかわろうとする場合，対象者が自らの意志を安心して表明する機会を保障しないと，専門職チームの見解を押しつけてしまうことになる。利用者の主体性を尊重するとともに，利用者の参加するチーム作りを志向していくことが求められる」と述べている。

　また，石原孝二[12]はこれからの精神医学と精神医療サービスの根本的な問い直しと変革について述べるなかで，「当事者とは，ある問題に直接かかわり，その問題を自らのものとして引き受けざるを得ない人を指している。（中略）精神障害の当事者を中心にするということは，精神医療サービスのユーザーである当事者の意向を尊重するということにとどまらず，より積極的な意味を持っている。精神医学は，精神障害者の当事者が自ら問題を定義し，問題に向き合うために必要なサポートを提供するための体系的な知として，再編されるべきであろう」としている。今後の精神保健医療福祉分野において，当事者の語りと当事者が主体として参加することは言うに及ばず，当事者がより積極的にチームに参加できるように，専門職は工夫し配慮しなくて

はならない。当然，プライバシーの尊重，個別性や個性の尊重，情報の共有化，当事者と専門職の関係性の強化や改善点に対応することなどが必要となる。

また，連携・チームアプローチではメンバーの当事者意識，当事者参加による表現や語りが相互関係を豊かにしていくことになる。

B • 目標の共有

支援では，目標を共有して進めていくことはもちろんだが，精神障害者支援での目標の共有の重要な側面として上野容子[13]は「過去の精神障害者支援は，問題や欠損に焦点を当てる支援から脱しきれず結果的に，一機関，一専門職として抱え込んでいくことになる。（中略）これからの『援助・支援目標』それは，対象者の病状の回復と望む生活の実現，自己尊厳の獲得，社会参加のためであると考える。援助・支援の目標を共有する前提として，全ての対象者は，病気の程度にかかわらず，社会生活（学生生活も含む）を営んでいる人であるとの認識を共有するところから出発する。病状の回復が先で，回復してからソーシャルサポートをする段階的な支援でなく，関わる関係者が対象者のニーズに即して，多面的，多様な支援を同時期に展開していく。そのために援助・支援の共有化が必要なのである」としている。

また目標の共有は，支援の契約として重要であるが，精神障害者は時に表明していることと真意が異なる場合がある。本人は隠しているわけでも言えないわけでもなく，支援が進むにつれニーズや真意が湧き出てくることもある。そのため常に目標については柔軟であり，再アセスメントなど，まさに当事者と歩む姿勢が必要となる。また，短期の目標は実現可能性がある具体的なものであり，長期目標は夢や希望である。その両輪があってこそ生活の支援であり，生の支援となる目標であることを忘れてはならない。支援のチームとは，当事者中心である当事者の応援団の活動といえる。

C • 情報共有とプライバシーの保護

連携，チームで支援するときに，本人のプライバシー保護と情報共有は，当事者不在で支援が行われると相反することになりやすい。そのため，情報共有に関する本人の承諾について，支援の初めの段階はもちろんだが，節目，節目で，確認や，自分のことが専門職に共有されていることをどう思っているのかなどを丁寧に伺っていく姿勢が必要となる。当事者は熱意のある支援者，自分のことを一生懸命考えてくれている人には，少しの不満や疑問も話しづらい，ということを十分認識して伺うことが必要である。

D ● 他職種・他機関の専門性の理解と尊重

　連携，チームアプローチを進めていくなかで，それを困難にする要素として野中は以下の6点をあげている。

　①支援者が利用者中心と言いながらいつもの手順にしたいという

　②専門職同士で誰が困っているのかとリーダーの押し付け合いをする

　③当事者の幸せより，とりあえず安全にチームで活動する

　④他部門や他の組織との差異を共有し合うことに不慣れである

　⑤自分の主張より相手にわかってほしい

　⑥学生時代から他職種，他機関を知る機会や学ぶ機会がない

　そして，連携，チームアプローチを進めるためには，①誰かの不備を責めない，②悪者をつくらない，③権威者をつくらない，④追突型ではなく共に考えを探す方向性が必要としている。

　こうした留意事項の検討・対応は，グループアプローチや集団を活用した支援に慣れている精神保健福祉士にはなじみやすいところがある。また，**図4-2**に示す，リーダシップではなくファシリテーター的役割が求められる。

　多職種連携ではケアマネジメント実践が考えられるが，**マクスリー**（Moxley, P.）[14]はケアマネジャーの仕事を「支援者は縦割りにされた支援の枠組の『境に橋を架ける』作業である」と述べており，野中はとくに専門職の動きが「欧米は自分の仕事を厳密に守る，明確な役割分担があるため半歩ずつ歩み寄って，利用者のニーズを満たそう」がテーマとなり，日本は「曖昧な役割分担で，守備範囲を越えて支援し，頑張り，保護的となるため苦手な部分は適切なサービス機関に任せて，しっかりつなげ，一方で自分の職務をしっかり果たそう」がテーマとなると説明している。

　また，多機関，多職種の関係性を**上原久**[15]は「顔の見える関係」として説明している（**図4-3〜5**）。

　①単に名前と顔がわかるという関係（顔がわかる関係）ではない関係

　②考え方や価値観，人となりがわかる関係（顔の向こう側が見える関係）

　③さらに，信頼関係をもって一緒に仕事ができる関係（顔を通り超えて信頼できる関係）

　そして，顔の見える関係が構築されると，①安心して連絡しやすくなる，②役割を果たせるキーパーソンがわかる，③相手に合わせて自分の対応を変える，④同じことを繰り返して信頼を得ることで効率がよくなる，⑤責任を持った対応をする，とし，連携とは一連の行為により成り立ってくる，と説明している。

図4-2 ◆ ファシリテーションスキル

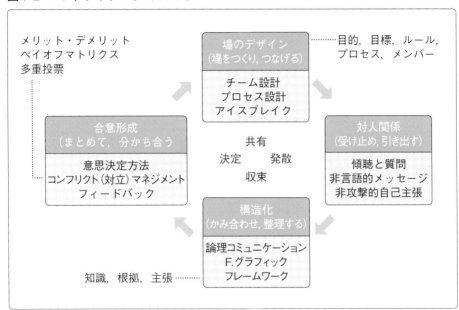

メリット・デメリット
ペイオフマトリクス
多重投票

場のデザイン
(場をつくり, つなげる)

チーム設計
プロセス設計
アイスブレイク

········· 目的, 目標, ルール,
プロセス, メンバー

合意形成
(まとめて, 分かち合う)

意思決定方法
コンフリクト(対立)マネジメント
フィードバック

共有
決定　　発散
収束

対人関係
(受け止め, 引き出す)

傾聴と質問
非言語的メッセージ
非攻撃的自己主張

構造化
(かみ合わせ, 整理する)

論理コミュニケーション
F.グラフィック
フレームワーク

知識, 根拠, 主張 ·········

資料　野中猛：出会いの場づくり. 野中猛, 野中ケアマネジメント研究会, 多職種連携の技術（アート）；地域生活支援
　　　のための理論と実践. 中央法規出版, 2014, p.94.

図4-3 ◆ 顔の見える関係

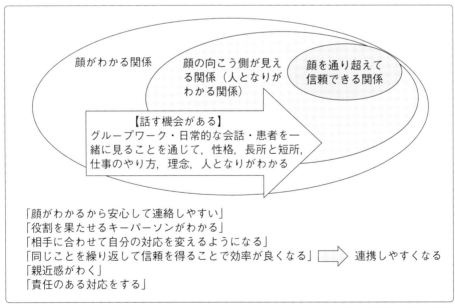

顔がわかる関係

顔の向こう側が見え
る関係（人となりが
わかる関係）

顔を通り超えて
信頼できる関係

【話す機会がある】
グループワーク・日常的な会話・患者を一
緒に見ることを通じて, 性格, 長所と短所,
仕事のやり方, 理念, 人となりがわかる

「顔がわかるから安心して連絡しやすい」
「役割を果たせるキーパーソンがわかる」
「相手に合わせて自分の対応を変えるようになる」
「同じことを繰り返して信頼を得ることで効率が良くなる」　　　連携しやすくなる
「親近感がわく」
「責任のある対応をする」

資料　文献22）p.225より引用.

図4-4 ◆ 仕事を通して見えるもの

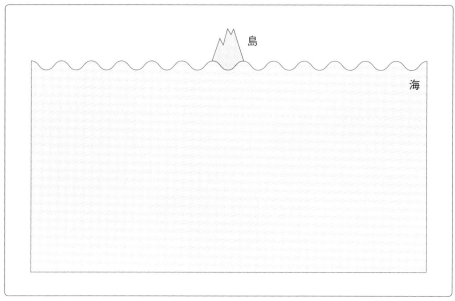

図4-5 ◆ 仕事を通して感じとるもの

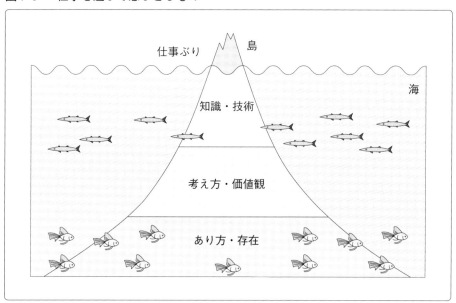

E ● 役割と責任の明確化

　連携を進めることについて，野中は利用者の健康や幸福を向上させるという目的のために力を合わせる活動は，集団を自然なまま放置していても容易に生じないとし，自分一人だけでは，自分が今のままでは，利用者の役に立てないとつくづく感じることであるとして，意図的な努力を必要としている（**図4-6**）。その原則として，以下の5つをあげている。

　①当事者のニーズ，健康や幸せの実現という目的・目標の共有
　②支援しようとするときの不足の感覚・工夫の意識
　③多職種多機関の相手の能力・こちらの能力を知る。互いに知る
　④対等平等性・直接性，特に直接顔を合わせないと始まらない
　⑤連携を進めるうえで，それぞれの組織が連携した活動を認め推進するための環境整備・制度の保障

　そして，支援者が利用者中心主義や社会資源の調整を本務と謳うのであれば，困難である連携活動に取り組む覚悟が必要であり，利用者中心主義が失われたままでは連携は成立しないと述べている。

　また，多職種連携の必要性のなかで荒田[16]は，IPW（inter-professional work）は，一般に多職種による専門職の連携や専門職の協働を意味するが，埼玉県立大学では「複数の領域の専門職者（住民や当時者も含む）が，それぞれの技術と知識を提供しあい，相互に作用しつつ，共通の目標の達成を患者・利用者とともに目指す協働した活動」と，当事者，地域住民も参加するチームアプローチと定義している。

　続けて荒田は，IPE（inter-professional education）について，専門職の連携と協働のための教育についても専門職の連携の質を改善し，利用者のための医療と福祉サービスの質を向上させるために相互に学び合う機会として重要視されてきており，イギリスの専門職連携教育推進センター（Centre for the Advancement of Inter-professional Education；CAIPE）では，「専門職間の協働やケアの質を高めるために，2つ以上の専門職が，共に，お互いから，お互いについて学び合う機会」としている。

図4-6 ◆ チームワークの必要性；多様なニーズに応える多様な力（野中）

医療	技能訓練
居住支援	就労支援
経済支援	教育機会
権利擁護	情緒支援
インフォーマル	家族支援
	生きがい

生活支援
自立能力の向上

互いの能力と限界を知る　　　　　　　　知恵と力を合わせる

Ⅲ チームビルディング

A ・ チームアプローチとその維持の困難さ

　今日，精神保健福祉領域における利用者の支援のみならず，さまざまな対人援助において多職種の連携と協働が行われている。これがいわゆるチームアプローチといわれるものである。例えば精神科医療では，精神科医，看護師，臨床心理士（公認心理師を含む），作業療法士，精神保健福祉士その他関係職種が，それぞれの専門職の視点に基づいて得られた情報を共有し，利用者（患者）の最大限の利益保証のために設定した目標へ役割分担を行っている。チームアプローチは，多面的な治療，支援を提供するためには不可欠とされ，今日多くの医療機関においてチームが組まれている。

　チームワークと同様の意味合いでチームアプローチという言葉が用いられるが，チームワークが「それぞれの協力態勢」のことをいうのに対し，チームアプローチは「チームが目標に向かって対象に働きかける展開過程」のことを示す[17]。精神保健福祉士は「Ⅳ　チームの形態と特徴」で示すように他職種の専門性の理解，専門職間の階層性を意識しておくことが求められる。これは精神科医療に限定されたことではなく，地域生活支援，就労支援においても同様である。また利用者本人あるいは家族等

がチームの一員として加わることも少なくない。

チームアプローチは，保健・医療・福祉，心理や教育といった多職種で構成される
がゆえに学問基盤上の，あるいは専門職が依拠する価値観，ならびにその行為の違い
が存在する。ここに個人の価値観も影響を与えることから，職種間の価値の葛藤が生
ずる。また階層が存在するゆえの方針の決定への関与の差によって，専門職としての
自律性が損なわれる可能性もある。そこに組織運営や管理方法の限界内でチームとし
ての意思決定を図る必要性もある。その結果，民主的ではない方針の決定につながり，それぞれの専門職が無力感に襲われたり，チーム自体の維持が困難となったりす
ることも少なくない。

価値の葛藤が生ずるのは当然のこととはいえ，結果的に利用者の不利益を生じさせ
ることは避けなくてはならない。これらを乗り越え，職種間の自由な発言と意思決定
がなされるチームを醸成するための方法がチームビルディングと呼ばれるものであ
る。

B • チームビルディング

チームと類似した単語にグループがある。グループは2人以上の人が集まった状態
のことを指し，チームは共通の目的をもったグループといってよい。チームビルディ
ングとは，目標を達成するためによりよいチームを作るための手法のことであり，一
般企業やビジネスの世界で頻繁に用いられてきた言葉である。例えば会社内のプロ
ジェクトを進めるチーム，あるいは企業全体を1つのチームととらえ，利潤の追求と
社会貢献といった目標を合理的に達成するための方法であるといえる。

保健・医療・福祉領域は利用者の利益に資するものであって，当然に利潤を追求す
るものではないが，前述したとおり多職種が関与し，それゆえの困難さも伴うことか
ら，その手法が取り入れられるようになってきた。

チームビルディングは，①コミュニケーションの円滑化，②適切な専門性の活用，
③チームとしての価値観や信念の形成，④目標の共有などを通じて，チームアプロー
チの困難さを解決しようとするものである。

アメリカの心理学者であるタックマン（Tuckman, B. W.）[18] は，チーム形成につ
いて必ず次の5ステップを踏むとした。

①形成期（Forming）：チームメンバーが互いに知り合っていく時期
②衝突期（Storming）：メンバー間の違いが明らかとなり不安や不満を抱く時期
③規範期（Norming）：チーム内の規範，ルールが確立する時期
④実行期（Performing）：ルールに基づいてチームが機能する時期
⑤解散期（Adjourning）：目的が達成される，または期限を迎えた時期
また②の衝突期は多くの者が避けたいと願うところであるが，これを経て，④実行

期に移行することができる，とも述べている。イベントやプロジェクトといった，比較的短期での人の入れ替わりが少なくないビジネス業界などには，これらを具体的に経るための方法が紹介されている。しかし一般的に医療・福祉領域では同一メンバーでそれぞれに異なる背景をもつ利用者への治療と支援が行われる場合が少なくない。

このためチームリーダーもチームメンバーも，チーム形成のプロセスを知っておくことは重要といえる。また，このプロセスを経るためには，安心して関与できる雰囲気と相互の一定の信頼関係が必要となることは言うまでもない。

C・ リーダーシップ

リーダーシップとは，数多くの定義が存在するが，バス（Bass, B. M.）によれば，リーダーを含めた集団のさまざまなメンバーが，ある共通の目標について，最小の労力で最大の効果を達成するために状況を整備していく過程である[19]，といわれる。

そしてリーダーシップを発揮するためには，チームリーダーの存在が不可欠であり，リーダー―チームメンバー関係も重要である。前項で述べたとおり，リーダーは民主的なチーム運営と各専門職のもつ専門性の尊重を外すことはできない。またリーダーシップには変革型と維持型が存在し，前者が「先を見越していかに変化に対応するか」に着目するのに対して，後者は現在の形式を滞りなく維持させるために，メンテナンスに焦点を当てるとされている[*1]。

医療・福祉領域でのリーダーは，利用者の状況の変化に敏感である必要があり，ここでいう変革型リーダーシップが求められるといえよう。とくに過去には，こと医療機関において医師を頂点とするピラミッド型が多かった。治療と再発予防に重点が置かれ，医療上の責任を医師が負うことが多かったためである。

しかし今日，社会的入院の解消，地域生活支援の推進，あるいは退院後生活環境相談員の選任など，精神保健福祉士をはじめとするコメディカルスタッフがチームリーダーを担う機会も増加している。

主人公は誰かを思えば，チームリーダーは常に利用者の自己決定権の保障，利用者主体の支援を展開する視点は欠かせない。このことをチームメンバーとも共有すること，少し先の見通しももちつつ意思決定を行えるよう，主体的な参加姿勢を保つことが肝要である。

---

*1 ただしバスはリーダーシップの3つ目の類型として「放任型」をあげており，リーダーの役割を他者に預けようとするなど，望ましい形態とはいえない。

D ● メンバーシップ

　チームが有効な支援につながるためには，当然のことながらチームメンバーがそれぞれの役割意識をもつことが必要となる。それぞれのメンバーはそれぞれの専門的な立場から利用者とのかかわりがあり，それは互いに尊重されなくてはならない。自分の所属分野がもっとも利用者を理解しているとか，テリトリーを守ることに終始してはならない。なおパワーゲームやパワーハラスメントと呼ばれる「人間関係における力によるねじ伏せ」もなかには存在する。それに巻き込まれることなく，利用者の最大限の利益を目的としたチームであることを自他ともに自覚することが必要である。

　「利用者の最大限の利益を守り，それを利用者自身が享受できる」という共通目標に向けて，それぞれの専門職の独自性や見解を尊重しながら，その目標に近づいていくことが最優先される必要がある。別の言い方をすれば，チームを構成する各専門職が，自分たちの支援が利用者の「リカバリー」につながっているか，「ストレングス視点」を大切にしているかといった内省をも含め，他の専門職の意見を傾聴することが重要であるといえよう。また，チーム内での率直な意見表明も大切である。

　これらが実現するには，やはり相互の尊敬とよい人間関係の形成が前提となることを付け加えておく。

E ● ファシリテーション

　チームリーダーにとって必要な技能にファシリテーションがあげられる。リーダーが単なる司会者ではなく，ファシリテーターとしての役割を果たすことで，チームメンバーが意見表明をしやすくなることにつながり，よいアイデアや支援方法が見つかるきっかけともなり得る。ファシリテーターは「促進者」と呼ばれ，自分の意見ばかりを主張するのではなく，また説得にあたるのでもなく，その場に存在しつつ，メンバーの発言を促すとの意味をもつ。

　したがってファシリテーターには，教えることよりもメンバーが気づくこと，提供するよりも引き出すこと，漠然と検討するのではなく行動と現実から学べることなどに敏感な感覚が求められる。これらを促進できるような技能がチームリーダーには求められるのである。

第4章

Ⅳ チームの形態と特徴

A チームアプローチを必要とする背景

　多職種で構成されるチームアプローチとは，専門分化，縦割りのサービス提供，つまり提供サービスの断片化を防ぎ，利用者を「生活を有する人」としてトータルにとらえようとする試みを指す。

　精神保健福祉医療領域，とりわけ精神医療における多職種による連携と協働（チームアプローチ）は比較的早い段階からその必要性が強調されていたものの，過去においては医療モデルにおける治療的側面の強い連携であったといえる。

　政策としての社会福祉基礎構造改革，地域生活移行や地域定着支援へと利用者の暮らしの場がシフトしていくプロセスがある一方，医療の機能分化による，専門職のサービスの断片化もまた危惧されているところである。

　利用者の多様な身体的・精神的状況に対応し，あるいは利用者の目指す目標などによって，その最大の利益を守るためにトータルに対応するための多職種によるチーム連携と協働の必要性が重要視されるところとなってきている。

　精神保健福祉士法制定時，「その業務を行うに当たっては，医師その他の医療関係者との連携を保たなければならない」と規定されていたが，2010（平成22）年改正において，「その業務を行うに当たっては，その担当する者に対し，保健医療サービス，（中略）障害福祉サービス，地域相談支援に関するサービスその他のサービスが密接な連携の下で総合的かつ適切に提供されるよう，これらのサービスを提供する者その他の関係者等との連携を保たなければならない」（法第41条第1項）と改正されたのは，対象とする精神障害者へのサービス提供体制が複雑化，多元化してきた表れともいえる。

　医療におけるチームアプローチの重要性は国も認めるところとなり，診療報酬上では精神科デイケア，精神科リエゾンチーム加算のほか，療養生活環境整備指導加算（新設），精神科退院時共同指導料（新設：多職種共同カンファレンスを条件）などがある。

B チームの形態と特徴

　利用者に医療上の緊急対応（急性期医療や再発）が求められる場合に構成されるチームは，それぞれの専門職がその専門技術や知識を駆使しながらの対応が求められる。認知症をもつ療養病棟に入院している利用者には，比較的緊急性が高くない場合

が多く，救急とは異なるチームアプローチが展開される。地域移行におけるチームモデル，地域生活支援のチームモデルなど，その必要に応じたチームの形態が存在する。精神科リハビリテーションにおいても同様である。

　とくに精神障害者の多くは疾患と障害を併せ持ち，医療サービスと福祉サービスの双方が有効に提供される必要がある対象者であり，精神保健福祉分野におけるチームもまた種々の形態が存在する。以下に示すのは，チームに関する典型的な形態と特徴である。

1 マルチディシプナリーモデル（multidisciplinary model）

　Multidisciplinary とは，集学的，多専門的といった意味をもち，各専門領域の活動が独立している形態である。各専門職がそれぞれの専門分野の知識と技術を活かし，それぞれにアセスメントとケアを行う。またそれらが独立し，並行して行われる形態である。

　例えばスーパー救急では急性期医療を必要とする精神障害者に対し，精神科医は医師として診断と投薬，治療方針を決定する。看護師はその状況に求められる必要な療養上の関与，対応を行う。多くの場合，精神保健福祉士は経済状況の確認と保険の確認，必要な場合は生活保護の通報，家族等との面談による情報収集を行う。

　この状況では，緊急度が高く精神科医が医療上のチームリーダーとしての役割を担い，他の専門職はその指示を基にしつつ，それぞれの専門職の知識と技術を駆使しながら対応することとなる。

　チームとしてとらえる場合，それぞれの専門職が他の専門職のもつ役割に関する一定の理解をしておくことが必要である。

2 インターディシプナリーモデル（interdisciplinary model）

　Interdisciplinary は，チームを構成する専門職の関係性を示す。利用者中心，協力型という意味であり，利用者を中心として，利用者も原則参加しながら，問題の解決を多職種が協力しながら解決していくものである。この場合は前述したような緊急性はない。多職種相互の意見を述べ合いながら意思決定がなされていく。

　専門職としてのそれぞれの役割は一定程度固定しているものの職種間の開放度は高く，いわゆる階層性もなく，相互作用をもつモデルといわれている。

　就労支援をめぐって，障害者職業センターの職員と就労支援施設の精神保健福祉士，医療機関の精神保健福祉士や主治医，利用者が参加してディスカッションを行い，それぞれの考え方や見方を出し合いながら方針を決定していくような形で進められていく。

③ トランスディシプナリーモデル（transdisciplinary model）

Trans には，超える，横切るといった意味がある。文字どおり専門職がチームで対応すべき課題について，専門分野を超えて横断的に役割を遂行するチームのことをいう。ただし前提には，各専門職が意図的・計画的にこれらを実施するという点を押さえておく必要はある。

包括的地域生活支援システム（assertive community treatment；ACT）や精神科デイケアにおけるスタッフはこの形態を用いながら活動をしている。

V　連携における精神保健福祉士の役割

A ● 精神保健福祉士と連携

① ソーシャルワーカーにとっての連携

精神保健福祉士法第41条第1項に連携の義務が規定されているが，精神保健福祉士にとって，連携はどのように位置づけられるのだろうか。

精神保健福祉士は，精神保健福祉分野のソーシャルワーカーである。ソーシャルワーカーは，当事者が抱える生活課題について，当事者個人の問題ではなくその人を取り巻く人と状況との全体関連性から生じているものとしてとらえ，総合的なアセスメントをし，環境や関係性に働きかけていく。その際，しばしば活用するのが社会資源である。フォーマル，インフォーマルを問わず，制度やサービス，人，物，その他あらゆるものの中から具体的に有効な社会資源を想起し，それらと当事者をつなぎ，調整を図っていく過程のなかには，連携も含まれる。つまり，ソーシャルワーカーにとって連携は支援過程の一部であり，言い換えれば，連携はソーシャルワーカーの機能の一つである。

② 所属機関内で完結しない多職種連携

専門職連携教育（inter-professional education；IPE）に力を入れている埼玉県立大学では，専門職連携（inter-professional work；IPW）について，「複数の領域の専門職者（住民や当事者も含む）が，それぞれの技術と知識をもとに，共通の目標を目指す協働」と定義しているが，多職種連携の多職種とは，必ずしも資格をもった専門職ばかりではない[20]。

就労継続支援B型事業所を例にとると，施設長，サービス管理責任者，生活支援

員，職業指導員が配置されている。そのすべてが精神保健福祉士だという事業所もあるが，社会福祉士や作業療法士，あるいは資格をもたない職員がいる事業所もある。作業補助職員や昼食づくりの非常勤職員，ピアスタッフがいる場合もある。就労継続支援Ｂ型事業所に所属する精神保健福祉士は，互いの特徴や役割を理解したうえでチームを組み，事業所のプログラムを通じて就労支援等を行う。本人が一般企業への就労を目指すときには，障害者就業・生活支援センターと連携することが考えられる。あるいは，同居する親が認知症になり，本人の介護負担が増していることに気づけば，計画相談支援を担当する相談支援専門員と協議し，住所地を管轄する地域包括支援センターに本人をつなごうとするかもしれない。ストレスで不眠が続いていることを主治医にうまく伝えられていないならば，受診に付き添うかもしれない。または，本人は一人暮らしをしていて，ごみの出し方を家主に注意されていたら，注意してくれる家主を支え手に転換できるよう，一緒に訪ねて感謝を伝えるかもしれない。

　これらは皆，多職種連携である。ほかにも，個々のニーズに応じ，児童，教育，産業保健，司法，精神科以外の診療科等，精神保健福祉士が連携する分野は多岐にわたる。

③ 地域に働きかけていく連携

　当事者が抱える生活課題は，個別に解決を図っていく対象としてだけでなく，その地域における精神障害者に対する支援体制の課題としてとらえられる。例えば，住宅入居支援事業（居住サポート事業）を市が実施しているものの，形骸化しており，住居をなかなか借りられないという課題があるとする。どんな要因が影響しているのか，地域の独自性や特性を個別化してアセスメントし，地域全体の課題として取り組むには，多機関で連携することが必須である。その際，市町村の協議会（自立支援協議会）や各種専門部会を活用するのは有効な方法である。

　また，2017（平成29）年に厚生労働省が公表した「精神障害にも対応した地域包括ケアシステムの構築」を目指す取り組みとして，市町村で保健・医療・福祉関係者による協議の場の設置も始まっている。これに関与する手立てを探ることも考えられる。

　地域に働きかけていく連携もまた，ソーシャルワーカーとしての精神保健福祉士の重要な機能である。

① 精神保健福祉士の価値・理念と連携

連携には目的と方向性が要る。連携を行うとき，連携を通して意図している事柄が，ソーシャルワーカーの価値と理念に照らして齟齬がないかどうか，慎重に吟味する必要がある。

公益社団法人日本精神保健福祉士協会の業務指針には，「精神保健福祉士がソーシャルワーク業務を展開するにあたり，どの業務にも共通して貫かれなければならない価値と理念」として，「個人としての尊厳，精神保健福祉の向上，自己決定・自己実現，ノーマライゼーションの実現，社会的復権・権利擁護と福祉，共生社会の実現」の6つがあげられている[21]。これらは，精神障害や精神障害者に対する根強い差別や偏見がなかなか払拭されないことや，当事者の意思によらない非自発的な入院が精神科では法的にあり得ること，そして，精神保健福祉士自身が当事者の人権を侵害するおそれがあるという立場性について，協会の前身である日本精神医学ソーシャル・ワーカー協会が「Y問題」によって深く認識したことなどを踏まえて，導き出されている[22]。自身の実践を過信せず，省察する習慣を身につけることが肝要である。

② 連携における当事者との協働

精神保健福祉士が多職種と連携するにあたっては，当事者との協働を忘れてはならない。前述の業務指針では，精神保健福祉士としてとくに重要な視点として，①主体性の回復・尊重（エンパワメント），②ストレングス，③リカバリー，④当事者との協働（パートナーシップ）をあげており，①〜③の視点を具体的な支援につなげるために不可欠なものが，④の当事者との協働であるとしている[23]。

連携においては，どのような職種や機関が連携し情報の共有を行うかについて，当事者本人の意向に添い了解は得られているかどうか，本人の現在や将来の生活に関連のある情報は本人に理解できる形で提供されているかどうか，本人は多職種チームのメンバーに自らの考えを十分に表明できているかどうか，支援は本人の希望とペースに添って行われているかどうか，本人が自ら問題を解決し生活を組み立てる方向に進んでいるかどうか，といったことに注意を払う。当事者との協働が保たれるよう多職種チームに働きかけるのも，精神保健福祉士の役割である。

③ 相談支援過程における連携の手法

個々の人々が抱える生活課題をアセスメントすると，さまざまな課題が複合的に絡み合っていることがしばしばある。それらを解きほぐし，支援目標に沿って複数のサービスを導入するとともに，それらの実施状況を多職種が相互に共有しながらさら

に役割分担を図っていくには，ケアマネジメントの手法が有効である。厚生労働省が2002（平成14）年に示した「障害者ケアガイドライン」では，ケアマネジメントについて，「ケアマネジメントを希望する者の意向を踏まえて，福祉・保健・医療・教育・就労などの幅広いニーズと，様々な地域の社会資源の間に立って，複数のサービスを適切に結びつけて調整を図るとともに，総合的かつ継続的なサービスの供給を確保し，さらには社会資源の改善及び開発を推進する援助方法である」としている[24]。なかでも障害福祉サービスを利用する際に行われる計画相談支援は，いわば制度化されたケアマネジメントである。本人のニーズに基づいてサービス等利用計画案を作成し，市町村の支給決定後，サービス担当者会議を開いて計画を確定したうえで，個々の障害福祉サービスの提供が開始される。その後は一定期間ごとにモニタリングを行って見直しを図り，ケアマネジメントが必要でなくなったときには終結する。精神障害者に対しては，精神保健福祉士が，計画相談支援に携わる相談支援専門員の資格を取得し携わっている例が多い。

　また，多職種が集まるケア会議も，有効な連携の手法である。本人が参画するケア会議を相談支援の節目に効果的に活用することは，エンパワメントにつながる。

C ● 精神科医療における多職種連携と精神保健福祉士

1 主治医の指導

　精神保健福祉士法第41条第2項には，主治医の指導を受ける義務が規定されている。

　精神障害者の生活支援において，精神疾患の病状の安定は大切な要素となる。したがって，本人に関する主治医の評価と治療方針を聞き，相談支援上の留意点について医学的観点から指導を受けることは，病状への影響に配慮した相談支援を行ううえで必要である。また，本人の言動が病状再燃の兆候ではないかと感じたときに，主治医に相談することも考えられる。ただし，何でも病状への影響と関連づけて主治医の見解に頼ろうとするのは，精神保健福祉士の自律性を損なうおそれがある。精神保健福祉士には福祉の専門職としての判断がある。主治医の指導であって指示ではないということも，自覚しておく必要がある。

　なお，主治医と連絡を取るには，本人の身体生命等の安全にかかわる急迫したときを除き，本人の了承が得られていることが前提となる。精神保健福祉士が行う主治医との連携は，本人と主治医との治療関係に肯定的に働くよう配慮しなくてはならない。なぜなら，主治医ともっとも緊密に連携をとる必要があるのは本人だからである。

② 精神科入院医療におけるチームアプローチと精神保健福祉士

　精神科病院は，精神保健福祉士が配置される機関としてもっとも歴史が古く，1948（昭和23）年に国立国府台病院（現・国立国際医療研究センター国府台病院）に「社会事業婦」という名称のソーシャルワーカーの前身が配置されたことに遡る[25]。しかし，精神科病院の事業内容は医療の提供である。利用者への支援計画は診療計画であり，主治医がその立案と実施に責任を負い権限をもつ。そのなかで精神保健福祉士は，二次的に福祉的な機能として相談支援を行う立場にある。にもかかわらず，精神保健福祉士は，人と状況の全体関連性をとらえ関係性に働きかける特性をもち，福祉サービスの導入を含むさまざまな環境調整を行うことによって，チーム医療に必要な職種となっている。

　入院医療において，精神保健福祉士がとくに重要な役割を担うのは，地域移行支援にかかわるチームアプローチである。地域生活に移行するための支援は，入院時から始まる。精神科では，本人の意思に反した非自発的入院があり得るため，そのような入院においても本人の気持ちに寄り添い，人権を尊重し，早期退院を目指す必要がある。医療保護入院者に退院後生活環境相談員を選任するのもそのためである。退院後生活環境相談員になることができる筆頭職種は，精神保健福祉士である。

　治療段階に応じた地域移行支援を行うには，主治医，看護師，作業療法士，精神保健福祉士等の多職種による定例のカンファレンスを活用するのが有効である。各職種が専門的視点に基づく取り組み状況を報告し合い，現状評価と当面の方針，役割分担を協議するなかに，地域移行を進める支援内容も盛り込んでいく。精神保健福祉士は，要点を押さえ，小まめに多職種と情報共有を図りつつ，入院治療目標の達成と同時に地域生活に必要な支援体制が整うように，本人のニーズに合わせて地域の事業者を支援者として導入するとともに，院内多職種との橋渡しを行い，地域移行支援過程をマネジメントする役割を担う。

　一方，精神科病院には，地域移行支援が何年も前に途絶えているか，いまだ始まっていない長期入院者が多数存在する。長過ぎる入院生活を経て退院し地域で暮らすことを諦め，地域移行に向けたかかわりを拒絶する人もいる。些細な取り組みを開始するのは単一の職種でもできるが，難航状態でも粘り強く継続するには，多職種が本人の気持ちに寄り添い知恵を絞るチームアプローチが不可欠である。また，病院内の職種には，病院に所属する職員としての限界もある。地域の事業所等からピアサポーターを含む支援者がチームに加わり，じかに本人とかかわることは，大きな推進力となる。地域移行支援は，社会全体の課題である。地域の事業所等に所属する精神保健福祉士から，精神科病院の精神保健福祉士に対し，チームを組もうと働きかけることも重要である。

3 精神科外来・訪問支援におけるチームアプローチと精神保健福祉士

　外来でのチームアプローチとして広く行われているのが，精神科デイケアである。医師，作業療法士，看護師，公認心理士，精神保健福祉士といった職種で構成され，社会生活機能の回復を目的として，個別の目標に応じ，グループワークを用いた多彩なプログラムを提供する。各職種はデイケアスタッフとしてグループワークやそれ以外の役割を共通して担当するため，一見職種の違いが明確ではないが，職種ごとの視点を活かして連携し，利用者にかかわる。

　また，主治医の方針に基づき自宅等を訪問する精神科訪問看護も広く行われている。看護師，作業療法士，精神保健福祉士といった職種がチームで携わり，本人や家族にそれぞれの職種特性を活かして療養上の助言指導や相談支援を行う。

　さらに，重い精神障害のある人を対象にした，アウトリーチによる24時間365日の包括型地域支援プログラム（assertive community treatment；ACT）もある。入院ではなく地域で当事者の希望する生活を実現するために，看護師，精神保健福祉士，作業療法士，精神科医等の多職種チームが必要な支援を届けるもので，ケアマネジメントの１つのモデルである。

Ⅵ　多職種連携・多機関連携（チームアプローチ）の実際（事例分析）

　多職種連携・多機関連携の実際をイメージできるように，事例をあげ，局面ごとに追っていくこととする。連携における精神保健福祉士の役割を考えてみてほしい。

クライエントの概要

　Ａさん。42歳の男性。両親との３人暮らし。兄弟はいない。高校を卒業後二浪して大学に入学したが，友人関係でつまずき自宅にひきこもるようになり，次第に家庭内で荒れて物を壊したりするようになった。さらに，「食事に毒が入っている」「自分を殺そうとしている」などと言って母親に暴力を振るうようになり，25歳のときに統合失調症と診断され，精神科病院に入院した。しかし，退院後は通院と服薬が継続できず，病状悪化と入院を繰り返してきた。退院するときにデイケアの通所や訪問看護の利用が開始となることもあったが，通所は定着せず，訪問看護師が訪ねても寝ていて出てこないことが多かった。同居する両親は，そのうち利用を諦めてしまった。

　今回も，Ａさんは，昼夜逆転して何カ月も入浴や着替えをしなくなり，「こん

なふうになったのは全部親のせいだ」と言って両親を責め，物を投げたりするようになった。そして，5回目の入院となった。父親の同意による医療保護入院だった。

A ● 精神科病院の精神保健福祉士のアセスメントと連携の方向性

担当の退院後生活環境相談員となった精神保健福祉士は，Aさんと面接した。Aさんは，「入院になったのは仕方がないが，早く家に帰りたい」と言った。これまでの生活について尋ね，この20年，両親以外の誰とも交流はないことを把握した。家に帰ってやりたいことを尋ねると，「別に。ゆっくりしたい」と言った。一方，両親は，「私たちももう70歳。心底疲れた。もう一緒には暮らせない」と言っていた。

精神保健福祉士は，人と状況の全体関連性をとらえる視点から，精神障害のあるAさんとAさんのケアを担ってきた両親の世帯が，周囲からのサポートのないまま地域の中で孤立し，家庭内の緊張が高まると，精神科病院が危険回避と一時的な休息を提供する役割を果たしてきたとアセスメントした。精神保健福祉士はAさんに，Aさんが将来に展望がもてるよう，退院に向けた支援をしていきたいと伝えた。Aさんは，「展望なんかないよ」とつぶやいた（**図4-7**）。

B ● 精神科病院における多職種連携

1 病棟での多職種のカンファレンス

入院から10日後，病棟で定例のカンファレンスがあった。Aさんについて，主治医は，「当面は病状の安定を図る。医療中断による再発を繰り返しているので，心理教育や薬剤管理指導，作業療法の導入を進め，退院後はデイケアなど利用できるとよいが，難しければ，病状が改善したところで退院とせざるを得ない。両親は同居できないと言っているが，社会的入院は避ける」との見解だった。それを受けて，看護師は「日中もベッドで横になったままカーテンを閉め切って過ごし，着替えや入浴は促してもなかなか応じない。もし，両親と同居できずグループホームなどに入るなら，規則正しい生活リズムの獲得と整容等のセルフケアの向上が課題だ」と言った。精神保健福祉士は，「長年にわたり，社会的サポートのないまま両親がケアをせざるを得なかったことが問題。Aさんの生活にも展望は開けない。社会的入院を避けるためにも，地域の支援者との顔合わせが実現するよう進めたい」と発言し，作業療法士は「活動性の幅を広げるために，一度Aさんに会って病棟内の作業療法プログラムに誘ってみたい」と言った（**図4-8**）。

図4-7 ◆ 連携の方向性

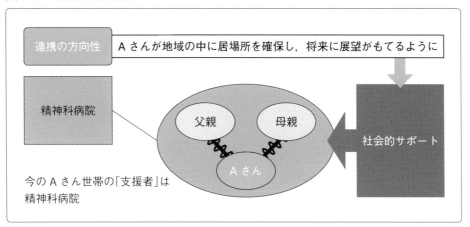

図4-8 ◆ Aさんの入院当初の病棟カンファレンス

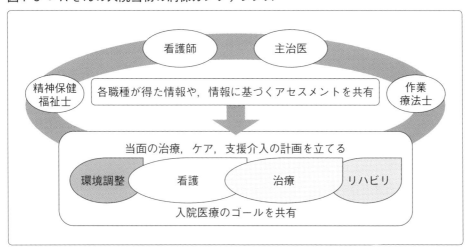

[2] 医療保護入院者退院支援委員会という，法制度にのっとったツールを用いた連携

　精神保健福祉士は，週に1回ほどAさんに声をかけ，とりとめのない世間話をしてAさんの人柄や関心事の把握，Aさんとの関係づくりに努めた。同居できないと両親から言われたことをAさんは話題にしたがらず，受け止めきれないでいることがうかがえた。

　入院から1カ月半が過ぎたころ，推定された医療保護入院期間は2カ月だったので，精神保健福祉士は医療保護入院者退院支援委員会の設定の準備に取りかかった。Aさんに会の趣旨を説明し，外部から出席してもらいたい人について尋ねたところ，

図4-9 ◆ 医療保護入院者の権利擁護のための医療保護入院者退院支援委員会

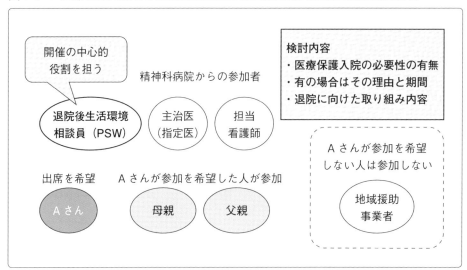

両親をあげた。精神保健福祉士のほうから，「身内以外で何かと力になってくれる人」にも会ってみないかと打診したが，Aさんは希望しなかった（図4-9）。

　当日は，精神保健指定医である主治医，担当看護師，精神保健福祉士と，Aさん，両親が出席し，精神保健福祉士が司会を担当した。主治医から，病状も安定し，薬の調整はほぼ終わったと伝えられた。非自発的な再入院を避けるために退院準備を整えようという話になり，Aさんは任意入院に変更となった。すると両親が口を開き，「もう同居はできない。独立して暮らすことを考えてほしい」と言った。Aさんは，「じゃあ，どうすればいいんだよ」と声を荒げたが，ひるまず両親は，「同居以外の方法で応援したい」と言った。精神保健福祉士は，「Aさんが人生を開くチャンスになるかもしれない」と伝えた。主治医は，「確かに大事な岐路になる。精神保健福祉士とよく相談するように」とAさんに言った。Aさんは反論しなかったが，押し黙って返事もしなかった。

C ● 精神科病院からの地域移行を進める多職種連携

1 地域の支援者を導入するための連携

　精神保健福祉士は，引き続き時折Aさんと面接したが，Aさんは両親との生活を望んだ。病棟内でも相変わらず日中も横になってばかりで，ベッド周りも乱雑であり，整容等のセルフケアも改善しなかった。担当看護師は，Aさんの動機づけを図るため，達成できたらシールを貼るチェックシートを作成したりしたが，長続きしなかった。作業療法士は，一緒に作業療法のプログラムを見学したが，Aさんは興味が

ないと言って結局参加には至らなかった。Aさんは、ときどき自宅に電話をかけ、険しい表情でまくし立てていた。

それからしばらくして、精神保健福祉士はAさんに、「だまされたと思って、退院を手伝ってくれる人に会ってみませんか」と持ちかけた。Aさんは、「会っても仕方ない」と言ったが、拒否はしなかった。精神保健福祉士は、Aさんの入院前の住所地の市で一般相談支援を行っている相談支援事業所に連絡を取り、一度会いに来てもらえないかと打診した。すると、「喜んで行きます」という返事が返ってきたので、Aさんにそれを伝えた。

相談支援事業所から来院したのは、精神保健福祉士の資格をもった相談支援専門員だった。Aさんと会い、Aさんが住んでいた地元の商店街や安くておいしい定食屋の話をし、いつか一緒に行こうとAさんを誘った。Aさんは、戸惑いつつも関心を示した。計2回の訪問を経て、Aさんは障害者総合支援法に基づく地域移行支援を利用することに同意した。市の障害福祉課のケースワーカーも来院してAさんと面接し、入退院を繰り返し長期入院になるおそれもあるということで、地域移行支援事業の支給決定が下りた。

2 2つの機関の精神保健福祉士を介した地域移行支援に関する連携

相談支援専門員は、Aさんとの関係づくりを兼ねて一緒に外出した。月2回、外食や公共交通機関の利用を通して、Aさんも社会経験を重ねていった。あるとき、相談支援専門員が所属する法人の就労継続支援B型事業所の利用者のBさんが、ピアサポーターとして一緒に来院した。BさんはAさんと同年代で、「自分はずっとひきこもっていて、一人暮らしの経験もなかったけど、何とかなるものだよ」と語った。Aさんは、Bさんに、一人暮らしについていろいろ聞かせてもらった。また、Bさんに誘われて、就労継続支援B型事業所の見学に行った。きれいな建物で、20代〜60代くらいまでの人々が、リサイクルショップの運営とダイレクトメールの封入・封かんの作業をしていたのを見て、Aさんは、「想像していたのと違って、意外と楽しそうだった」と言った。一方、病院では服薬トレーニングが開始され、両親にも進捗状況が伝えられた。

病院の精神保健福祉士と相談支援専門員は、院内での取り組みの経過と地域での支援経過の報告の橋渡しをする一方、Aさんの反応を確認し、Aさんのペースに合わせて進むよう、調整を図った（**図4-10**）。

3 当事者を中心に据えたケア会議を用いた多職種・多機関連携

Aさんは、一人暮らしを前向きに考えるようになってきた。病院の精神保健福祉士と相談支援専門員は、エンパワメントを意識して、支援の節目となるケア会議の開催をAさんに提案した。関係する支援者が一堂に会して協議できるので、一人暮らし

図4-10 ◆ 2人の精神保健福祉士（PSW）が連携し，地域移行支援の歩調を合わせる

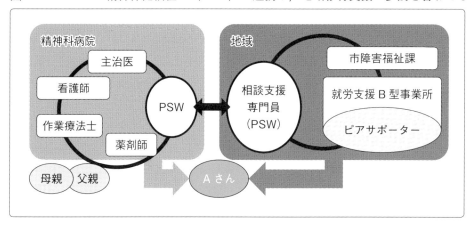

図4-11 ◆ 地域移行支援の節目で開催するケア会議

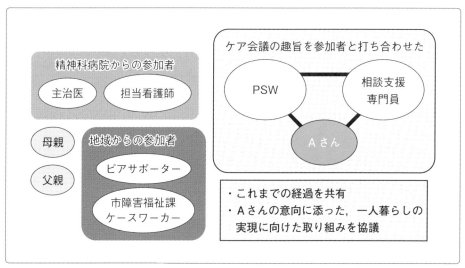

の実現計画を立てるには有効な方法だと説明すると，Aさんは開催を希望した。ケア会議の参加者はAさんの意向を確認しながら決め，相談支援専門員，ピアサポーターのBさん，市の障害福祉課のケースワーカー，両親，主治医，担当看護師，精神保健福祉士とした（**図4-11**）。

ケア会議では，各自，これまでの実践経過について要約して報告し合い，住まいについて具体的に考える段階に来ていることを共有した。Aさんは一人暮らしの経験がないので，世話人がいるグループホームがよいという意見もあったが，Aさんが希望する実家の近くには，グループホームが空く予定がなかった。Aさんは掃除が苦手なので，一般の賃貸住宅なら家事援助のホームヘルパーが利用できるという意見もあった。ほかにも，訪問看護や日常生活自立支援事業を利用すれば心強いのではないか，

図4-12 ◆ 生活を見守る連携

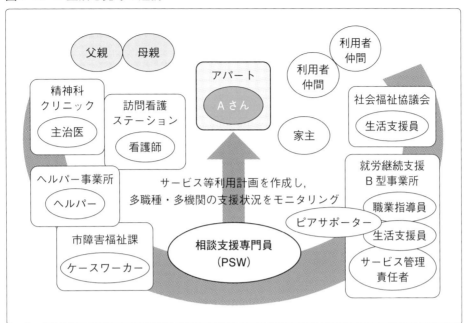

居住サポート事業を利用して賃貸住宅を借りれば，問題が発生したときは家主等との調整もできるといった提案も出た。協議の結果，まず，賃貸アパート型のグループホームの体験利用を何度か行い，アパートでの一人暮らしを体感し，そのうえで居住サポート事業を利用したアパート探しを行うこととなった。両親は，Aさんが前向きに取り組んできたことと，ここまで準備が進んでいることに感謝したいと言った。Aさんは少し照れくさそうだった。

D ・ 地域での生活を見守る連携

1 当事者の生活状況や希望に添った連携

　その後，Aさんは賃貸アパートに退院し，1年が過ぎた。Aさんの生活は，概ね安定している。計画相談支援を担当している相談支援専門員が，定期的にモニタリングしてAさんを見守っている（**図4-12**）。Aさんは，入院中に見学した就労継続支援B型事業所に通所し，少しずつ利用日数を増やしている。利用者仲間もできた。近所の定食屋に一人でも入れるようになり，コンビニエンスストアで公共料金を支払うのにも慣れた。訪問看護師が，生活の知恵をいろいろアドバイスしてくれている。両親から振り込まれる生活費は，日常生活自立支援事業で生活支援員にやりくりの仕方を教えてもらい，半月分ずつ一緒に預金を下ろしている。部屋の片づけや掃除は，ホー

図4-13 ◆ ネットワークを作り出す仕かけ

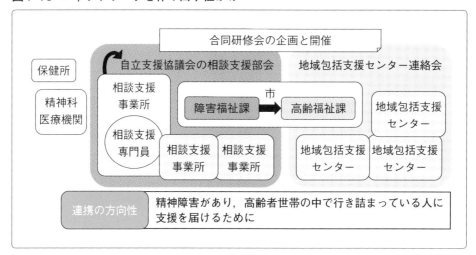

ムヘルパーが来たとき以外に自分ではやらない。先日，母親が様子を見に来て驚き，水回りの大掃除をして帰って行った。通院先は，自宅から近い精神科クリニックを紹介してもらい，そちらに通院中である。

② ネットワークを作り出す仕かけ

　Aさんの地域移行支援を担当した相談支援専門員は，精神障害があって家庭内だけで人間関係が完結し，閉塞した生活で自己肯定感がもてずにいる人に対し，何らかの形で支援を届けたいと考えた。そこで，「8050問題」にも対応している地域包括支援センターに自分たちの存在や実践を理解してもらってはどうかと，自立支援協議会の相談支援部会で提案した。検討を重ねた結果，市の障害福祉課と高齢福祉課の協力の下，市内の相談支援事業所と地域包括支援センター，保健所の合同で，架空事例を用いた研修会を開催することとなった。研修会には，近隣の精神科医療機関にも参加を呼びかけた（図4-13）。

引用文献

1）吉池毅志，栄セツコ：保健医療領域における「連携」の基本的概念の整理；精神保健福祉実践における「連携」に着目して．桃山学院大学総合研究所紀要，34（3）：109-122，2009.
2）野中　猛：図説ケアチーム．中央法規出版，2007，pp.14-15.
3）野中　猛：協働とチームワークの概論；医療保健福祉領域におけるチームワーク論．日本福祉大学講義資料，2008.
4）日本在宅ケア学会監，白澤政和，福島道子編集代表：在宅ケア事典．中央法規出版，2007.
5）野中　猛：図説ケアマネジメント．中央法規出版，1997，pp.86-87.
6）日本精神保健福祉士協会編：生涯研修制度共通テキスト．第2版，日本精神保健福祉士協会，2013，pp.16-17.
7）谷中輝雄：生活支援；精神障害者生活支援の理念と方法．やどかり出版，1996，pp.145-178.
8）これからの精神保健医療福祉のあり方に関する検討会：新たな地域精神保健医療体制のあり方分科会にお

ける論点整理（7月15日）の報告. 2016.
https://www.mhlw.go.jp/stf/shingi2/0000138405.html

9) 厚生労働省：精神障害にも対応した地域包括ケアシステムの構築について. 2017.
https://www.mhlw.go.jp/stf/seisakunitsuite/bunya/chiikihoukatsu.html

10) 谷中輝雄編著：谷中輝雄論稿集II かかわり. やどかり出版, 1993.

11) 荒田　寛：チームアプローチと多職種連携（IPW）. 精神保健福祉士養成セミナー編集委員会編, 精神保健福祉士養成セミナー③；精神保健福祉相談援助の基盤 [基礎][専門]. 第6版, へるす出版, 2017, p.154.

12) 石原孝二, 河野哲也, 向谷地生良編：精神医学と当事者. 東京大学出版, 2016, pp.3-30.

13) 上野容子：援助・支援の目標をどう共有するか？ 精神科臨床サービス, 7（4）：487-490, 2007.

14) デイビッド・P・マクスリー著, 野中　猛, 加瀬裕子監訳：ケースマネジメント入門. 中央法規出版, 1994, p.120.

15) 上原　久：連携の概念と関係性. 野中　猛, 野中ケアマネジメント研究会, 多職種連携の技術（アート）；地域生活支援のための理論と実践. 中央法規出版, 2014, pp.219-229.

16) 荒田　寛：前掲書, p.152.

17) 佐々木敏明：チーム医療における精神保健福祉士の役割. 精神保健福祉士養成セミナー編集委員会編, 精神保健福祉士養成セミナー④；精神保健福祉の理論と相談援助の展開I. 第6版, へるす出版, 2017, p.263.

18) Tuckman, B. W., Jensen, M. A. C.：Stages of Small-Group Development Revisited. Group and Organization Studies, 2（4）：419-427, 1977.

19) パトリック・W・コリガン, ダニエル・W・ギフォート編, 野中　猛監訳：チームを育てる；精神障害リハビリテーションの技術. 金剛出版, 2002.

20) 埼玉県立大学編：IPWを学ぶ；利用者中心の保健医療福祉連携. 中央法規出版, 2009, p.13.

21) 公益社団法人日本精神保健福祉士協会編著：精神保健福祉士業務指針及び業務分類. 第2版, 2014, p.16.

22) 日本精神医学ソーシャル・ワーカー協会第30回全国大会運営委員会編：日本精神医学ソーシャル・ワーカー協会の歩み　1984～1993. 1994, pp.38-43.

23) 公益社団法人日本精神保健福祉士協会編著：前掲書. p.18.

24) 厚生労働省：障害者ケアガイドライン. 2002.
https://www.mhlw.go.jp/topics/2002/03/tp0331-1.html

25) 柏木昭編著：精神医学ソーシャル・ワーク. 岩崎学術出版社, 1986, pp.32-34.

第4章

第 **5** 章

ソーシャルアドミニストレーション
の展開方法

I ソーシャルアドミニストレーションの概念とその意義

　一般的には，「社会福祉運営管理」として，狭義には，社会福祉施設や機関などの運営管理を指し，広義では，国や地方自治体の社会福祉制度・政策や行政などの社会福祉組織の諸活動の全体が含まれる[1]。狭義の意味で，「社会福祉施設運営管理」という場合もある。

　アドミニストレーションには，公的な政策の実行を指す行政・統治・施政などと，組織による合目的性のある活動である経営・管理・運営といった2つの意味がある。社会福祉におけるアドミニストレーション研究の歴史においても，その2つの意味を象徴するように，イギリスで研究されたソーシャルアドミニストレーションと，アメリカで研究が進められたソーシャルウェルフェアアドミニストレーションに研究の方向性が分かれている。

　イギリスにおける施設運営管理の研究は，行政の施策，自治体の役割と責任などを主な研究対象とし，提供されるサービスが人々のニーズを満たしているかという視点から福祉施設の運営管理のあり方を追求した。1967年には，ティトマス（Titmuss, R. M.）が，イギリス社会福祉管理学会第1回大会にて，ソーシャルアドミニストレーションについて，「基本的には一連の社会的ニーズの研究と，欠乏状態のなかでこれらのニードを充足するための組織（それは伝統的には社会的諸サービスとか社会福祉とよばれるもの）がもつ機能の研究に携わること」[2]であるとし，「現行の施策と変動する社会のニーズとの関係をより良いものにするためにも，その双方についての十分な知識がなければならない」[3]とする考えを示している。イギリスでは，第二次大戦後，福祉国家体制の確立のなかで，わが国の社会福祉とほぼ同じ意味としてソーシャルアドミニストレーションが使われていた。それは，国の示す大きな体制や制度施策が，福祉サービスを展開する組織を介して社会的なニーズを満たしているかが問われていたのである。

　一方，アメリカでは，社会福祉施設の運営管理はソーシャルワーク実践における方法論の一つとして研究されており，1950年代には，福祉サービスを提供する機関や組織，施設などが，サービスの質を向上させ，目的と役割を十分に果たすための運営管理という意味でソーシャルウェルフェアアドミニストレーションという用語が使用されている。そこでは，イギリスのように政策と結びつけて考えるのではなく，施設がどのようにサービスを提供するのかに焦点が当てられている。組織の目標や方針をソーシャルサービスの中に移しこみ，それを組織経営に携わる理事や職員などが，個別的に，または集団的にふさわしい方法でサービスを提供するために実行されるプロセスが重要視された。そのため，企業等で用いられた経営管理の方法からも影響を受

けている。

このソーシャルアドミニストレーション研究の方向性の違いは，それぞれの国策としての福祉のあり方の違いが影響しているのではないかと推測される。イギリスは，戦後「ゆりかごから墓場まで」という言葉があるように，**国民保健サービス**（National Health Service；**NHS**）によって，国民の医療・福祉を支えてきた。つまり，施策によって後ろ盾されたサービスをいかに国民のニーズにあった形で提供するかに焦点化されたアドミニストレーション研究が必要とされたのである。

一方，アメリカでは，国の制度として**メディケイド**と呼ばれる低所得者の医療制度はあるものの，その運用は州政府に委ねられており，州によって内容が違う。年金なども社会保障傷害保険（SSDI）や補足的保障所得（SSI）などがあるが，基準は厳しくすべての国民をカバーしているわけではない。保険や年金は民間会社に委ねられており，加入は自由である。自由意志を尊重する施策から，低負担・低福祉とも評されている。障害者や高齢者に提供される福祉サービスは，国全体をカバーする保険や制度がないため，州政府が独自に展開している。州から予算配分された資金で，民間の組織・団体が指定管理のような形でサービス提供を担っている。そのため，国の施策ではなく，組織がどのように目的を達成するかに焦点が当てられたアドミニストレーション研究が深められたと考えられる。

そのような研究の変遷のなか，わが国においては，イギリスのアドミニストレーション研究について**三浦文夫**[4]がティトマスらの文献を紹介し，ニーズ研究を深めて福祉政策について論じてきた。社会福祉の政策とその管理・運営について社会福祉経営論としてまとめている。一方，アメリカのソーシャルウェルフェアアドミニストレーション研究については，**重田信一**が文献を翻訳紹介し，アドミニストレーションについて，「組織の機構・運営過程を調整し，また職員の勤務条件その他の整備をはかるなどして，その組織目的を完遂し，また目的そのものも社会変動に伴う地域住民のニードの変化に対応するよう検討し修正する働きなど多面的な活動を統括した一つの組織活動」[5]と論じている。

こうした三浦，重田らの研究もあって，ソーシャルアドミニストレーションは，戦後ソーシャルワーク教育のベーシック6（ケースワーク，グループワーク，コミュニティオーガニゼーション，ソーシャルアドミニストレーション，ソーシャルアクション，ソーシャルワークリサーチ）の一つとして，福祉系大学教育においてスタンダードな科目として位置づけられた。

そして研究の変遷を経ながら，一般的には，「社会福祉運営管理」として，狭義には，社会福祉施設や機関などの運営管理を指し，広義では，国や地方自治体の社会福祉制度・政策や行政などの社会福祉組織の諸活動の全体としてとらえられるようになった。ソーシャルアドミニストレーションの対象領域については**図5-1**のように整理される。

第5章

図5-1 ◆ ソーシャルアドミニストレーション対象領域図

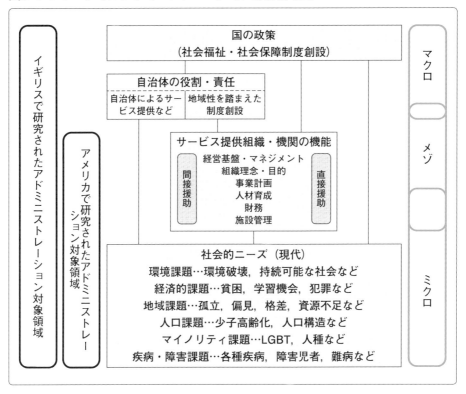

社会福祉基礎構造改革以降の福祉政策の方向性の転換のなかで，わが国のソーシャルアドミニストレーションのとらえ方にも変化が生じている。広義のとらえ方は薄れ，どちらかというと狭義のとらえ方が注目されることが多くなっている。ただし，新たな視点から中間的なとらえ方も生まれてきている。

ソーシャルアドミニストレーションの目指すものは，国や自治体による福祉施策の実行およびそれに伴う福祉サービスの提供が，社会的なニーズに対して，効果的，効率的に充足されているかの検証と必要な改善の一連のプロセスといえる。つまり，施策や福祉関連法制が福祉サービスにどう影響を与えるかを理解し，サービス提供組織が組織理念の下で，どのように制度を活用しつつ，そこで働く者が意欲的に目的達成に挑むようマネジメントされ，社会全体や地域におけるニーズに応えているかが中心的課題となるのである。本論では，そうした全体の理解を踏まえつつ，ソーシャルアドミニストレーションの展開について，組織の運営管理とその組織で働く精神保健福祉士の役割に焦点を当てていく。

ソーシャルワーク教育におけるソーシャルアドミニストレーションの位置づけをみると，近年では社会福祉士・精神保健福祉士の国家資格化に伴う，教育体系の再編のなかで徐々に内容が分断され，１つの科目としての存在感は失われているのが現状で

ある。社会福祉士養成課程の中で，当初は「社会福祉援助技術総論」の中に間接援助技術として位置づけられ，「社会福祉援助技術各論Ⅱ」の中で「社会福祉の運営と計画の技術」という形で教育されることなった。そして，その後の改正によって，「福祉行財政と福祉計画」「福祉サービスの組織と経営」として，政策と組織経営は分断され，さらに2019年に示された新カリキュラムにおいては，「福祉サービスの組織と経営」はそのままであるが，「福祉行財政と福祉計画」は科目からなくなり，「社会福祉の原理と政策」「地域福祉と包括的支援体制」「社会保障」に分散されることとなった。

　一方，精神保健福祉士養成課程においては，当初社会福祉士同様，「精神保健福祉援助技術総論」の中に間接援助技術として位置づけられていたが，その後の改正で，社会福祉士養成課程にある「福祉サービスの組織と経営」は精神保健福祉士の専門科目には入らず，「精神保健福祉の理論と相談援助の展開Ⅰ」「精神保健福祉の理論と相談援助の展開Ⅱ」の中で，ふれられているものの，ソーシャルアドミニストレーションについて体系立てて説明するテキストは見当たらなくなっている。しかし，2019年に示されたカリキュラム改正にて，本項である「ソーシャルアドミニストレーションの展開方法」が組み込まれることとなった。

　2019（平成31）年2月25日に行われた第2回精神保健福祉士の養成の在り方等に関する検討会において，精神保健福祉士に求められる役割について，人と環境の相互作用を視点に置いた包括的アプローチを実践上の特性としたうえで，「ミクローメゾーマクロ」の連続性のなかで業務を展開することが求められているとし，また精神保健福祉士が活動する際に求められる視点として11の視点を示している。その中で，ミクローメゾーマクロの連続性を踏まえた包括的アプローチ，個人・集団・地域それぞれにおける個別化の視点，パートナーシップの視点，社会のニーズや構造をとらえ根拠に基づいて活動する視点，医学モデルのみならず，生活モデルや社会モデルなど多角的な視点などは，ソーシャルアドミニストレーションの中で重要視される考え方であり，ソーシャルワーク援助技術の一つであるソーシャルアドミニストレーションが，現代の精神保健福祉分野におけるソーシャルワークにおいて，重要な位置づけがされていることを表している。

　ソーシャルワークの中でソーシャルアドミニストレーションが再度注目されることになったのは，時代背景を考えると必然性がある。1990年代後半から始まる社会福祉基礎構造改革を起点として，福祉サービスが措置から契約へと転換され，介護保険法，障害者総合支援法において展開される福祉サービスは，規制緩和によって企業が参入し，競争原理の働く市場が定着している。そして，介護サービス，障害福祉サービスだけでは解決できない，もしくは手が届かない問題が浮き彫りになり，少子高齢化に伴う福祉人材不足も絡みあって，持続可能な社会のあり方として，地域共生社会を目指すために包括的なケアシステムが必要となった。つまり，福祉サービスを提供

図5-2 ◆ 福祉サービスの経営体系図

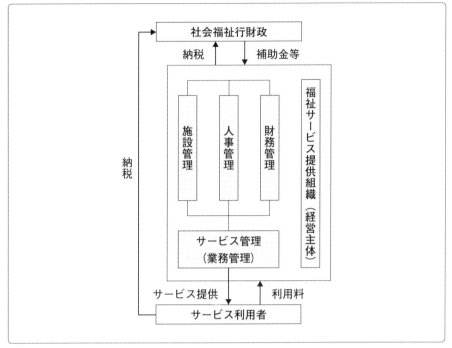

資料　京極高宣：福祉法人の経営戦略. 中央法規出版, 2019, p.5.

する組織・団体が，合目的的に組織を展開し，生産性や効率性も備え，人材不足や働き方改革にも適応し，ニーズ充足を図る有機的活動が実施されるためには，ソーシャルアドミニストレーションについての知識を備えたソーシャルワーカーが組織経営を行ったり，現場でサービスを行ったりすることが強く求められる時代となったのである。かつて，措置の時代には，行政が作成したプランや予算に基づいて，施設を運営することがサービスを提供する組織には求められた。そこに組織のマネジメントはあまり必要ではなかった。しかし，契約の時代になり，競争原理の働く時代となり，方向性を誤るとサービス提供組織である公益性の高い社会福祉法人であっても，倒産する時代である。福祉の理念をしっかりと根づかせながら，社会のニーズに対し，包括的に事業展開できる組織が求められるのである。そのような時代背景も踏まえたうえで，「政策・経営・臨床」という三相構造論を展開している京極高宣は，ソーシャルアドミニストレーションの概念について，福祉における経営概念という視点から，政策と実践を統合する機能をもつものとし，「三浦文夫氏に代表される福祉社会学的な広義のソーシャル・アドミニストレーション（社会福祉経営）より狭い概念であり，他方で重田信一氏に代表されるソーシャルワークの一部としての狭義のソーシャル・アドミニストレーション（団体運営管理）より広い概念である」[6]としている。そして福祉サービスの経営体系について図5-2のように示し，自らの社会福祉法人経営の

経験から，社会福祉法人の経営管理である福祉マネジメントの重要性を説いている。

　今後わが国の社会福祉実践においては，社会の変化を踏まえてニーズを分析し，地域のアセスメント力を備え，組織の目指すべき方向性を定め，それに基づいた組織のあり方や働き方の構造とプロセスについて，理解し実践できる人材が求められることになる。そして，行政の施策動向を踏まえ，組織としての理念に適った取り組みについて検討していく必要がある。例えば，精神保健福祉領域においては，厚生労働省精神・障害保健課主導で，「精神障害にも対応した地域包括ケアシステムの構築」を推進する事業が全国的に展開されているが，この事業の概要を理解し，地域性も考慮したうえで，組織的に関与できることについて，事業計画に反映させることなどが考えられる。また，従来取り組んできた分野に固執するのでなく，近年わが国で多発する災害への対応について，組織としての**BCP**（business continuity plan）の作成はもとより，福祉避難所としての機能付与や地域の防災訓練への参加なども組織的な全体の方向性の下で進めるべきである。現在，世界的に各国で経済や生活にダメージを与えている新型コロナウイルス感染症 COVID-19（coronavirus disease 2019）の影響も組織にとって，当面事業経営的に無視できない事態が継続しそうである。また今後は，地球規模で SDGs（Sustainable Development Goals，持続可能な開発目標）なども意識した，シームレスな組織のあり方や働き方についても考えなければならない時代が来るのではないだろうか。これら，社会の変化に対応しつつ，人々の福祉的なニーズの充足を図る活動の展開において，ソーシャルアドミニストレーションの重要性はますます高まるであろう。

Ⅱ　組織と精神保健福祉士の関係性

A　組織経営（医療経営・事業経営）とソーシャルワーク

　わが国において，医療機関にソーシャルワーカーが配置されたのは戦前であったが，一部の病院に限られていた。全国的に配置されるようになったのは，戦後 GHQ 主導によって保健所法に「**医療社会事業員**」が規定され，保健所や結核療養所への配置が指導されたことによる。その後，1950年代には精神科を含む民間病院においても配置が進むようになり，1953（昭和28）年には日本医療社会事業協会（現・公益社団法人日本医療社会福祉協会），1964（昭和39）年には日本精神医学ソーシャル・ワーカー協会（現・公益社団法人日本精神保健福祉士協会）が設立された。しかし，社会福祉士や精神保健福祉士が制度化される以前は，医療の現場において，国家資格がな

い職種としてさまざまなジレンマを抱えながら業務を行わざるを得なかった。国家資格がないことで他職種から専門性を低くみられることであったり、病院にとっては収入に結びつく仕事ではないことから身分保障が不安定であったりと、労働者として働くうえでの諸課題をはらんでいた。しかし、全国的にその数は増え続け、現在では、社会福祉士・精神保健福祉士という国家資格の創設を経て、診療報酬上の要件にその名称が付されるようになったことで、医療機関への配置がさらに促進されるようになっている。このような歴史のなかで、国家資格化以前から、また資格化された後であっても、医療機関に勤務するソーシャルワーカーは、常に経営的な圧力や他職種との関係性のなかで、どう対処するかを考えながら業務を行ってきたのである。精神科病院においては、診療報酬に資格名が入ったことや医療機関での雇用が進んだことで、精神保健福祉士が多数採用されることは珍しくなくなり、経営的圧力も他職種とのジレンマも相対的に減っていると思われるが、組織内では少数職種であることが多く、いまだに同様の状況下で働く精神保健福祉士は少なからずいると思われる。

　一方、福祉サービス提供機関においては、ケアワーカーとソーシャルワーカーが中心的な人材となっており、医療機関と比べると経営的な圧力や他職種とのジレンマを感じることは少ない。ただ、福祉サービス提供機関であっても、社会福祉法人やNPO法人だけでなく、医療法人が経営母体であることも少なくない。最近では、株式会社や有限会社などの一般企業による経営も増えている。そうした経営母体の違いによって、働く職員の労働環境や労働条件、待遇などにも違いがあり、その組織によってどのような役割を与えられているか、期待されているかにも差がある。経営者からすると、組織の一職員として期待することとサービス提供における精神保健福祉士として期待することにも違いがある。そのような組織内におけるポジショニングを理解することは、働くうえで必要なことであり、その期待に応えることによって、社会的ニーズが充足されることにつながる。ただし、精神保健福祉士の倫理綱領に照らして、経営者の要求する業務や方針がクライエントに不利益を生じさせるようなおそれがある場合、それを指摘し、クライエントの権利を擁護するための行動を起こさなければならない。実際にそのような場面に置かれたときには、相当の心理的なストレスが生じることが想定される。経営者側から期待されていることと、サービス受給者であるクライエント側から期待されていることが必ずしも同じわけではなく、それは国による施策と現場のニーズを考えると制度や計画の実行において、大きな齟齬が生じることは、社会が変化する以上、必然といえるであろう。

　それをマクロ視点から考えると、ソーシャルアクションによって、国や自治体に伝えたり、提言したり、改善を要求したりすることがPDCA（plan-do-check-action）のチェック機能になる。ミクロ視点で考えると組織において、組織内の機能を変える必要があるのか、経営者の方針を変える必要があるのか、支援のあり方を変える必要があるのかを見定め、必要な行動を起こすことが組織内のPDCAを回す

ことになる。組織が自らに課した目的と期待される役割を全うするために，チェック機能だけでなく，PDCA を構築する人材として，ソーシャルワーカーがアドミニストレーション機能を発揮することは，組織にとっても，地域にとっても，国の施策にとっても，重要な要素となるはずである。

B ● 専門職と被用者（二重のロイヤルティ）

ロイヤルティ(loyalty) は，「忠実」「忠誠」「誠実」などの意味がある。組織や人事においてロイヤルティという言葉を用いる場合，組織への愛着や忠誠心，帰属意識などを意味する。**レヴィ**(Levy, C. S.) は，ソーシャルワーク倫理についての著書において，ソーシャルワーカーと雇用者の関係について，「ソーシャルワーク倫理は，ソーシャルワーカーが雇用者に対して誠実であること，雇用者に対する責任を果たすため良心的に努力することを求めている。そのなかには，雇用者の方針や手順に従うことが含まれている（例外を正当化するような，不法な，詐欺的な，破壊的な，差別的な活動は除外する）」[7] と述べている。**二重のロイヤルティ**とは，ソーシャルワーカーに付された倫理に基づく業務とレヴィが除外するといっている括弧の中のことなど，雇用者から要求されるクライエントの不利益となり得る業務とにおける葛藤を意味する。つまり実践現場においては，専門職に課された倫理（精神保健福祉士の倫理綱領など）に基づく業務の遂行と，雇用されている組織（経営者）が求める業務の遂行の 2 つが課せられているということである。これらがまったく同じものであれば葛藤が生じることはないが，同じであることはまずないと言っていいだろう。精神科病院においては，長期入院者の退院に向けて，家族調整や経済的な課題，住宅面などさまざまな支援を経て，いざ退院が近づくと入院者数が減少していることを理由に退院日を延ばすよう指示されることがあったり，デイケアの利用者の希望に沿って一般就労を目指して動こうとすると，デイケアの収入が減るので上司からストップがかかるなど，主に経営上の収入減との関連でロイヤルティのジレンマが生じることが多い。これは，福祉サービス提供機関においても起こり得ることである。例えば，介護保険の現場では，介護支援専門員（ケアマネジャー）は，支援プランを立てる際にデイサービスを利用することを提案する際，多くの事業者が多様な特色のあるサービスを提供しているなかで，そのサービス利用者に一番適した事業所を選ぶことが利用者の利益となるが，所属法人の経営する事業所に誘導するよう上司から要求されることがある。また，障害福祉サービスにおいては，デイケアの例と同じように，就労継続支援 B 型事業の利用者が一般就労を希望しているのに，利用者が減ると収入減につながるので，積極的に支援しないよう施設長から圧力がかかるといったことも起こる。

このように，実践現場において，精神保健福祉士が組織に雇用されている被用者であると同時に，精神保健福祉士として倫理綱領に基づいて実践を行う専門職でもある

という板挟みのなかで苦悩することは状況の差があれど，起こり得るということを認識しておかなければならない。そのうえで，クライエントに不利益が起こらないためにどうしたらよいかわからずストレスを重ねていくことは，業務全体に支障が出ることもあり，一人で悩み，孤立しないように自身をマネジメントすることも大切である。同僚や信頼できる先輩に相談したり，スーパービジョンの活用などによって，抱え込むのでなく，さまざまな考え方や方法について検討することから，クライエントの不利益解消につながる方法を模索することが大切である。そして，自らも問題解決に向けて誰かに相談するという経験が，ストレスマネジメントということだけでなく，精神保健福祉士として視点のもち方や広がりをもたらし，成長につながることも覚えておく必要がある。

Ⅲ　組織介入・組織改善の実践モデル

A　生活モデルにおける組織介入技法

　生活モデルとは，ジャーメイン（Germain, C. B.）らが唱えた生態学的視点からソーシャルワークを構築した理論であり，ソーシャルワーカーは，「人間」と「環境」の間の交互作用によって，人間の潜在的可能性を開花させ，「人間」のニーズや熱意に対する「環境」の応答性を高める活動をする役割があるとされている。つまり，「人間」と「環境」の接点に注目し，クライエントのポテンシャルを高める支援を行いつつ，クライエントにのみ課題を見出すのではなく，その周囲のさまざまな環境にクライエントのニーズを阻む課題を見出し，「環境」がクライエントへの「応答性」を高めるためのアクションも行うということである。ソーシャルアドミニストレーションにおいては，マクロからミクロまでさまざまなフェーズ（段階）がクライエントのニーズ充足にどのように影響しているかを評価する役割があるが，ここでいう環境への働きかけは，ソーシャルワーカーが所属する組織・機関等において，クライエントの利益のために，クライエントの環境である組織・機関等にどのように働きかける（介入する）かについて考えていくことである。ジャーメインは，患者・家族・地域の「生活空間」の中で，病院が重要な存在であるとしたうえで，「ソーシャルワーカーは，その構造・方針・手続き・スタッフの関心が，いかに病的行動や「対処」努力に影響を与えるかに絶えず関心を払いながら，患者や家族にサービスを提供し続けていかなければならない」[8]とした。これは，病院だけでなく，クライエントを支援するすべての組織・機関等に通じるもので，クライエントを取り巻く環境の中でも，クライエントに直接サービスを提供する組織・機関等においては，その建物のアメニ

ティ（快適さ）であったり，利用するうえでの規則であったり，利用上必要な手続き
やスタッフの志向などがクライエントに影響を及ぼす要因であることを理解し，必要
に応じて働きかけなければならない。

B ● 準備段階（問題の特定）

　クライエントとかかわるなかで，クライエントの抱える課題の解決には，所属する
組織・機関等に働きかけなければならないことがある。その際，しなければならない
のは，まず問題の所在を特定することである。クライエントにはどのような事態が起
きており，それによって，どのような不利益を被っているのか，そしてそれを解決す
るために，所属する組織における何をどのように変化させなければならないのか，も
しくはクライエントのポテンシャルを高めるために，組織のもつ機能をより活発にさ
せる必要があり，それがクライエントのニーズにとって必要不可欠であるなど，その
問題の背景や働きかける目的，どのように働きかけるとよいか，その結果どのような
成果が手に入るか，クライエントにはどのような利益があるかなどを見定めておく必
要がある。クライエントからみた問題とソーシャルワーカーからみた問題にずれはな
いか，多角的な視点で問題をとらえることができているかなど，確認しながら，何が
問題となっているのかを探る。ときには，クライエントさえも問題の所在がわかって
いないことはよくあることである。

　例えば，精神科病院において，長期入院の方の多くが社会的入院であり，病状は安
定していて，条件さえ整えば退院できるのに退院に結びついていないという実態が
あったとする。その実態について，改善しようとすると，問題はどこにあるのか考え
なければならない。長期入院している方の退院意欲がないからなのか，医療機関に退
院を促す機能が備わっていないからなのか，退院促進する人材がいないからなのか，
退院させない圧力がかかっているのか，地域に退院する際の住宅や利用できるサービ
スがないからなのか，またはそれ以外の要因があるかもしれない。病院の規模や周囲
の地域性，文化なども影響しているかもしれない。この場合，目の前のクライエント
一人について考える場合と，社会的入院者の集団としてのニーズとして考える場合が
ある。どちらにしても，そこにニーズがあり，それが充足されていないという実態に
介入するという前提のうえで進めなければならない。そして，この問題の所在を特定
するためには，個人であっても，集団であっても，当事者である人から現在に至る経
緯を聞き取らなければならない。当事者である人とは，退院を望む患者本人，その家
族，主治医，病棟スタッフ，場合によっては地域の支援者や生活保護のケースワー
カーも含まれるかもしれない。そこから，何がニーズを妨げているのかを特定してい
く。問題は１つとは限らない。複数の問題が重なり合ったり，絡み合ったりしている
かもしれない。背景に何があるのか，クライエントと環境の接点にどんなことが起き

ているのか，もしくは環境の側にはらむ課題がみえてくるかもしれない。

　ここでは，クライエント本人ではなく，環境としての病院組織における問題について考えてみる。精神科病院において，長期入院者を退院に導くことできていないとしたら，その多くは病院組織に問題を抱えていることは明白である。なぜなら，患者の側に自らを退院させない病院組織を作り上げる権限や力などは与えられていないからである。例えば，問題の所在は，退院に向けた組織的なスキル不足であったり，スタッフに共通した退院支援への意識不足であったり，経営者の方針であったりするかもしれない。こうした組織的な問題について，どのように介入していけばよいか，計画的に取り組むための方法を次項からふれていく。

C ● 組織分析（アセスメント）

　組織における問題がいくつか見えてきたら，それに介入する前段階として，その組織を分析しておく必要がある。組織の全貌をきちんと把握しておかないとなぜ問題が起きているかを正しく理解できないかもしれない。その組織には，スタッフが何人いるのか，どんな専門職が，何人いるのか，組織の理念はどのようなものか，それをスタッフはどの程度理解し，意識しているか，事業計画にどのように反映されているか，経営者はどのような考え方をしているか，支援現場の意見はどのように経営者に届くのか，人材は足りているか，人材育成はどのようになされているか，地域からその組織はどのように認識されているか，地域との交流は行われているか，クライエントの人権は保たれているか，苦情受付の仕組みはあるか，など。それらの項目から，組織について客観的に分析していく。当然，組織のストレングスについて，正しく把握するとともに，課題についても整理していく。時間があれば，企業においてマーケティングのために行われている SWOT 分析によって，Strength（強み），Weakness（弱み），Opportunity（機会），Threat（脅威）に分けて，フレームワークを行うとよりわかりやすく整理することができる（**表5-1**）。このようなフレームに，個人だけでなく，ソーシャルワーカー集団や他の専門職等も含めたグループ，可能であれば，管理職も含めたグループなどで話し合い，埋めていく作業をすることで，自分たちの組織について改めて見直すことができる。フレームを埋めたら，強みを活かして，機会をどう推進するか，強みを活かして脅威にどう立ち向かうかを考える。また弱みを克服することで機会を活かすことについて考えていく。この表5-1においては，「専門職が多い」という強みを活かし，「人手不足」という弱みの解消に向けて，機会である「福祉系大学」から実習生を受け入れるという戦略を立てたり，「機動力」という強みを活かして，「駅から遠い」という脅威に対して，送迎チームを組んで対応する戦略を立てたりするなどのように検討を進めていく。

　このように分析するとともに，目標を達成するための戦略を立てることが重要であ

表5-1 ▶ 障害福祉サービスを提供する組織の SWOT 分析例

	プラス要素	マイナス要素
内部環境	Strength（強み） ・スタッフの仲がよい ・機動力がある ・専門職が多い ・経験豊富な職員がいる	Weakness（弱み） ・人手が足りず，休めない ・ICT に弱く，広報が苦手 ・建物が古く，使いづらい ・研修が満足にできない
外部環境	Opportunity（機会） ・地域に足りないサービスがある ・自治体との関係が良好 ・近隣に福祉系大学がある	Threat（脅威） ・地域の人口が減っている ・競合相手が増えている ・駅から遠く，不便 ・近隣にスーパーがない

る。その戦略を基に実行計画を立て，いつ，誰が，何を，どのように行うのかを明確にしていく。そして，それを実行に移すためには当然，組織的な合意が必要となる。その組織にその改善策が本当に適しているのか，今必要なのか，予算は足りるのかなど，計画を実際に実行する判断には，さまざまなリスクも踏まえた視点が必要となる。

D ● 組織介入の方法

　組織における課題や問題点について業務のなかで感じることはよくあることだが，その原因について，前述のようにきちんとアセスメントし，明確になったことについては，次に組織にどのように反映させていくかを考えなければならない。それは，ソーシャルアドミニストレーションを行っているソーシャルワーカーが組織内のどの立場にいるかによって違ってくる。組織の経営層や管理職にいる場合は，直接事業計画の変更などについて提案できるかもしれない。大きな組織か小さな組織かによっても，介入の方法が変わってくるだろう。経営層でも，管理職でもなく，一施設のスタッフであるソーシャルワーカーが，組織的な決定を要する重要な提案をするなら，慎重に方法を検討しなければならない。組織のアセスメントができていれば，その組織の強みや弱み，機会，脅威について明らかになっているはずである。そのうえで，例えば新しい取り組みを必要と考えているのであれば，少なくとも次のような項目についての資料作りをしなければならない。①どのようなニーズを充足するか，②どの程度緊急性があるか，③どのような支援内容が必要か，④どのような事業を活用するか，⑤準備にどの程度時間がかかるか，⑥収支についての目算はどうか，⑦どのような職種が何人必要か，⑧どのようなリスクが考えられるか，⑨実現すると，クライエントや組織にどのようなメリットをもたらすかなどについて，わかりやすくプレゼン

テーションすることが必要となる。まずは，直属の上司に相談し，アドバイスを受けながら作り上げていくことも大切である。当然，一人ですべて完結するわけにはいかないので，必ず仲間を作り，さまざまな視点から多角的に検討したうえで作り上げていくことがより説得力のある提案につながるはずである。

　現在の体制や実施している事業内容についての変更を提案するには，なぜ変更が必要なのか，それによって誰に対して，どのようなメリットがあるか，その結果，全体の事業に対しての影響はどのように考えられるかなどについて，納得させられる内容を提示しなければならない。このような経営層に訴える内容を作成する際，常に逆説からの視点をもって，冷静に考えることが大切である。経営層の意見と対立するような場合はなおさらである。何に重点を置くかによって，意見は対立しやすい。例えば，質と量のどちらに重点を置くかによって，判断が分かれることがある。不足しているサービスについて，とにかく足りないのだからたくさん提供すべきと考えるか，それでは質が保てないので，丁寧に質のよいサービスを提供すべきと考えるか，真のニーズを満たすにはどうしたらよいかを考えなければならない。この場合，質を高めるには，一定の経験も必要であり，それは量をこなすことでもある。実は，対立して見える構図も，最終的なアウトプットを考えたときに，どのあたりで許容するかという視点も見えてくる。双方のメリットを考えたうえでの許容点が見出せれば，それが1つの答えでもある。または，今は変革すべきでないという答えになるかもしれない。それが多角的に検討された結果であれば，検討せずに取り組むのとは異なり，その後のアセスメントが一歩も二歩も進んだ地点でのアセスメントになるだろう。さまざまなポジションから，さまざまな視点による意見が検討される組織であることが顧客満足度も職員の満足度も高く，成長できる組織である。

E ● 実施と制度化

　組織介入や組織改善の準備が整い，経営層もゴーサインを出したら，それを実行に移すことになる。ここで注意しなければならないことは，法令遵守の徹底である。事業を展開したり，組織を変革したりする場合，それはさまざまな法律による規制をクリアしなければならない。クライエントの利益を損なったり，職員が不当な働き方を強いられたりするような，誰かの権利を侵害するようなことがあってはならない。また社会的な活動をする組織は，決められた人員がいなければならなかったり，資金の使い方についても規制がある。それらの法制度をきちんと遵守しながら事業推進していくために，介護サービスや障害福祉サービスを行う事業者には，法令遵守責任者を配置することが義務化されている。

　また組織介入や組織改善の取り組みは，当然現状を変化させることになるので，現状維持を志向する職員に抵抗感を抱かせるかもしれない。こうしたことに慎重に配慮

し，不安を感じるであろう部署や職員には，とくに丁寧な説明と進行報告，現状確認が必要である。こうして，実行に移された取り組みは，組織に定着させなければ，足並みが揃わず，実効性の乏しいものになってしまう。その組織の文化として根づくように，開始した後の進行管理がとても大切である。定期的に見直しをかけるための会議を開催し，報告と調整を繰り返す必要がある。そして，いつしか組織の中で定着し，制度化されてくるとその取り組みが当たり前になってくる。ただ，やりっぱなしでなく，定期的な見直しの頻度は少なくなっても，PDCAサイクルが回るようなマネジメントは忘れてはならない。

Ⅳ 組織運営管理の実際

A ● 事業計画の策定と実施マネジメント

わが国における福祉サービスの基本的理念について，社会福祉法第3条で次のように規定されている。「福祉サービスは，個人の尊厳の保持を旨とし，その内容は，福祉サービスの利用者が心身ともに健やかに育成され，又はその有する能力に応じ自立した日常生活を営むことができるように支援するものとして，良質かつ適切なものでなければならない」，そして，同法第5条において，福祉サービスの提供の原則として，「社会福祉を目的とする事業を経営する者は，その提供する多様な福祉サービスについて，利用者の意向を十分に尊重し，（中略）かつ，保健医療サービスその他の関連するサービスとの有機的な連携を図るよう創意工夫を行いつつ，これを総合的に提供することができるようにその事業の実施に努めなければならない」と定められている。また福祉サービスの主な担い手となる社会福祉法人については，同法第24条において，「社会福祉法人は，社会福祉事業の主たる担い手としてふさわしい事業を確実，効果的かつ適正に行うため，自主的にその経営基盤の強化を図るとともに，その提供する福祉サービスの質の向上及び事業経営の透明性の確保を図らなければならない」とされている。

つまり，福祉サービスを提供する組織は，良質かつ適切に，個人の尊厳の保持および利用者の能力に応じ自立した日常生活を営むことができるように支援しなければならず，さらには，自主的に経営基盤の強化を図り，提供する福祉サービスの質の向上，事業経営の透明化も課されているのである。これらを遺漏なく遂行するためには，組織としての基本理念を定め，それに基づく事業計画を策定し，実行する必要がある。そして，事業計画について，組織に属するすべての職員がそれらを理解していない状態では，その実行性が乏しくなってしまう。組織の作成した事業計画を達成す

るためには，所属するすべての職員が組織の掲げる理念や目標とするビジョンを理解し，福祉サービスを直接提供する各事業所単位の目標設定に反映され，さらにクライエントに直接支援を行う個々の職員においても，その理念が反映された目標をもっていることが求められているのである。それらを推進するためには，組織全体についてマネジメントする視点が必要であり，それらを推進するうえで重要な技法がソーシャルアドミニストレーションなのである。そのため，ソーシャルアドミニストレーションにおいては，マクロ視点では，施策や制度の動きに敏感でなければならず，それらを踏まえ，メゾ視点として，地域のニーズを把握し，組織の理念の下に事業計画を作成し，必要な資源調達を行う。そして，ミクロ視点として，個々の職員が現場で働くうえで必要な知識やスキルなどを向上させる人材育成の仕組みを構築したり，クライエントのニーズが充足されているかをモニタリングしたりする手段についても考えておかなければならない。そのなかで，福祉サービスを提供する事業所がその役割を果たすために重要な事業計画の策定について，ここでふれておく。

　事業計画の策定にあたっては，当然その組織の理念を踏まえた方向性について，中長期のビジョンなどに示しておかなければ，事業計画をどちらに向けて作ればよいかわからなくなってしまう。事業計画は短期のものであれば，次年度の計画となるが，中長期のビジョンがないと，計画は現在取り組んでいる現状の焼き直しを繰り返すこととなってしまいかねない。何度もふれているように，政策などの動向を注視しながら，組織を取り巻く環境の変化を正しくアセスメントしたうえで，理念の実現に向けたビジョンを示し，そこに向かって組織がどの道を歩んでいくのかを事業計画に落とし込んでいくことが重要である。社会福祉法や精神保健福祉法などが改正される際は，その背景などの意味を理解し，その後の施策展開に対応していかなければならない。そして，組織の理念，中長期ビジョン，基本的な取り組み指針などを定め，何を優先課題として，次年度はどこまで実施するのかについて，実現可能な目標を職員全員が理解できるような形で計画が立てられる必要がある。

　一方で，事業計画を推進するうえで，必要な人材の確保については職員採用計画が，人材育成については教育研修計画を同時に策定しておく必要がある。当然，それらの経済的な裏づけとなる予算の作成も，組織経営においては重要な要素となる。

　事業計画において盛り込む項目は，組織によって異なる。1つの事業を行っている組織と多岐にわたって事業を展開している組織では，まったく異なる事業計画になるはずである。ただ大切なのは，大きな組織であっても，小さな組織であっても，その組織が何のために存在し，何を目指しているか，当面何に取り組むのかがわかるものとなっていることである。

　例えば，「障害者が安心して暮らす地域社会づくり」を理念に掲げている組織が，現在は障害福祉サービス事業である共同生活援助（グループホーム）と就労継続支援Ｂ型事業を展開しているとする。理念を実現するための将来的なビジョンとしては，

①障害者が安心して生活できる住居が提供されること，②安心して生活するうえでのサポートが充実していること，③緊急時の対応も備えていることとしている。このビジョンの実現に向けて，その地域に不足している資源として，①についてはグループホームの増設，②については自立生活援助事業，訪問看護事業などの訪問による支援のさらなる充実，③については，ショートステイの新設が必要と考えている。そこで，職員からも意見を募り，現状での優先すべき事業はグループホームの増設と自立生活援助事業の2つに絞り，次年度に創設していく計画を立てることとなり，当然，現在提供している既存のサービスについての課題の改善についても計画に盛り込むこととなった。新規事業を進めるために，職員全員で地域アセスメントについて学び，事業の必要性を理解するための研修を企画した。また就労継続支援のスタッフとグループホームのスタッフの連携をさらに進めるために，それぞれの業務についての理解とコミュニケーション力の強化を図る研修を企画し，計画に盛り込むことにした。そうして立てられた計画に基づいて，各事業において施設運営上の年度目標を立て，その目標を達成するために各スタッフが個別の目標を作成し，4半期ごとに施設長と面談をすることも盛り込んだ。そして，それらの事業全体の収支予算の作成と同時に新規事業を立ち上げるのに必要な予算についても，借入金の償還計画も含めて立案した。このような計画策定がされた後，実行に移しながらモニタリングや再アセスメントを一定期間ごとに実施し，必要であれば変更を加え，また実行に移す，このサイクルがきちんと回されることが大切である。計画は立てっぱなし，モニタリングをしても変更されない，残された課題が次年度に反映されない，などの事象が起こらないためには，実効性のある検討会議が適切に行われることが重要である。

　こうしたサイクルが展開される前提として，施策や制度の改革や変化にいち早く対応し，関連する地域の諸計画（地域福祉計画，障害者計画，障害福祉計画など）の内容も把握し，地域のアセスメントができたうえでの実践であるべきである。そうでなければ，自己満足の事業展開に陥り，それに気づくこともできずに何年も経過してしまうことになるかもしれない。福祉サービスを展開する組織についての事業計画の策定と実施マネジメントについてふれてきたが，医療機関においても，同様のサイクルが必要である。

1 品質マネジメントとPDCA

　京極[9]は社会福祉法人における福祉サービスの品質管理（quality control）の重要性について，「品質の高い福祉サービスを生産し，そのサービスの品質を利用者に理解した上で当該サービスを利用してもらい，より高い顧客満足度を獲得するために組織的活動を推進することである」としたうえで，福祉サービスの品質マネジメントは，①利用者の要求にあった品質のサービスを提供すること，②サービスの品質のバラツキを減少させること，③品質基準に適合しないサービスの再発を防止することを

目的として行う法人・施設の組織的活動と規定している。そして，品質マネジメントは，品質に影響を及ぼす次の3つの要素，すなわち①「サービス提供過程（process）」，②「サービスの物的要素（physical evidence）」，③「サービス従事者（people）」の3つのPを中心に進められるとした。そして，これら3つのPのあり方を検討する基軸は，法人の基本理念であるとした。つまり，法人がどのような基本理念をもっているかによって，利用者に提供されるサービスの品質マネジメントが左右されるということである。そして，掲げた理念を絵に描いた餅にせず，理念の実現に向けて，現場レベルでの理念を反映させたサービス提供，そしてサービス品質を向上・維持するプロセスが重要である。そして，それらを実際に展開する際は，組織的なPDCAサイクルによって進められることになる。理念の実現に向けたビジョンを作成し，中・長期的な目標を定め，それを達成するために年度ごとの事業計画（Plan）を作成する。事業計画は組織的な決定を要し，社会福祉法人においては，評議員の承認が必要である。株式会社でいう株主総会の役割である。そして，その事業計画に落とし込まれたミッションを理事会が執行（Do）する。執行状況はもちろん理事・監事による自己評価（Check）がなされるが，行政による指導監査や外部機関の活用による第三者評価制度などもある。そこで見直された方針や計画を年度内や次年度に実行（Action）するサイクルを動かすことが福祉の品質を高めるマネジメントである。このマネジメントを適時・適正に行うために，戦略が必要となる。長年，措置制度の下で福祉施設運営を行ってきた法人には，戦略は必要なく，行政の指導に従うことで予算は確保され，予算を適正に執行することに注力していればよかったが，契約制度となり，企業参入が認められる時代となって，さまざまな組織・団体が福祉業界に参入している現在，このマネジメントの重要さが増しており，戦略なき実践では太刀打ちできない時代となっている。当然，このマネジメントは医療機関においても同様であり，PDCAサイクルの重要性はどのような組織にとっても変わらない。組織において，サービスの品質をマネジメントしなければ，サービスを利用するクライエントに寄り添った真のニーズを充足してサービスの提供をし続けることはできないであろう。

② サービス評価

　医療機関においては，公益財団法人日本医療機能評価機構による病院機能評価[10]があり，2020（令和2）年7月現在，全国8,273病院のうち，2,155病院が認定を受けている。精神科病院においても，受審している病院は多い。病院機能評価は，国民が安全で安心な医療が受けられるよう，「患者中心の医療の推進」「良質な医療の実践1」「良質な医療の実践2」「理念達成に向けた組織運営」という4つの評価対象領域から構成される評価項目を用いて，病院組織全体の運営管理および提供される医療について評価している。病院の機能種別ごとに評価項目が設定され，サーベイヤーと呼ばれ

る各専門領域（診療管理，看護管理，事務管理）の知識と経験を有する評価調査者が，チームとなって実際に病院を訪問し，審査を行っている。病院機能評価により，一定の水準を満たした病院は「認定病院」となり，「認定証」「認定シンボルマーク」「認定病院ポスター」が発行される。認定シンボルマークは，病院のホームページに掲載したり，職員の名刺に印刷したりするなど，認証病院であることを広報することが可能になる。さらに，国民が病院に関する適切な情報を得られるよう，病院機能評価結果は，公益財団法人日本医療機能評価機構病院機能評価事業のウェブサイトから認定病院の検索が可能となっている。適切な医療を受けたいと願うサービス利用者にとって，一定の質を承認された医療機関を選ぶ際の材料となっている。

福祉サービスにおいては，福祉サービス第三者評価制度（**表5-2, 3**）があり，介護保険サービスでは事業によっては必須とされているものもある。障害福祉サービスでは必須ではないが，都道府県による実地指導において受審を推奨されるところもある。福祉サービスについては，行政による実地指導監査等によってサービスの最低水準の遵守状況の確認が行われているが，第三者評価制度は事業者の提供するサービスの質，運営内容，経営内容等を専門的に評価することで質の担保を図る役割を担っている。

独立行政法人福祉医療機構のホームページ（WAM NET）に全国の**福祉サービス第三者評価情報**[11]が掲載されており，都道府県ごとに各施設の検索と結果閲覧が可能になっている。

また**ISO9001**を取得している医療機関や社会福祉法人もある。ISO9001とは，国際標準化機構（International Organization for Standardization；ISO）が発行した品質マネジメントシステムの国際規格で，原文の名称は「ISO9001（Quality management systems － Requirements)」という[12]。ISOはさまざまな国際規格を制定しており，世界中で何らかの製品やサービスについて，同じ品質，同じレベルのものを提供しているという証しとなるものである。なかでもISO9001は，顧客に提供する製品・サービスの品質を継続的に向上させていくことを目的とした品質マネジメントシステムの規格である（**図5-3**）。ISO9001の認証は，ISO9001の規格要求事項に組織側の仕組み（システム）が適合しているかどうかを，審査機関に属する審査員が第三者の立場から確認する第三者認証制度の審査を受けることが必要である。この規格要求事項とは，10項目からなり，提供する製品やサービスのプロセスを標準化し，文書によって可視化する作業とともに，PDCAサイクルによって，プロセスの継続的な改善が求められる。これらの第三者による評価を受審し，一定の評価を認定されていることは，サービス利用する立場からは，選択する際の情報でもあり，利用するうえでの安心材料ともなるものである。

表5-2 ▶ 第三者評価事業における評価項目の内容（共通評価項目）

	共通評価項目
1	理念，基本方針が明文化され周知が図られている。
2	事業経営をとりまく環境と経営状況が的確に把握・分析されている。
3	経営課題を明確にし，具体的な取り組みを進めている。
4	中・長期的なビジョンを明確にした計画が策定されている。
5	中・長期計画を踏まえた単年度の計画が策定されている。
6	事業計画の策定と実施状況の把握や評価・見直しが組織的に行われ，職員が理解している。
7	事業計画は，利用者等に周知され，理解を促している。
8	福祉サービスの質の向上に向けた取組が組織的に行われ，機能している。
9	評価結果にもとづき組織として取組むべき課題を明確にし，計画的な改善策を実施している。
10	管理者は，自らの役割と責任を職員に対して表明し理解を図っている。
11	遵守すべき法令等を正しく理解するための取組を行っている。
12	福祉サービスの質の向上に意欲をもち，その取組に指導力を発揮している。
13	経営の改善や業務の実行性を高める取組に指導力を発揮している。
14	必要な福祉人材の確保・定着等に関する具体的な計画が確立し，取組が実施されている。
15	総合的な人事管理が行われている。
16	職員の就業状況や意向を把握し，働きやすい職場づくりに取組んでいる。
17	職員一人ひとりの育成に向けた取組を行っている。
18	職員の教育・研修に関する基本方針や計画が策定され，教育・研修が実施されている。
19	職員一人ひとりの教育・研修の機会が確保されている。
20	実習生等の福祉サービスに関わる専門職の教育・育成について体制を整備し，積極的な取組をしている。
21	運営の透明性を確保するための情報公開が行われている。
22	公正かつ透明性の高い適正な経営・運営のための取組が行われている。
23	利用者と地域との交流を広げるための取組を行っている。
24	ボランティア等の受入れに対する基本姿勢を明確にし体制を確立している。
25	福祉施設・事業所として必要な社会資源を明確にし，関係機関等との連携が適切に行われている。
26	福祉施設・事業所が有する機能を地域に還元している。
27	地域の福祉ニーズにもとづく公益的な事業・活動が行われている。
28	利用者を尊重した福祉サービス提供について共通の理解をもつための取組を行っている。
29	利用者のプライバシー保護等の権利擁護に配慮した福祉サービス提供が行われている。
30	利用希望者に対して福祉サービス選択に必要な情報を積極的に提供している。
31	福祉サービスの開始・変更にあたり利用者等にわかりやすく説明している。
32	福祉施設・事業所の変更や家庭への移行等にあたり福祉サービスの継続性に配慮した対応を行っている。
33	利用者満足の向上を目的とする仕組みを整備し，取組を行っている。
34	苦情解決の仕組みが確立しており，周知・機能している。
35	利用者が相談や意見を述べやすい環境を整備し，利用者等に周知している。
36	利用者からの相談や意見に対して，組織的かつ迅速に対応している。
37	安心・安全な福祉サービスの提供を目的とするリスクマネジメント体制が構築されている。
38	感染症の予防や発生時における利用者の安全確保のための体制を整備し，取組を行っている。
39	災害時における利用者の安全確保のための取組を組織的に行っている。
40	提供する福祉サービスについて標準的な実施方法が文書化され福祉サービスが提供されている。
41	標準的な実施方法について見直しをする仕組みが確立している。
42	アセスメントにもとづく個別的な福祉サービス実施計画を適切に策定している。
43	定期的に福祉サービス実施計画の評価・見直しを行っている。
44	利用者に関する福祉サービス実施状況の記録が適切に行われ，職員間で共有化さている。
45	利用者に関する記録の管理体制が確立している。

資料　厚生労働省：第三者評価制度・情報公表制度について．平成29年2月21日．

表5-3 ◆ 第三者評価事業における評価項目の内容（内容評価項目）

	内容評価項目（特別養護老人ホームの例）
1	利用者一人ひとりに応じた一日の過ごし方ができるよう工夫している。
2	利用者一人ひとりに応じたコミュニケーションを行っている。
3	入浴介助，清拭等を利用者の心身の状況に合わせて行っている。
4	排せつ介助を利用者の心身の状況に合わせて行っている。
5	移乗，移動を利用者の心身の状況に合わせて行っている。
6	褥瘡の発生予防を行っている。
7	食事をおいしく食べられるよう工夫している。
8	食事の提供，食事介助を利用者の心身の状況に合わせて行っている。
9	利用者の状況に応じた口腔ケアを行っている。
10	利用者が終末期を迎えた場合の対応の手順を確立している。
11	認知症の状態に配慮したケアを行っている。
12	認知症高齢者が安心・安全に生活できるよう，環境の整備を行っている。
13	利用者の心身の状況に合わせ機能訓練や介護予防活動を行っている。
14	利用者の体調変化時に，迅速に対応するための手順が確立している。
15	感染症や食中毒の発生予防を行っている。
16	施設の建物・設備について，利用者の快適性に配慮している。
17	利用者の家族との連携を適切に行っている。

	内容評価項目（訪問介護の例）
1	利用者の心身の状況に合わせ，自立した生活が営めるよう支援している。
2	利用者一人ひとりに応じたコミュニケーションを行っている。
3	入浴介助，清拭等を利用者の心身の状況に合わせて行っている。
4	排せつ介助を利用者の心身の状況に合わせて行っている。
5	移乗，移動を利用者の心身の状況に合わせて行っている。
6	褥瘡の発生予防を行っている。
7	食事をおいしく食べられるよう工夫している。
8	食事の提供，食事介助を利用者の心身の状況に合わせて行っている。
9	利用者の状況に応じた口腔ケアを行っている。
10	利用者が終末期を迎えた場合の対応の手順を確立している。
11	認知症の状態に配慮したケアを行っている。
12	認知症高齢者が安心・安全に生活できるよう，環境の整備を行っている。
13	利用者の心身の状況に合わせ機能訓練や介護予防活動を行っている。
14	利用者の体調変化時に，迅速に対応するための手順が確立している。
15	感染症や食中毒の発生予防を行っている。
16	利用者の家族との連携を適切に行っている。
17	安定的で継続的なサービス提供体制を整えている。

資料　表5-2に同じ.

第5章

図5-3 ◆ ISO 9001：2015におけるリスクおよび機会の明確化

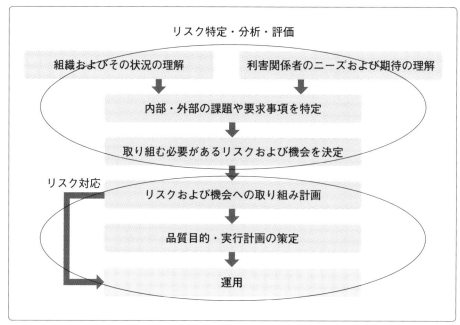

B • 環境整備

　福祉サービスの提供において，利用者の満足度向上のために必要となる施設整備や利便性の向上による環境整備はおろそかにしてはならない。環境整備について，物理的な環境整備（ハード面）と対人的な環境整備（ソフト面）に分けて考えてみる。

　物理的な環境整備は，施設管理（建物・設備管理）が中心になり，建物や設備等の経年劣化についても定期的なチェックやメンテナンスを行い，中・長期的には，大規模修繕や建て替えなども視野に入れて，予算も確保していかなければならない。大きな法人等では，施設管理部門を設置し，専門の職員を配置している。きちんとメンテナンスをすることで建物や設備等の寿命は長くなり，修繕費も節約することができる。利用者や職員が安心して，快適に過ごすことができる施設管理ができていることは，組織への信頼度にもつながり，利用者満足度，働く職員の満足度の向上に大きく寄与するものである。

　一方，対人的な環境整備は，利用しやすいルールづくりから職員による接遇，さらには地域住民との交流などによる見えないバリアの解放も含まれる。これは，利用者の利用しやすさを第一に考えるとともに，職員同士のコミュニケーションの向上や専門性の向上なども利用者の満足度を高める要素として重要である。職員同士のコミュニケーションがうまくいっていない施設では，利用者も居心地の悪さを感じてしまう

からである。

　これらの環境整備について，組織の中に，現場で働く職員から改善すべき点をボトムアップによって施設や組織の経営部門に届けるシステムが必要である。一方，経営部門は現場からの意見を踏まえ，中・長期的な修繕・建て替え計画を作成し，予算の引き当てについて考えるとともに，職員のコミュニケーション向上のための研修計画も検討しなければならない。

C ● 資源調達

　すべての施設や組織は，外部から何らかの資源を調達して，それをサービスに転換し，社会に提供している。物的資源だけでなく，人的資源，IT 資源などさまざまな資源を調達している。つまり，資源調達は，施設運営や組織経営にとって，その活動を継続するうえで重要な要素の一つということである。これは，一般の企業にも共通している視点で，どの資源にどの程度依存しているかは，経営するうえできちんと把握しておかなければならない。

　医療や福祉サービスを提供する施設や組織では，対人サービスが主な事業であるため，もっとも重要な資源は人的資源であろう。組織の掲げる理念の下で，新たなサービスを展開する際に，必要となる人材の人数，専門性，資格，年齢，生活圏，経験等は当然検討することとなる。内部の人材から登用することもあるが，新規事業となると，他の事業を縮小しないのであれば，新たな人的資源を調達しなければならない。組織活動を長く展開していくと定年退職者も出るし，出産・育児によって途中休職する者や病気で休業する者も出る。また時間外勤務が多くなれば，体調不良などで職員のパフォーマンスも落ち，さらに法定の労働時間を超えるようなことがあれば，労働基準の不適正運用とみなされ，行政処分を受けることにもなりかねない。組織のポテンシャルを正当に発揮するには，計画的に，必要充足された人的資源の調達が欠かせない。もちろん人的資源を調達するだけでなく，調達した人的資源を育て，うまく配置し，経験によってさらにポテンシャルが上がるようマネジメントすることも必要である。それによって，社会や利用者に提供するサービスの質や量は充実し，社会的な評価も向上するだろう。

　また物的資源についても，必要な箇所に必要なものが必要なだけ充足されないとサービスの提供に支障が出るかもしれない。経済的な面から，組織的に一括購入，集中管理を行うことはよくあるが，必要な部署に迅速かつ適切に資源が配分されるようにマネジメントする機能（ロジスティクス管理）が求められる。そこがうまく働かないと，必要なときに物資が不足したり，不要なものが過剰にストックされ，倉庫を占領したりすることにもなる。組織が使う建物のメンテナンスや定期的に交換が必要な備品類，消耗品などの管理も組織活動を円滑に行ううえで重要な業務である。

近年では，IT資源の調達も，企業や組織では専門的な知識を有する人材を登用し，専門の部門を創設するところも増えている。もちろん外部の資源を活用したり，外部委託したりすることも可能であるが，費用面や個人情報漏洩リスクについて，慎重に検討しなければならない。とくに医療や福祉サービスを提供する組織においては，個人情報の取り扱いは厳格にしなければならず，簡単に外部委託することができないものもある。ITにおいては，プライバシー保護のためのソフトも重要であるが，近年重要性を増しているのは，SNS等の活用による組織からの情報発信であったり，サービス利用者との双方向のコミュニケーションツールとしての利用である。2019（令和元）年から始まった新型コロナウイルス感染防止対策として，障害福祉サービスのうち，通所サービスを在宅に切り替えて支援を継続する際や，相談支援による訪問の代替策として，SNSなどのインターネットを活用したツールで支援者と利用者の間のコミュニケーションをとる実践が行われている。これらに必要な機器やネット環境の整備もIT資源調達の一部であろう。社会情勢に左右される要素もあり，柔軟性のある資源調達が図られるようにするための取り組みも，ソーシャルアドミニストレーションの一要素である。

D ● 人材確保と人材育成

　福祉サービスを展開する組織において，人的資源調達とその育成が重要であることは，前述したが，実際に人材確保を行う方法と課題についてふれておく。福祉職を目指す人材を育成する機関は，全国各地にある高校や大学の福祉学科，福祉資格の受験資格を取得できる専門学校などがあげられる。しかし，少子高齢化によって，子どもの数が減少し，福祉の資格を目指す学生も減っており，養成する教育機関も減少傾向にある。資格を取得した人材がすべて福祉の現場で働いたとしても，ケアワーカーを中心に全国的に深刻な人材不足に陥っているのが現状である。すでに，その人材不足を補うため，経済連携協定（Economic Partnership Agreement；EPA）の成立によって，2008（平成20）年からインドネシア，2009（平成21）年からフィリピン，2014（平成26）年からベトナムと介護現場での外国人受け入れが始まっている。また2017（平成29）年にできた法律によって，外国人技能実習制度もスタートしている。このように，人材不足の業界に，徐々に外国人が登用されるようになってはいるが，一定の在留期間で日本の資格取得ができなければ帰国しなければならないなど，外国人が長期在留し安定して長期に働くまでにはハードルが高いことや，受け入れる組織にとっては受け入れに一定の費用負担もかかることから，二の足を踏む組織も多い。その代わりに，資格をもたない他の業界から福祉職を目指す日本人を積極的に採用し，資格取得を後押しする組織も増えている。精神保健福祉士においても，社会人を対象とした養成機関も多く，他の業界からの転職者も少なくない。

一方，人材不足が叫ばれているなかでも，現代の若者の志向やライフスタイルを理解し，ITのインフラを整備するなど，若者の働きやすさを意識した組織体制の構築を整えるなどの工夫をし，求人に対して多くの応募者を集めている組織や福祉業界に興味のある学生を集める企画を若者目線でイベント化し，多くの学生にアピールする組織もある。それらの活動をいくつかの組織が共同で実施する動きもある。従来の各県にある福祉人材センターなどによる学生向け企画ではなく，新たな方法で独自の求人活動を行わなければ，優秀な人材を確保できなくなっている現状があるということである。さらに，学生のうちから福祉の現場とつながりをもつことで，人材確保につなげようとする動きもあり，実習だけでなく，福祉サービスを提供する施設でインターンシップを行ったり，複数の組織が共同で学生向けの研修を実施するなどの動きもある。

　また人材育成という点では，各組織において，OJTによってその組織の仕事の仕方や価値，意義などを身につける研修，法制度について理解を深める研修，多職種連携の方法についての研修，職員同士のコミュニケーション向上のための研修など，目的に合わせて組織が必要とする研修が行われている。ただし，人材不足が日常化している現場では，研修を実施しても参加率が低かったり，研修そのものの実施もままならなかったりする組織もあるだろう。一法人一施設といった小さな組織では，体系立てた研修の実施は難しい。そのため，自治体や社会福祉協議会，職能団体等が主催する外部研修への参加によって補うことが多いが，それも人材不足の現状では，複数の参加が難しく，休みも取りづらいとなると，スキルも上がらず，疲弊していくこととなる。せっかく福祉の現場で働くことを選択した人材も，長続きせず辞めていくという悪循環が起きているという実態もある。

　こうした現状において，職能団体である公益社団法人日本精神保健福祉士協会は，中期ビジョンにおいて，政策提言・人材育成・組織強化の3本柱を「変える，鍛える，固める」のキャッチフレーズで示しているが，柱の一つに人材育成を掲げ，「メンタルヘルスの観点からソーシャルワークを基盤とした地域包括支援を担える人材の育成と社会への提供」「生涯研修制度の強化及び多職種・多分野相互育成による実践力の向上」「分野・領域を超えた『共通言語』の浸透と次世代の協会組織を担う人材の発掘・育成」を人材育成のビジョンとして計画に盛り込み，取り組んでいる[13]。なかでも，「メンタルヘルスの観点からソーシャルワークを基盤とした地域包括支援を担える人材の育成と社会への提供」については，精神保健福祉士の養成校とも連携し，教育機関と卒後教育，福祉現場におけるOJTを一貫して行う方向性を模索しており，教育と実践組織の協力による人材育成が今後どのように進展するか期待されるところである。

　いずれにしても，福祉人材を採用した組織は，その組織の理念を実現するための活動のなかで，必要な知識とスキルを身につけ，福祉職としての自己実現の達成も目指

すことを保障しなければならない。そのために組織の内外の資源を活用し，組織の成長とともに，そこで働く人材の成長を同時に推進していくことが，ソーシャルアドミニストレーションによって可能となるのである。

引用文献

1）社団法人日本精神保健福祉士協会，日本精神保健福祉学会監：精神保健福祉用語辞典．中央法規出版，2004，p.355.
2）R. M. ティトマス著，三浦文夫監訳：社会福祉と社会保障；新しい福祉をめざして．東京大学出版会，1971，p.15.
3）R. M.ティトマス，谷　昌恒訳：福祉国家の理想と現実．東京大学出版会，1967，p.17.
4）三浦文夫：社会福祉経営論序説；政策の形成と運営．硯文社，1980.
5）重田信一：アドミニストレーション．誠信書房，1971，p.4.
6）京極高宣：現代福祉学の再構築；古川孝順氏の「京極社会福祉学」批判に答える．ミネルヴァ書房，2020.
7）C. S. レヴィ著，小松源助訳：ソーシャルワーク倫理の指針．勁草書房，1994.
8）C. B. ジャーメイン他著，小島蓉子編訳・著：エコロジカルソーシャルワーク；カレル・ジャーメイン名論文集．学苑社，1992，p.88.
9）京極高宣：新版 福祉法人の経営戦略．中央法規出版，2019．pp.69-70.
10）公益財団法人日本医療機能評価機構病院機能評価事業：病院機能評価に関する情報一覧.
https://www.jq-hyouka.jcqhc.or.jp/accreditation/outline/internallink/
11）独立行政法人福祉医療機構：福祉サービス第三者評価情報.
https://www.wam.go.jp/wamappl/oc04/003hyoka/hyokanri2.nsf/aHyokaTop?OpenAgent
12）一般社団法人日本能率協会審査登録センター：ISO9001（品質マネジメントシステム：QMS）.
https://jmaqa.jma.or.jp/9001qms/basic_knowledge/about.html
13）公益社団法人日本精神保健福祉士協会：中期ビジョン2020（計画年度：2016～2020年度）.
http://www.japsw.or.jp/backnumber/oshirase/2020/vision2020_ver.2020.pdf

参考文献

1）合津文雄：社会福祉運営管理から社会福祉経営管理へ；ソーシャルアドミニストレーション理論再考．長野大学紀要，25（1）：17-28，2003.
2）島田　肇：ソーシャル・アドミニストレーションに関する基礎的考察；「福祉サービス運営管理」に関する仮説の設定．人間福祉研究，（5）：111-126，2003.
3）北本佳子，岩崎　香：福祉サービスの組織とコンサルテーション；経営コンサルタントへのインタビュー調査から．学苑，（852）：64-77，2011.
4）公益社団法人日本精神保健福祉士協会「精神保健福祉士業務指針」作成委員会編著：精神保健福祉士業務指針及び業務分類．第2版，日本精神保健福祉士協会，2014.
5）社会福祉士養成講座編集委員会編：福祉サービスの組織と経営．新・社会福祉士養成講座11，第5版，中央法規出版，2017.
6）川口宏之：決算書を読む技術；ビジネス基礎体力が身につく．かんき出版，2013.
7）森　明人：市町村社会福祉行政のアドミニストレーション；三浦理論・大橋理論から新たな展開へ．中央法規出版，2018.
8）厚生労働省：第三者評価制度・情報公表制度について．2017.
https://www 8 .cao.go.jp/kisei-kaikaku/suishin/meeting/discussion/170221/170221discussion08.pdf

第 **6** 章

コミュニティワーク

I｜精神保健福祉分野におけるコミュニティワークの意義

A｜コミュニティワーク

　イギリスで1960年代後半以降，確立してきたソーシャルワークの方法論である。とくに1970年代からは，コミュニティ・ディベロップメントを含むものとして理解され，社会福祉の分野でもコミュニティケアの流れやシーボーム委員会報告（1968年）の影響もあり，地域の福祉問題を解決するソーシャルワーク実践が重要視されるようになった。

B｜コミュニティオーガニゼーション（地域組織化）

　19世紀後半，イギリスで慈善組織化運動（COS運動）やセツルメント運動が始まった。アメリカでは1929年の世界大恐慌以降発展し，1939年のレイン委員会報告では，「ニーズ・資源調整」を体系的に示すとともに，ニーズ把握と資源開発に結びつけた調査技法を地域組織化と並んで発展させた。また，専門家を中心とした援助に住民参加の必要性を指摘し，コミュニティオーガニゼーションを総合的・科学的概念に高めた。わが国での導入は戦後の社会福祉協議会からであり，地域組織化や住民の主体形成を援助するモデルとして広められた。

C｜社会福祉基礎構造改革と社会福祉法

　わが国においては，社会福祉基礎構造改革の一環として，2000（平成12）年に，社会福祉の増進のための社会福祉事業法等の一部を改正する等の法律（社会福祉事業法の一部改正）が成立し，社会福祉事業法が社会福祉法となり，目的に，「福祉サービスの利用者の利益の保護及び地域における社会福祉の推進を図る」ことが掲げられ，第107条，第108条では，市町村地域福祉計画と都道府県地域福祉支援計画が，第109条〜第111条では，地域福祉の推進を目的とする社会福祉協議会が規定された。

D｜ソーシャルワーク専門職である社会福祉士に求められる役割

　近年，少子高齢化・核家族化が進展し，産業構造の複雑化，国際化が進み，格差社会といわれて久しい。また，地域における人間関係の希薄化が進み，ライフスタイル

の変化や価値観の多様化も相まって，さまざまな社会的ストレスを抱える人が増えてきている。2018（平成30）年，社会保障審議会福祉部会から，ソーシャルワーク専門職である社会福祉士に求められる役割等について，①社会福祉士は，高齢者支援，障害児者支援，子ども・子育て支援，生活困窮者支援等の幅広い分野で活用されている。また，社会保障分野のみならず，教育や司法などの分野においてもその活用が期待されている。②少子高齢化の進展など，社会経済状況の変化によるニーズの多様化・複雑化に伴い，既存の制度では対応が難しいさまざまな課題が顕在化してきている。また，子ども・高齢者・障害者などすべての人々が地域，暮らし，生きがいを共に創り，高め合うことができる「地域共生社会」の実現を目指しており，社会福祉士には，ソーシャルワークの機能を発揮し，制度横断的な課題への対応や必要な社会資源の開発といった役割を担うことができる実践能力を身につけることが求められている。③地域共生社会の実現に向けた各地の取り組みには，社会福祉士が中心となり，地域住民等と協働して地域のニーズを把握し，多職種・多機関との連携を図りながら問題解決に取り組んでいる事例などがある。地域のさまざまな主体と連携した取り組みが必要となるなかで，社会福祉士には，地域住民の活動支援や関係者との連絡調整などの役割を果たすことが求められている，と示した[1]。

E ● PSW から MHSW へ

　2020（令和2）年6月，日本精神保健福祉士協会は，精神保健福祉士の英語による表記および略称を「Japanese Association of Mental Health Social Workers」および「JAMHSW」に変更した。精神保健福祉士の実践の場は，狭義の精神医療分野から，地域を実践現場とすることが多くなってきている[2]。2019（平成31）年3月の「精神保健福祉士の養成の在り方等に関する検討会中間報告書」において，精神保健福祉士の中心的課題としてかかわる主な対象は，①精神疾患・障害によって医療を受けている者，②精神疾患・障害によって日常生活または社会生活に支援を必要とする者，③精神保健（メンタルヘルス）の課題が顕在的にある者，④精神保健（メンタルヘルス）の課題や精神疾患・障害が潜在的にある者，⑤上記の周囲にいる家族，組織・集団，地域および社会，⑥国民全体（精神保健の保持・増進，精神疾患・障害の予防，精神疾患・障害のある者への理解の促進，偏見や差別のない社会づくりなど），と示した[3]。また，精神保健福祉士が対象とする精神保健（メンタルヘルス）の具体的な課題としては，アルコール・薬物・ギャンブル等依存症，自殺，過重労働や高ストレス，ひきこもり，認知症関連の問題，介護による精神的疲労，高齢者の閉じこもり，社会的孤立，終末期医療，家庭内暴力（DV），児童や家庭での虐待，不登校，学校における問題，性的マイノリティ，認知機能障害（発達障害，高次脳機能障害，認知症，てんかん等）などがあげられる。さらに，近年は災害被災者や犯罪被

害者，精神保健（メンタルヘルス）課題のある外国人のほか，セルフネグレクト（支援を求めない者），支援を拒む・否認の強い者（インボランタリーな者），精神保健（メンタルヘルス）と複合した生活困窮などへの支援を行うなど，対象や課題が多様化・複雑化してきている。

　また，精神疾患・障害や精神保健（メンタルヘルス）課題のある者は，本人一人のみが問題を抱えていることは少ないことから，本人と家族への支援，仲間づくりや支援ネットワークの構築，社会資源の開発など，精神保健福祉士は本人のみでなく地域や社会全体を見通して働きかける重要な役割を担っている。近年の既存の調査に基づく精神保健福祉士の配置・就労状況は，医療（病院・診療所など），福祉（障害福祉サービス等事業所など），保健（行政など）から，教育（各種学校など）や司法（更生保護施設，刑務所等矯正施設など）へ拡大している。

F ● 地域共生社会の実現に向けて

　また，国は2017（平成29）年に，「地域共生社会」の実現に向けた改革工程において，地域共生社会を次のように定義した。すなわち，地域共生社会とは，制度・分野ごとの『縦割り』や「支え手」「受け手」という関係を超え，地域住民や地域の多様な主体が『我が事』として参画し，人と人，人と資源が世代や分野を超えて『丸ごと』つながることにより，住民一人ひとりの暮らしと生きがい，地域を共に創っていく社会とした。また，改革の背景と方向性として，①公的支援の縦割りから丸ごとへの転換，②『我が事』・『丸ごと』の地域づくりを育む仕組みへの転換をあげた（**図6-1**）。

G ● 地域精神保健の契機・精神保健福祉法・精神保健医療福祉の改革ビジョン

　一方で，こころの健康問題が地域精神保健の課題として取り上げられる契機となった法律は，1987（昭和62）年に精神衛生法を改正し制定した精神保健法であった。法制定にかかわった吉川武彦は，『この精神保健法制定にあたっては３本柱が立てられた。第１は「国民の精神健康の保持・増進」，第２は「精神障害者の人権擁護」，第３は「精神障害者の社会復帰（リハビリテーション）推進」であったが，第１の柱である「国民の精神健康の保持・増進」は，精神保健法では具体的政策が打ち出せなかったからである』と述べている。1995（平成７）年には，精神保健法を改定し精神保健及び精神障害者福祉に関する法律（以下，精神保健福祉法）が，制定された。精神障害者保健福祉手帳制度の創設，精神障害者社会復帰施設（生活訓練施設，授産施設，福祉ホーム，福祉工場）の規定，精神保健指定医制度の充実，精神保健福祉相談員の

図6-1 ◆ 地域共生社会の実現に向けて

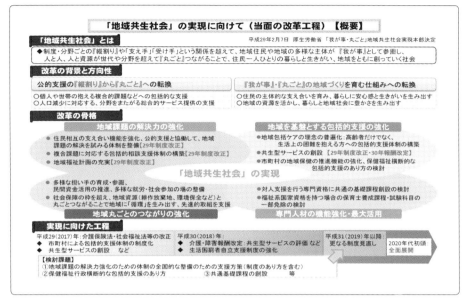

資料 厚生労働省.
https://www.mhlw.go.jp/stf/seisakunitsuite/bunya/0000184346.html

規定をした。さらに同法の改正により，2002（平成14）年度から，精神障害者の福祉サービスの利用に関する相談，助言等が市町村を中心に行われることになった。また，2004（平成16）年度に国は，「精神保健医療福祉の改革ビジョン」を提示し，「入院医療中心から地域生活中心へ」の基本的な方策を進めるため，①国民意識の改革，②精神医療体系の再編，③地域生活支援体系の再編を3本柱とした。

H ● 精神障害者の地域生活支援の理念と精神障害にも対応した地域包括ケアシステム

やどかりの里を作り，精神障害者の生活支援の基礎を築いた谷中輝雄は，「ごくあたりまえの生活の実現化のためには，まずあたりまえの人として受け入れなければならない。精神障害者を患者としてではなく，生活者としてごく普通の人，一人前の大人としてみること，すなわち『生活者の視点』が重要であること，あたりまえの生活の前に『ごく』をつけているのは，『人並み』とか，『普通の人』といったレベルを求めているのではなく『その人なりの』とか，『その人らしく』といった，その人なりの生活を尊重していこうということであった」と述べ，今日にも通じる，精神障害者の地域生活支援における理念を示した。

2017（平成29）年，「これからの精神保健医療福祉のあり方に関する検討会」報告書に，精神障害者が，地域の一員として安心して自分らしい暮らしができるよう，医

療，障害福祉・介護，社会参加，住まい，地域の助け合い，教育が包括的に確保された「精神障害にも対応した地域包括ケアシステム」の構築を目指すことが新たな理念として明記された（**図4-1**）。また，「我が事・丸ごと」を実現するためには，制度横断的な知識を有し，アセスメントの力，支援計画の策定・評価，関係者の連携・調整・資源開発までできるような，包括的な相談支援を担える人材育成に取り組むべきである，と報告された。「精神保健医療福祉の改革ビジョン」に示された「入院医療中心から地域生活中心へ」という政策理念を推進し，精神障害者が地域の一員として安心して自分らしい暮らしをすることができるためには，医療，障害福祉・介護，住まい，社会参加（就労），地域の助け合い，教育が包括的に確保された地域包括ケアシステムの構築を目指す必要がある。そのためには，計画的に地域の基盤を整備するとともに，市町村や障害福祉・介護事業者が，精神障害の程度によらず地域生活に関する相談に対応できるように，圏域ごとの保健・医療・福祉関係者による協議の場を通じて，精神科医療機関，その他の医療機関，地域援助事業者，市町村などとの重層的な連携による支援体制を構築していくことが求められている。

Ⅰ・ソーシャルインクルージョン

ソーシャルインクルージョン（社会的包摂）は，「全ての人々を孤独や孤立，排除や摩擦から援護し，健康で文化的な生活の実現につなげるよう，社会の構成員として包み支え合う」（2000年，厚生労働省）という理念である。2004（平成16）年に改正された障害者基本法では，第4条差別の禁止にて「何人も，障害者に対して，障害を理由として，差別することその他の権利利益を侵害する行為をしてはならない」「社会的障壁の除去は，それを必要としている障害者が現に存し，かつ，その実施に伴う負担が過重でないときは，それを怠ることによって前項の規定に違反することとならないよう，その実施について必要かつ合理的な配慮がされなければならない」等としている。また，同法では1994年のユネスコのサラマンカ宣言「すべての者への教育を」という方針を受け，分野別施策の基本方針として「障害のある子ども一人一人のニーズに応じてきめ細かな支援を行うために乳幼児期から学校卒業後まで一貫して計画的に教育や療育を行うとともに，学習障害，注意欠陥／多動性障害，自閉症などについて教育的支援を行うなど教育・療育に特別のニーズのある子どもについて適切に対応する」ことが盛り込まれた。

精神保健福祉士は，これらの国際的な動向や法改正も理解し，ソーシャルインクルージョン（社会的包摂）への関与とともに，小児期の精神疾患や発達障害の二次障害をもつ児童・生徒や家族支援についてもソーシャルワークを実施し，教育機関との連携も求められる。

J ● 精神保健福祉士に求められる役割と能力

　精神保健福祉士が果たす役割は，精神障害者に対する援助のみならず，精神障害等によって日常生活または社会生活に支援を必要とする者や精神保健（メンタルヘルス）の課題を抱える者への援助へと拡大してきており，その配置・就労状況も，医療（病院，診療所など），福祉（障害福祉サービス等事業所など），ひきこもり相談センター，地域若者サポートステーション，自殺対策，保健（行政など）から，教育（スクールソーシャルワーカー），司法（更生保護施設，刑務所等矯正施設など）や産業・労働［ハローワーク，EAP（従業員支援プログラム）企業，一般企業など］へ拡大している。精神保健福祉士一人ひとりは，さまざまな領域や機関で業務に携わっている。それらの領域や機関で，同じ価値，基盤をもつ精神保健福祉士が協働や連携・ネットワークのハブ機能を担うことは，精神科医療を受けている当事者のみならず，精神保健（メンタルヘルス）の課題が顕在的にある者や精神保健（メンタルヘルス）の課題，精神疾患・障害が潜在的にある者，または周囲にいる家族，組織・集団，地域および社会にとって，社会参加の機会の提供とともに，誰もが安心して生活できる地域づくりに寄与することになる。

　つまり，今後，精神保健福祉士に求められる役割は，精神障害者の医療，福祉的な支援にとどまることなく，制度や分野を横断し，精神保健・医療・福祉のニーズがある人や家族への支援，複合的な課題を抱える家族丸ごとの支援，医療や福祉の対象者となり難いが心理・社会的な課題を抱える，自殺ハイリスク者や，ひきこもり状態の人等への支援であり，必要な社会資源の開発や創出を，「市町村地域福祉計画」等の体制整備に関与し，地域の関係団体や行政と共に行う実践能力である。

II　地域おける精神保健福祉の向上

A ● 精神保健福祉に関する普及啓発

　わが国の精神科受診者数は，2017年現在で419.3万人である。図6-2のとおり，年々精神科受診者は増加している。とくに近年，うつ病や認知症などの増加が著しい。国民全体を対象とした精神保健の保持・増進，精神疾患・障害の予防，精神疾患・障害のある者への理解の促進，偏見や差別のない社会づくりなどが広がり始めているなか，精神保健福祉士の活動の一つとして，精神保健（メンタルヘルス）の普及啓発活動が求められる。

　一方，明らかな精神病症状が出現してから薬物治療開始までの期間を指す，精神病

図6-2 ◆ 精神疾患を有する総患者数の推移（疾病別内訳）

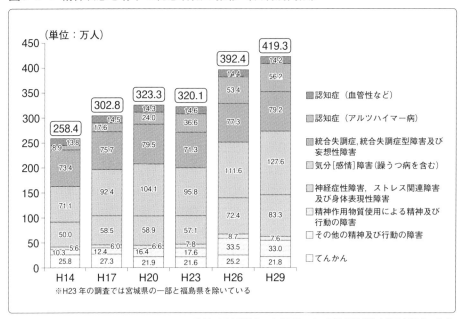

資料　厚生労働省：患者調査．より厚生労働省障害保健福祉部で作成．

未受診期間（duration of untreated psychosis；DUP）は，12カ月程度となっている。DUP が長いと，①治りにくくなる，②症状は重症化する，③社会適応が悪くなる，④再発率が上がる，こと等を精神保健福祉士は理解しておく必要がある[4]。

　とくに，未受診や医療中断をしている者，家族への相談援助として，行政や基幹相談支援センター，委託相談支援センターの役割への期待が高くなってきている。また，NPO や社会福祉法人等による普及啓発活動が行われることにより，地域住民は，安心して相談援助につながることができるようになり，地域住民にとっても「地域精神保健（コミュニティメンタルヘルス）の我が事化」になるだろう。

B ● 地域住民の精神保健福祉活動への参画

　1981年の国際障害者年に，国際連合（以下，国連）は「障害者をしめだす社会は弱くもろい」と決議した。わが国では，アルコール・薬物・ギャンブル等依存症，自殺，過重労働や高ストレス，ひきこもり，社会的孤立，終末期医療，家庭内暴力（DV），児童虐待，不登校，学校における問題，性的マイノリティ，認知機能障害（発達障害，高次脳機能障害，認知症，てんかん等）などの諸課題を抱える国民が増加している。国連決議から40年が経つが，はたして「精神保健上の課題を抱える者を包摂する社会」になっているだろうか。むしろ，安易な二極化による排除やネット社会による閉塞感が強まっているのではないだろうか。このような社会を改革していく

ためにも，精神保健福祉士は，精神科医療と精神障害者福祉と地域社会の境界線に立ち続けることが求められる。往々にして，保護と隔離中心であった精神科医療の門番ではなく，精神保健を中心にソーシャルワークを実践する専門職となることで，今まで隔絶されていた（または差別や偏見の対象となっていた），精神科医療および精神障害者福祉と地域社会のインターフェイス機能を果たしていく必要があるだろう。

しかし，これらに関心を示さない国民も多い。精神保健福祉に関する普及啓発を継続・発展させることで，無関心層の中から受動的な関心層が生まれ，そして積極的な関心層が生まれていく。さらに，その中から地域組織化に携わる市民が現れ，地域住民が主体的に精神保健福祉活動に参画する地域に変化・発展していくであろう。

C ● 予防的アプローチ

岩間伸之は，地域を基盤としたソーシャルワークの8つの機能として，①広範なニーズへの対応，②本人の解決能力の向上，③連携と協働，④個と地域への一体的支援，⑤予防的支援，⑥支援困難事例への対応，⑦権利擁護活動，⑧ソーシャルアクション，と示し，予防的支援として，地域住民・組織による早期発見機能と予防プログラム，状況が安定してからの見守り機能による継続的支援の展開，発見から見守りまでの長期的対応をあげている[5]。

精神保健福祉士が，普及啓発や地域住民への精神保健福祉活動への働きかけを行い，地域の中で「顔が見える関係」を築くことで，予防的なネットワークは広がっていく。また，ライフステージを通した前後の領域や機関がつながることで，**図6-3**で示すように，それぞれの役割は，次のライフステージの予防的，かつ早期支援的な役割を果たしていく。

D ● 地域精神保健福祉活動事例

精神障害者を直接対象としたわが国の社会資源は量・質ともに絶対的な不足状況にあるといわれている。とくに地域で精神障害者の自立生活を支援し，継続するための資源が不足している。

静岡県浜松市では，精神保健福祉法制定時の1995（平成7）年当時，人口60万人に対して，精神障害者授産施設が1カ所のみで，精神障害者を対象とした作業所もグループホームも0カ所という状況であった。私たちは，精神科医療機関や施設の職員，精神障害者の家族などと情報交換をするなかで，「誰もが住みやすい地域づくりを目指す市民参加型の組織をつくる」必要性を感じ始め，地域の約25の団体（精神科病院，企業，福祉団体，家族会，作業所，救護施設など）と約240名の一般会員の協力者を得て，1997（平成9）年に遠州精神保健福祉をすすめる市民の会（Ensyu-

図6-3 ◆ ライフステージと支援の時点

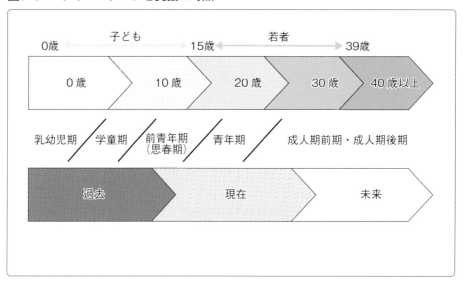

Joyful-Action-Network：E-JAN）を設立した。この会の目的は，心の病をもつ人やその他の障害をもつ人に対して，社会復帰や社会参加の支援に関する活動を行うことであり，2002（平成14）年には NPO 法人格を取得した。援護寮，生活支援センターやデイケアの利用者からも，「自分たちも何か活動に参加してみたい」との声が上がり始めた。同時期，精神保健福祉士実習の一環として，実習指導者と共に E-JAN に参加する学生が増え，その後，医療や福祉，行政機関等の精神保健福祉士となっていった。当事者と精神保健福祉士は，E-JAN をプラットフォームに，理解啓発活動（地域交流会，運動会，コンサート，絵画展，講演会，体験発表会等）に取り組み始めた。ボランティア養成講座に参加した市民がサロン活動を立ち上げ，地域に住む人として手芸や定期的なミーティングを行っている。また，援護寮（現・宿泊型自立訓練施設）や精神障害者地域生活支援センター（地域活動支援センター）でバザーを行い，日用品の安価での提供や交流を行っている。そのほか，施設見学ツアー，職場のメンタルヘルス相談，自主制作ビデオ作成，会報発行，ホームページによる情報発信等を行った。また，並行して，同地域で援護寮（精神障害者生活訓練施設），精神障害者地域生活支援センターを開設した。遅れていた地域精神保健福祉活動を加速化させていくためには，重装備型の社会復帰施設とネットワーク型の NPO の両方が必要であると考えたためであった。

　その後，NPO 法人 E-JAN は2009（平成21）年度に職員を配置して，障害者相談支援事業所，ひきこもりサポートセンター，若者サポートステーション，発達支援広場等を実施していった。また，普及啓発活動として体験発表会や作品展，コンサート等の開催や思春期メンタルヘルス教材開発，危機介入としての他職種連携による自殺

図6-4 ● ソーシャルアクション（地域連携）の流れ

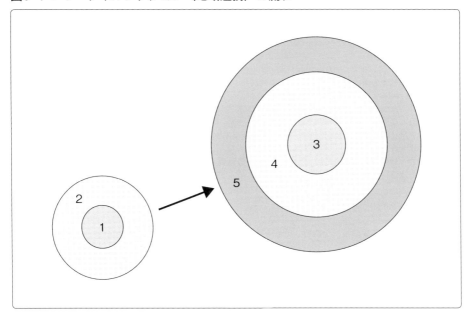

対策にも取り組んでいった。さらに，周辺領域との連携・協働として，子ども・若者支援プランや不登校支援協議会，就学支援委員会等，精神保健福祉活動と近接する領域のネットワークづくりや，児童相談所OBや教員経験者らと共にNPOの設立支援やその後の協働により，浜松市の精神保健福祉活動の底上げを行うことになっていった。

図6-4に，フォーマルなサービスからインフォーマルなサービスを生み出し，その活動が協議会や合議体に発展していくプロセスを示した。①基盤となる機関（フォーマルな活動）を核とし，②インフォーマルな研究会や有志の会を立ち上げる，③②のインフォーマルな会や活動を発展・推進させるためNPO等を発足し，事業受託（フォーマル）していく，さらに③を発展させた形の子ども領域や母子保健領域等との④インフォーマルな研究会等により，他職種の合流・協働を行っていくことで，⑤行政も含めたフォーマルな協議会等に発展していき，市町村の福祉計画等に関与することで，住民の生活の質の向上に寄与していく。

精神保健福祉士は，コミュニティワークの視点において，常に法律や制度のはざまでの地域課題を周辺機関と協力しつつ，時に人材を発掘しながら，フォーマルなサービスだけでなく，インフォーマルなサービスを開拓していく問題意識をもち，ソーシャルアクションを起こす存在でありたい。

引用文献

1) 厚生労働省社会・援護局福祉基盤課福祉人材確保対策室：社会福祉士養成課程における教育内容等の見直しについて．2019，p.10．
https://www.mhlw.go.jp/content/000523365.pdf
2) 柏木一惠：【協議事項3】本協会の英語による表記の変更等に関する件．2019．
http://www.japsw.or.jp/a/2019branch_general_meeting/c1.pdf
3) 精神保健福祉士の養成の在り方等に関する検討会：保健福祉士の養成の在り方等に関する検討会中間報告書．2019，p.14．
https://www.mhlw.go.jp/content/12201000/000496790.pdf
4) 宮田雄吾：初回エピソード精神病の「本人」のために；平成22年度厚生労働科学研究費補助金障害者対策総合研究事業精神病初回発症例の疫学研究および早期支援・早期治療法の開発と効果確認に関する臨床研究「心理教育資材の開発」．2011，pp.1-3，11．
5) 岩間伸之：地域を基盤としたソーシャルワークの特質と機能；個と地域の一体的支援の展開に向けて．ソーシャルワーク研究，37（1）：4-19，2011．

参考文献

1) 社団法人日本精神保健福祉士協会，日本精神保健福祉学会監：精神保健福祉用語辞典．中央法規出版，2004．
2) 厚生労働省社会・援護局障害保健福祉部精神・障害保健課：精神保健福祉士養成課程における教育内容等の見直しについて．2019．
https://www.mhlw.go.jp/content/12205000/000524181.pdf
3) 大場義貴：問いと解の螺旋；E-JAN の20年とこれから．精神障害とリハビリテーション，20（1）：40-44，2016．

第 **7** 章

個別支援から
ソーシャルアクションへの
展開

Ⅰ 基本的視点

A ● 当事者ニーズを軸とした展開・包括的アプローチ

　ソーシャルワークの支援プロセスにおいて，中心となるのは当事者である。したがって，精神保健福祉士の支援は，当事者のニーズを軸に展開しなければならない。ここでいうニーズとは，当事者が表面的に発する要求だけではなく，本人も気づいていない真に求める要求を表出化させ，その実現に向かっての取り組みを含めた実践的プロセスが精神保健福祉士の支援である。当事者が言葉で発しているデマンドはとらえられても，その奥にある真のニーズが明らかになっていない場合や，当事者自身も自らの考えや思いを整理できていない場合もある。このような場合，精神保健福祉士はかかわりを通して当事者のニーズを軸として展開を図るが，その際，重要な姿勢や視点がある。

　まず1つ目は，「**自己決定の原則**」である。自己決定とは，字義どおりとらえると「自分で決める」という意味だが，精神保健福祉士の原則としての自己決定とは，ただ単に当事者が自分で決めるという意味ではない。例えば，精神保健福祉士の前で「死にたい」と話す当事者に対して，当事者が自分で決めたことだから尊重したらよいとは考えない。精神保健福祉士は当事者の言葉で発しているデマンドのみにとらわれることなく，当事者とのかかわりを繰り返し，死にたいと思うのはなぜか，本当はどうなるといいと考えているのか等を共に考え，当事者が真のニーズに基づいて自己決定を行使していくことを支援するのが，当事者の自己決定を尊重するという意味である。つまり，「自己決定の原則」とは，当事者がその時々で変化する真のニーズに基づく自己決定を行使できるよう付き合い続けるという，精神保健福祉士のかかわりの姿勢を示している原則である。

　2つ目は，「**人と状況の全体性**」の視点である。これは，個人と環境の全体状況をとらえる視点のことであり，当事者自身の障害や属性のみでアセスメントするのではなく，常に当事者と社会との関係を視野に入れアセスメントを深めることを指している。例えば，同じ病気を抱える当事者であっても，一人ひとりの生活環境や価値観，ライフスタイル，家族関係等によって生活のしづらさは異なっている。アセスメントをする際には，丁寧に当事者のこれまでの生活や考え方，当事者を取り巻く環境等について聞き取っていくことが重要である。また，アセスメントは精神保健福祉士が一方的に行うものではなく，当事者との協働により信頼関係を構築し援助に必要な情報を得て，当事者の現状を包括的・総合的に理解し解決すべき課題を明確にすることである。当事者が当事者自身のことをどのようにとらえているのか，自らを取り巻く環

境や抱えている課題についてどのように感じ，これからどうしたいのかという，希望を含む想いを共有することが真のニーズを見極めるために重要である。

　3つ目は，「生活者支援」の視点である。生活者支援とは，当事者を，地域で暮らす一人の生活者として理解し支援する視点のことである。当事者は，障害者である以前に生活者であり，一人ひとり，現在も地域での生活を営んでいる。病院や事業所の実践では，障害や疾病の特性に目が行き，課題としてできないことばかりが注目され，当事者自身の生活者としての視点が抜け落ちてしまうことがあるが，当事者のニーズは，生活者としての暮らしのなかにあることに留意しなければならない。当事者を生活の主体者として見る目を養い，社会生活を支援していくという姿勢をもち続けることが精神保健福祉士に問われている。

　4つ目は，「権利擁護」の視点である。例えば，誰とどこに住むのかを自由に選ぶことができない，自分のお金を自由に使うことができない等，当事者自身も気づかない間に権利を侵害されていることがある。精神保健福祉士は，当事者を含め誰もが当然行っている日常生活上の行為に対し，自らの意思によって決めながら権利として当たり前に行使できるよう支援する必要がある。また，当事者が自ら権利を主張できるよう，必要な情報を得ながら自分自身の問題を受けとめ，自身で解決できるように側面的に支援していくことも必要である。そのためには，精神保健福祉士が当事者の立場に立ち，権利が保障されるためにどのような支援が必要なのか，当事者とよく話し合い課題を明確にしていくことが大切である。

　当事者のニーズを軸としたソーシャルワークの支援プロセスにおいては，当初は当事者の想いがもっとも重視される。当事者が自らの状況をどうとらえているか，ニーズに変化はないか，現状の支援について感じていることはあるか等について話し合うことができれば，より当事者のニーズに基づいた援助を行うことが可能になる。このように，支援プロセスについて当事者と話し合えることが重要であり，当事者が精神保健福祉士を信頼し胸の内を打ち明けることができる関係を構築しているかどうかによって援助プロセスは大きく左右される。また，当事者の話を傾聴するのみならず，かかわりのなかで精神保健福祉士が感じたことを当事者に伝えていくことも重要である。当事者と精神保健福祉士が互いの主体を尊重し，自らの思いを伝え合い，理解し合い，受け入れる「相互主体的関係」が構築されることで当事者との協働が可能となり，熟成し合う関係性の下でこそ，当事者のニーズを軸とした支援が展開できるのである。

　実際に支援を展開していく際には，ニーズに応じて福祉サービスやさまざまな制度を活用していくこともある。しかし，当事者一人ひとりのニーズは多様であるため，現状の制度の活用や福祉サービスを利用するだけでは満たされないことも多い。そこで，福祉サービス事業所に直接投げかけサービス提供のあり方を検討してもらうことと，福祉サービスの支給決定をしている行政担当者に状況を伝えイレギュラーな対応

をしてもらうことなど，サービス担当者会議等を通し，当事者を取り巻く支援チーム内で少しずつアイデアを出し合えば，当事者のニーズに寄り添う支援ができることもある。

　また，福祉サービス等のフォーマルな社会資源の活用のみならず，インフォーマルな地域資源を活用していくことも重要である。家族，友人，民生委員，当事者会，なじみの店等，当事者はさまざまな人とかかわりながら地域生活を送っている。当事者本人がもっている独自の社会資源を活用するという視点も重要である。フォーマル，インフォーマルな社会資源を活用しても，満たされないニーズはある。このような場合，行政や地域社会に働きかけ，新しい制度やサービス等の創造と変革を企図していく必要もある。

　もう一つ重要なことは，支援のプロセスにおいてニーズは複数化し課題は複合的に存在するということである。そのため，当事者のニーズに基づく支援においては包括的アプローチが実践課題となる。

　国は，2021（令和3）年4月に施行された地域共生社会の実現のための社会福祉法等の一部を改正する法律の概要において，地域共生社会の実現を図るため，地域住民の複雑化・複合化した支援ニーズに対応する包括的な福祉サービス提供体制を整備する観点から，市町村の包括的な支援体制の構築の支援，地域の特性に応じた認知症施策や介護サービス提供体制の整備等の推進，医療・介護のデータ基盤の整備の推進，介護人材確保および業務効率化の取り組みの強化，社会福祉連携推進法人制度の創設等の所要の措置を講ずる，としている。そして，制度・分野ごとの「縦割り」や「支え手」「受け手」という関係を超えて，地域住民や地域の多様な主体が「我が事」として参画し，人と人，人と資源が世代や分野を超えて「丸ごと」つながることで，住民一人ひとりの暮らしと生きがい，地域を共に創っていく社会を目指している。高齢，障害，児童等の各分野の相談体制では対応が困難な世帯の中で課題が複合化・複雑化しているケース，制度のはざまにあるケース，支援を必要とする人が自ら相談に行く力がなく，地域の中で孤立（時には排除）しているケースなどを確実に支援につなげ，かつ，生活支援や就労支援等を一体的に行うことで，支援を必要としていた人自身が地域を支える側にもなり得るような仕組みづくりが必要であり，包括的支援においては，対象者を選ばず対応すること，問題を選ばず受け付けること，重層的であること，多機関協働が随時行えること，地域（住民）との協働関係を構築できることがポイントとしてあげられる。

　精神保健福祉士は，障害のある当事者の自己実現，望む暮らしの実現のために支援をしている。個別支援でくみ取った一人ひとりの異なる当事者のニーズを，制度やサービスの枠組みに当てはめようとするのではなく，必要に応じ，枠組みにとらわれず制度やサービスの活用ができるよう，当事者を支援するチームが柔軟な支援を提供できるように働きかけていく必要がある。

図7-1 ◆ 精神保健福祉士のミクロ・メゾ・マクロの実践

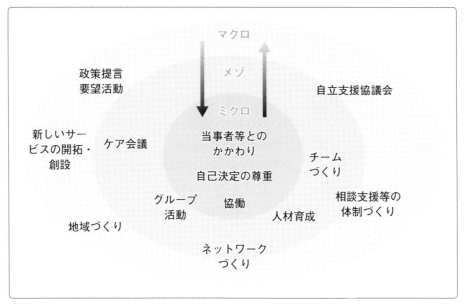

B ● ミクロ・メゾ・マクロの連続性と展開方法

　当事者との個別支援を「**ミクロ**」とすると，当事者を取り巻く支援チームや支援機関との連携のなかでの支援，地域のネットワークづくりを「**メゾ**」，地域社会への働きかけや市・県・国の制度・施策に働きかける支援を「**マクロ**」と表現することがある。**図7-1**は，精神保健福祉士のミクロ，メゾ，マクロの実践を整理したものである。

　精神保健福祉士は，当事者と出会い，面接を重ねニーズを明確にする等，ミクロの輪の中から支援が始まることが多い。ミクロの支援においては，自己決定の尊重，当事者とのかかわりと相互主体的関係に基づく協働が重要である。しかし，ミクロな支援の中から導き出された当事者の多様なニーズを満たすためには，当事者を取り巻くメゾやマクロの周囲の環境の輪に働きかけていく必要がある場合もある。支援チームへの働きかけはもちろん，必要があれば地域の自立支援協議会や地域住民，行政機関等へ働きかけることもある。このような働きかけの結果，メゾやマクロに変化があれば，それが結果的にミクロの個別支援にも影響を及ぼす。つまり，ミクロ（個別支援）でつかんだ課題を，メゾ（チーム）や，マクロ（地域）に広げていくことで，メゾやマクロの質が向上すれば，それが結果的にはミクロの支援の質を高めることに返ってくるのである。ここでは，ミクロ，メゾ，マクロの支援について事例を用い，その連続性と展開方法について述べる。

1 事例

1 ミクロ

　精神保健福祉士のAさんは，相談支援専門員として，当事者Bさんとかかわっている。Bさんは統合失調症を発症し，10年が経過した。発症当時は，自宅の家業を手伝っていたが，家族に頼りきった生活から脱したい思いや，将来への不安などから精神科病院に通院するようになった。あるとき，服薬への抵抗感から，不調になり，家族に手が出てしまうことがあり，精神科病院に入院となった。約1年の入院を経て退院し，現在はグループホームで暮らしている。

　Bさんの退院支援にかかわっていたAさんは，入院中から，Bさんの「退院したら，自分の経験を自分と似た境遇にある人たちに知ってもらうことで，その人たちの役に立ちたい」という思いを聴いていた。退院後Bさんは，通院先の精神科デイ・ナイトケアに通っているものの，希望をかなえられるような機会がなく，やりがいのある生活が送られず閉塞感を抱えている思いをAさんに話した。

2 メゾ

　Aさんは，Bさんのような思いをもった人がBさん以外にもいるのではないかと考え，他の相談支援専門員に情報を求めたり，地域の社会資源を調べたりした。すると，複数の相談支援専門員から，ピアサポート活動に関心があり，県の養成講座に参加したものの，活躍する機会がなくて残念がっている当事者が，市内に3～4人いることが把握できた。市の自立支援協議会では，ピアサポーターの活動を広げていく取り組みは必要であると認識していたが，具体的な取り組みはされていなかった。そこで，自立支援協議会でピアサポーターの活動について検討し，市内の地域活動支援センターを拠点として，ピアサポーターが集まる「ピアサポつむぎの会」が立ち上がり，ピアサポート活動について考える勉強会などが行われるようになった。

　Aさんは，市内の精神科病院と地域援助者とで定期開催されていた地域移行支援会議で，ピアサポーターが活躍できる機会を増やしていきたいことを伝えた。すると，精神科病院の精神保健福祉士からも，とくに長期入院となっている方の退院への思いを少しでも高められるような機会を求めていたことが把握できた。早速，多職種チームが立ち上がり，退院に自信がもてない患者同士のグループワーク（茶話会）を始めることになり，「ピアサポつむぎの会」のメンバーが企画会議から参加し，茶話会に参加するようになった。また，「ピアサポつむぎの会」のメンバーは，地域のボランティア養成講座などで障害理解についての講師を務めるようにもなった。

　しかし，このようなBさんたちの活動に病院等から謝金は出るものの，活動支援として制度化はされていなかった。また，県の養成講座は年に1回，半日でしか行われておらず，ピアサポーターの活動を支える仕組みには課題があった。

3 マクロ

　Aさんは，市の（自立支援）協議会や県の精神保健福祉士協会にピアサポーターの養成や活動支援に課題があることを伝えた。市の協議会では地域活動支援事業を活用し，ピアサポーターの活動に報酬が支払われるようになった。ピアサポーター養成については，精神保健福祉士協会から県に養成講座の充実についてのプログラム案や養成講座への協力を提案し，養成講座の見直しが検討されることとなった。

　精神保健福祉士は，当事者のニーズの的確な把握，地域のネットワークづくり，独自のライフスタイルを確立するためのサービスの開発・改善等，多岐にわたり，当事者一人ひとりの生活に寄り添う支援をしていく必要がある。そのため，当事者との関係性を重視した「かかわり」が必要なことはいうまでもないが，当事者に直接かかわるだけではなく，当事者を取り巻く環境である他支援機関や行政機関，地域住民等にもかかわることが求められる。個別の支援において当事者をアセスメントするように，大きなシステムの変化に取り組む場合であっても，精神保健福祉士はその対象をアセスメントし，共に計画し変革を促していくことが必要である。

　そのためには，まず目の前の当事者一人ひとりのニーズをしっかりととらえていくことがミクロ，メゾ，マクロの支援の軸になる。支援のプロセスにおいて，どうしても満たされないニーズが出てくることもあるが，そのニーズを放置せず，どうすれば満たすことができるかを地域の資源を総動員して考えることが大切である。また，必要に応じ制度・施策の変革や，政策提言を行う必要がある場合もあるため，日ごろからさまざまな支援者，機関，団体と連携・協力できるつながりをつくっておく必要がある。

第
7
章

Ⅱ　個別支援から地域における体制整備

A ● 個別支援からソーシャルアクションを考える

　「風が吹けば桶屋が儲かる」という話を聞いたことがあるであろうか。「風が吹けば土ほこりが立って目に入り，目が見えない人が増える。目が見えない人は三味線で生計を立てようとするから，三味線の胴を張る猫の皮がたくさん必要になる。猫が減るとネズミが増え，ネズミが桶をかじるから桶屋が儲かる」という江戸時代にできた例え話である。ある事柄が発生するとそれとはまったく関係のない事象に影響を与えるという内容である。

　個別支援と地域というと，どのような関係があるのか疑問をもつ方がいると思う。

表7-1 ▶ ソーシャルワークの4つの技術

技　術	内　容
ケースワーク	個別支援，アセスメントや面接技術，本人と環境との相互作用に働きかける
グループワーク	集団のもつ力動性に着目し，グループメンバーの相互作用を活用する。SSTや疾病教育，ケース会議等の会議などのファシリテーション
コミュニティワーク	地域のネットワークの構築，地域資源の活用・開発，民生委員やボランティアとのつながり。普及啓発活動など
ソーシャル・アクション	社会変革，政策・制度の改善，新しい制度・施策等の要望を目指した組織的な活動

SST：ソーシャルスキル・トレーニング

「なぜ，個別支援から地域づくりにつながるのか」と。この章を読んで，個別支援をすることで，地域づくりにつながるという視点を考えてほしい。そして逆から考えると，地域づくりができていると，個別支援がしやすくなるとも考えられる。ソーシャルワーカーである私たちは，常に個別支援と地域づくりの双方向に身を置き，考え行動できる魅力的な専門職である。

　それでは，ここでいう個別支援とは何か？　地域とは何か？　体制整備ができるとはどういうことか？　私たちのゴールはどこか？　など。一人ひとりがこんな疑問をもつことがソーシャルワーカーにとって大切な問いかけになる。常に自問自答する癖をつけてほしい。私たちの目指すゴールは，精神障害者の社会的復権であり，社会的入院をしている精神障害者が一人でも多く，希望する場所で安心して暮らしていくことであると考える。

　この章を進めるうえで，もう一つ整理しておきたいことがある。それはソーシャルワーカーに求められるソーシャルワークとは何かということである。もし皆さんが，「ソーシャルワークとは何か」と質問されたときにどのように答えるか。

　精神保健福祉士は，精神保健医療福祉を専門とするソーシャルワーカーである。この章では，ソーシャルワークの技術を，ケースワーク，グループワーク，コミュニティワーク，ソーシャル・アクションの4つの技術と定義する（**表7-1**）。現代社会のメンタルヘルス課題は，児童，高齢者，生活困窮者，司法，教育などさまざまな領域に広がっており，精神保健福祉士は，ソーシャルワーク技術を駆使してこれらの領域に関与し社会に貢献している。

　この4つの技術の連動は，ミクロ・メゾ・マクロレベルにわれわれ精神保健福祉士が関与し，ソーシャルワーカーとして人と環境の交互作用に目を向ける基本的な視点になる。それぞれの技術は分断して用いられるわけではなく，それぞれの技術を連動させながらソーシャルワークを展開させている。ケースワーカーやグループワー

図7-2 ◆ 精神保健福祉施策の改革ビジョンの枠組み

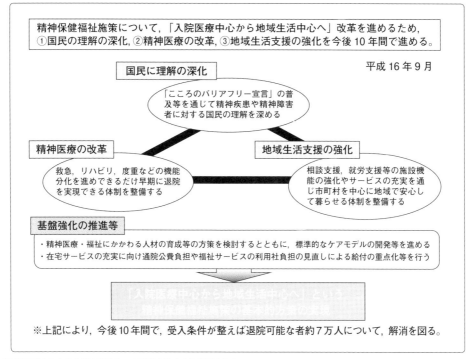

精神保健福祉施策について，「入院医療中心から地域生活中心へ」改革を進めるため，①国民の理解の深化，②精神医療の改革，③地域生活支援の強化を今後10年間で進める。

平成16年9月

国民に理解の深化

「こころのバリアフリー宣言」の普及等を通じて精神疾患や精神障害者に対する国民の理解を深める

精神医療の改革

救急，リハビリ，度重などの機能分化を進めできるだけ早期に退院を実現できる体制を整備する

地域生活支援の強化

相談支援，就労支援等の施設機能の強化やサービスの充実を通じ市町村を中心に地域で安心して暮らせる体制を整備する

基盤強化の推進等

・精神医療・福祉にかかわる人材の育成等の方策を検討するとともに，標準的なケアモデルの開発等を進める
・在宅サービスの充実に向け通院公費負担や福祉サービスの利用社負担の見直しによる給付の重点化等を行う

「入院医療中心から地域生活中心へ」という
精神保健福祉施策の基本的な方策の実現

※上記により，今後10年間で，受入条件が整えば退院可能な者約7万人について，解消を図る。

「入院医療中心から地域生活中心へ」改革を進めると表記された。

資料　厚生労働省：精神保健福祉施策の改革ビジョンの枠組み．2004.
https://www.mhlw.go.jp/shingi/2004/09/s0924-6c.html

カー，コミュニティワーカーではなく，ソーシャルワーカーを目指してほしい。

　最後に，私たち精神保健福祉士にとって長びいている課題は，社会的入院の解消である。社会的入院とは，本来入院治療が終わっているが，退院する先がなく精神科病院に入院し続ける状態をいう。この社会的入院をしている人たちを退院させていくためには，この章で学ぶ地域における体制整備が非常に重要である。

　精神障害者の地域移行支援が強く求められるようになったのは，1988（昭和63）年に精神保健法が施行され，その目的に「精神障害者の社会復帰の促進と福祉の増進」が謳われ，2004（平成16）年の「精神保健医療福祉の改革ビジョン」では，「入院医療中心から地域生活中心へ」という基本的方策を推し進めていくために，こころの病に対する国民の理解の深化や精神医療改革，地域生活支援の強化が打ち出された。10年かけて72,000人の退院を目標値に掲げたが，結果は目標値には遠く達しないものであった（**図7-2**）。

　「魚は海で，鳥は空で」というたとえのように，人は地域で生活することが当たり前である。自ら選択し，自ら決めた地域で生活することを希望する。この課題を克服するためには，現状の精神科医療の課題だけではなく，精神障害者を支える地域がま

だまだ未成熟なので，社会的入院が解消されていないと考えることもできる。そのために，ソーシャルワーカーである私たちが担う役割は，たくさんあると思う。

B. 個別支援：一人で解決できないが，みんなで集まれば……

　「入院生活はどうですか」と精神科病院の精神保健福祉士が患者さんに質問すると「考えることができないよ」と答える方がいる。「退院したらどんな生活をしたいですか」「これからしたいことはありますか」と聞くと，「わからないよ」と答える患者さんが多いのではないであろうか。

　精神科病院に長く入院している人は，どのような思いで入院しているのであろう。入院期間が長くなればなるほど，社会とのつながりが希薄になり，家族の面会なども減り，浦島太郎のような状態になっていく。朝と昼，夕の食事とその後に出る薬，時々，作業療法（OT）のプログラムに参加し，単調な一日が終わっていく。長く入院している人たちも，最初はきっと「退院」したいと思っていたはずである。しかしいつしか患者さんは「退院」という言葉を口にしなくなる。それを支援者は，退院意欲がなくなったと評価するのであろうか。

　「なぜ退院意欲がなくなったのか」「彼らが退院していくためには，どうすればよいのか」。社会的入院をしているのは，患者さんの責任ではない，ということもわれわれ精神保健福祉士は認識しておく必要がある。

　精神保健福祉士の前に登場する患者さん，もしくは利用者さんは何かしらの生活課題を抱えて，われわれの前に現れる。何も課題がない人が登場するわけではない。個別支援の出発は，精神保健福祉士のかかわりから始まる。そしてわれわれ精神保健福祉士に何ができるのか，何をすればよいのか，そんな自問自答をしてほしい。そしてその答えを知っているのは，目の前の患者さんであり利用者さんたちである。ただし個別の課題を解決するには，一人では解決できないこともわきまえないといけない。

　それでは，どうすればよいのか。精神科病院の精神保健福祉士であれば，医師や看護師，作業療法士，心理士などとチームになり方針を立てる必要がある。このときに多職種チームの連携に使える技術としてグループワークが必要になるであろう。それぞれ専門性が異なるので多種多様な意見が出るのは当然であるが，患者さんを退院させたいという目的は一緒である。ご本人の意向と関係機関との連絡調整，そして環境を整えること，精神保健福祉士の専門性は「生活」をアセスメントすることから始まる。

　厚生労働省の通知「医療保護入院者の退院促進に関する措置について」（平成26年1月24日）では，退院後生活環境相談員の役割として，医療保護入院者退院支援委員会に関する業務について明記されており，また地域援助事業者等の紹介に関する業務

も明記された。「医療保護入院者及びその家族等から地域援助事業者の紹介の希望があった場合や，（中略）必要に応じて地域援助事業者を紹介するよう努めること」とされている。こうした会議を活用して，地域援助事業者すなわち地域の相談支援専門員などを病院に呼んで一緒に退院を考えてもらう必要がある。現行法では医療保護入院している患者さんが対象である。措置入院した患者さんにも「地方公共団体による精神障害者の退院後支援に関するガイドライン」が2018（平成30）年3月に出ており，保健所が個別支援計画を策定し地域の支援者の協力を得て会議を進めることが策定された。

　地域の支援者側から考えたとき，地域の支援者も退院について協力していく必要がある。患者さんの入院期間が長くなる責任は，地域側にもある。個別支援の課題を考える機会として，障害福祉サービス提供事業所では個別支援会議をし，個別支援計画の作成がされる。この個別支援会議を通して，本人支援の方針を事業所として定めていく。相談支援専門員が作成するサービス等利用計画において，サービス担当者会議が開催される。例えば通所系の事業所を使い，ヘルパー等の居宅介護サービスを利用するなど，複数のサービスを利用している支援者が集まり，その方が地域でどのような方針で生活していくのかをサービス等利用計画に盛り込んでいく。

　このサービス等利用計画の「等」の部分に注目してほしい。「等」には，フォーマルな福祉サービスだけではなく，インフォーマルな福祉サービスの活用，例えば家族の協力であり，民生委員やボランティアの活動，地域の福祉資源を活用してその方の暮らしを考えていくことが想定されている。

　このように精神保健福祉法，障害者総合支援法を中心に述べてきたが，個別支援を全体で話し合う会議は，さまざまな法律で定められるようになっている。こうした法制度を活用しながら，個別支援をチーム支援へ押し上げていく。これは精神保健福祉法，障害者総合支援法に限らず，他のさまざまな法律でも会議の開催の位置づけはなされてきている。

　個別支援から会議を経ていくプロセスのなかで，この会議で出た課題を地域課題へ押し上げていく戦略が次に求められる。まとめると，精神保健福祉士のかかわりによって吹かせる風，それは当事者の声を聴くことから始まっている。

C　地域課題の発見と共有

　個別支援から会議を経て，地域課題を抽出し，どのように地域につなげていこう。精神科医療機関で起きている課題も，地域の課題として話し合うことが必要になる。

　例えば2006（平成18）年改正の障害者総合支援法では，都道府県単位，市町村単位で自立支援協議会がある。その目的は，「関係機関等が相互の連絡を図ることにより，地域における障害者等への支援体制に関する課題について情報を共有し，関係機

関等の連携の緊密化を図るとともに，地域の実情に応じた体制の整備について協議を行うもの」と定められている。

2017（平成29）年から厚生労働省では，「精神障害にも対応した地域包括ケアシステムの構築推進事業」が行われている（図4-1参照）。

この事業の目的は，「精神障害者が，地域の一員として安心して自分らしい暮らしをすることができるよう，医療，障害福祉・介護，住まい，社会参加（就労），地域の助け合い，教育が包括的に確保された地域包括ケアシステムの構築を目指す必要がある」とされている。そしてこのケアシステムを構築するにあたっては，市町村ごと，障害保健福祉圏域ごと，都道府県ごとに，保健・医療・福祉関係者による協議の場を通じて，重層的な連携による支援体制を構築していくことが必要とされている。

制度や仕組みは，まだまだ十分とは言えないができている。精神保健福祉士は，制度や仕組みに振り回されるのではなく，活用することが大事になる。制度を活用しながら，制度や仕組みの課題や問題点を少しずつ改善していく取り組みが必要である。制度を活用することで，ソーシャルアクションにつながることを，実践事例から紹介する。

D 実践事例1：山梨県南アルプス市地域移行部会の場合

山梨県南アルプス市は人口約7万人の市である。市の自立支援協議会には地域移行部会が設置されており，精神障害にも対応した地域包括ケアシステムの協議の場としても位置づけられている。

この地域移行部会は，社会的入院の患者さんをなくすこと，精神障害者が暮らしやすい地域をつくることを目的に設置された。

部会が設置される前は，南アルプス市の個別支援の支給決定数は0件であった。そのため市の行政担当者からは，「サービスの支給決定数がまったくないのに，地域移行支援というサービスは必要なのか」と質問が出ていた。

山梨県内の精神科病院に入院している患者数は1,924人［2015（平成27）年度630調査］であった。そのうち南アルプス市に住民票がある患者数は97人であった。97人のうち1年以上入院している人が45人，また97人のうち65歳以上の人が48人いるという数字を明らかにしている。自分たちの市町村に精神科病院に入院している患者数等は，現在ReMHRAD（地域精神保健医療福祉社会資源分析データベース）で検索すれば把握できるようになっている。

さて，南アルプス市の地域移行部会では，「97人が精神科病院に入院しているのに，なぜ地域移行支援の支給決定数は0なのか，地域移行部会では何をしなければいけないのか」を考えた。そして3つの理由を考え行動戦略を立てた。

1つ目は，現在入院している患者さんに，障害福祉サービスとして「地域移行支援」というサービスがあるという情報が届いていないのではないか。「福祉サービスの情報を知っていて使わないのと，情報を知らなくて使わないのとは違う」「情報が届いていないのであれば，障害者への権利侵害にあたるのではないか」と考え，地域移行部会独自でパンフレットを作成し，入院している患者さんに届けることにした。

　このパンフレットを作るにあたり，市役所の担当者（行政），医療，福祉，当事者が意見を出し合い，「どのような情報が必要なのか」「わかりやすく伝えるにはどうすればよいか」「どうすれば退院したい気持ちになるか」など意見を出し合って作成した。

　2つ目は，入院している人たちはどのような状況なのか知りたいと思った。グループホームが少ない，マンパワーが少ない，地域の資源が不足していると聞くが，本当にそうなのか？　どのようなサービスが必要なのかを知るために，入院している人たちに会いに行く計画を立てた。入院患者さんとの面会を実現するために，市役所や基幹相談支援センターが事前に県内の精神科病院に連絡し，面会の目的を伝え事前に了解を得た。またどのようなことを質問するか，アンケート用紙を作成した。

　そして2016（平成28）年から南アルプス市地域移行部会員が2～3人ほどのチームに分かれ，南アルプス市に住民票があり1年以上入院している全患者さんに会いに行っている。面会の際は，パンフレットを渡し地域移行支援の説明を行い，今どのような生活をしているのか聴いている。最初は1年で終了する予定であったが，部会員の中から「1年で人は変わるから，毎年会いに行ったほうがいいだろう」との意見が出て継続されている。

　この地域移行部会の取り組みにおいて，予想していなかった効果があった。

　まず，「支給数が0なのに，地域移行支援のサービスは必要なのか」と疑問を抱いていた行政職員がいた。彼は地域移行部会員と一緒に精神科病院を巡り，1年以上入院している人と会った。そして「いつも市役所に来るAさんと，今日会った人は様子が何も変わらないのに，なぜ入院しているのか」と疑問を感じてくれるようになった。「病院は治療するところなのに，そこで生活をさせていた責任は私たちにもありますね」と言って，地域移行部会には欠かせない人材になった。

　また，精神科病院への面会を繰り返していくなかで，入院中の79歳の方から「私も退院したい」「このまま自分の人生を病院で終わらせたくない」との相談があった。福祉サービスは申請主義である。本人からの申し出がないと，地域相談支援はスタートできない。この相談電話をきっかけに，改めて本人に会いに行き，地域移行支援をスタートさせた。地域での体験を繰り返していると，病棟では見えない本人の姿がそこに見えてくる。

　現在わが国で1年以上入院している患者さんの半数以上は65歳以上になっている。南アルプス市の地域移行部会では，65歳以上の高齢の精神障害者を支えるためには，

介護保険のケアマネジャー等の協力も必要と考え，年に数回障害分野と高齢分野，そして当事者でもあるピアスタッフを交えて事例検討会を実施するようになった。

ある事例検討会で，「退院を妹さんが反対しているのだが，本人に伝えづらくて困っている」との悩みが出たとき，当事者の方から「それは障害者でも，知りたいことだから伝えてほしいよ」という声があがった。支援者が障害者のためだと思っていることが，実は障害者の不利益になっていること，支援者が自ら壁を作り構えていることなどを当事者から学ぶ機会になったと思う。

前述の ReMHRAD では，南アルプス市民がどこに入院しているかがわかる。この資料から，南アルプス市民が長野県に入院していることがわかった。何とかこの人を退院支援できないか，地域移行支援に乗せられないか，部会で検討を行った。おそらく高速道路で片道 2〜3 時間ほどかかる場所なので，相談支援事業所が本人に会いに支援に出向くことも難しい。そこで部会がとった戦略は，まず基幹相談支援センターの職員が本人に会いに行く。そして地域移行支援が可能であれば，南アルプス市の精神科病院に転入院してもらう。そこで地域の相談支援事業所が支援に入り地域移行を進めるプランを立てた。結果的に，本人に末期の癌があり退院支援することはできなかった。

この南アルプス市地域移行部会の取り組みから，チームになればさまざまな戦略を立てることができ，実践できることを学んでほしい。

E 実践事例 2 ：神奈川県横浜市の障害者自立生活アシスタント事業の場合

横浜市では2001（平成13）年から市の単独事業として，障害者自立生活アシスタント事業が開始され，2018（平成30）年「自立生活援助」として国の制度になった。

背景には，2013（平成25）年 4 月に施行された障害者総合支援法の「施行 3 年後の検討規定」に，地域生活へのニーズが規定されたことがある。地域移行が進められるなかで，グループホームへのニーズが増加しているが，グループホームだけではなく，一人暮らしを希望する者も増えていることが明らかになった。

もし自分が障害者になったとき，今までまったく知らない人と共同生活しましょうと言われて，グループホームの入所を快く受けることができるだろうか。

横浜市のような都市部では，グループホームを建設するにしても土地の値段が高く，簡単にグループホームを増やしていくことは困難である。また，精神科病院に長く入院していた人が急に一人暮らしをするにしても，本人の不安もあるであろうし，支援者も大丈夫だろうかと心配になることであろう。

この障害者自立生活アシスタントを活用して地域生活をしている人は，例えば精神科病院を退院してアパートでの一人暮らしを始めた人，グループホームから出てア

パートでの一人暮らしを始めた人，同居している家族が施設入所し，一人で暮らすことになった人，一人暮らしをしているけれど，続けていくことに安心できなくなった人など，状況はさまざまである。

例えば，Aさんは自立生活援助を活用した方である。横浜市の方ではない。

50代のAさんは，かつて保健所デイケアを利用していたが，保健所デイケアが閉所後，地域の生活支援センターに通所を変更していた。ただ残念ながらAさんは生活支援センターになじむことができず，自宅にひきこもりがちになり，高齢の母親との二人暮らしをしていた。Aさんの自宅は築年数も古く，いつからかわからないがガスや水道が止まっていた。お風呂も壊れ，年に2回姉の家に行ったときにお風呂に入り，畳はネズミの糞が転がっているような状況であった。

Aさんが障害福祉サービスにつながったのは，高齢の母親の身体が思うように動かなくなり，介護保険のサービスを利用するようになってからである。介護保険のケアマネジャーが自宅の状況やAさんの状況を見かねて，市の基幹相談支援センターに相談した。基幹相談支援センターの職員が自宅に訪問し本人と面接したが，「いいです。大丈夫です」「何も困ってはいません」と，障害福祉サービスの利用をかたくなに拒否した。ヘルパーを利用するにしても，部屋の掃除や買物，もしくは料理など支援内容を決めないと入れないが，Aさんはそのような福祉サービスは必要ないと断り続けていた。そこで基幹相談支援センターの職員が提案したのが，「自立生活援助」である。職員が行くと楽しそうに話をしてくれるAさん，最初に求めていたのは話ができる人であった。自立生活援助は，本人と信頼関係を作るところから始まる。自立生活援助の支援員が入ってからは，「実はね灯油を買いたいんだけど買い方がわからなくて」と悩みを話してくれたり，「段ボールなどのゴミをどこに捨てたらよいのかわからなくて」と困りごとを相談できるようになってきた。

そんなある日，Aさんは「保健所デイケアのころに知りあった友人たちは今何しているのか。きっと世の中の精神障害者は，自宅にこもりみんな死んじゃったんじゃないか」と話してくれた。偶然であったが，Aさんがあげた友人たちは自立生活援助の支援員が知っている人たちで，それぞれが就労継続支援B型事業所や，生活介護事業所に通っていた。そのことをAさんに伝えると，Aさんも興味を示し，生活介護事業所の見学をしてみることになった。

今では，年に2回しか入らなかったお風呂に週2回入るようになった。Aさんにとってつらい体験であったが，母親が亡くなった。それでも今はヘルパーと生活介護事業所への通所を継続しながら地域で暮らしている。

本人が「大丈夫です。困っていません」と言って障害者福祉サービスを利用しないのは，今までサービスを使ったことがないからであった。しかし地域の支援者と関係を作りながら，その状況に応じて支援することで信頼関係が深まり，次へつなげる支援ができる。「自立生活援助」は，サービスを本人に当てはめるのではなく，本人に

どのようなサービスが必要なのかを考えていける支援になっている。

　従来，訪問看護や居宅介護（ヘルパー）による支援が行われているが，自立生活アシスタントのよい点は，その人のニーズに寄り添いながらオーダーメイドで支援を組み立てる点にある。スーパーなどの周辺環境の把握やゴミ出しを時間までにする工夫，1カ月の生活費のやり繰り，余暇や日中活動に関する情報提供など，サービスの枠組みのなかで支援をするのではなく，本人のニーズから支援を組み立てている。

　そして1年間のサービス利用期間が定められているので，「つなぎ」の支援として，他の資源（人，場所，サービスなど）との関係を構築し，地域の実情に合わせてコーディネートしていく必要がある。

　この横浜市の単独事業で始まった取り組みは，本人に寄り添いながら個別支援を行うことにある。そして自立アシスタント事業は，この効果が広く認められるようになり，2018年の障害者総合支援法の改正で「自立生活援助」として新しいサービスができた。

　福祉サービスの源流をたどると，「もっとこんな支援ができるとよいよね」との支援者の思いにたどりつく。私たちの日々の実践が，個別支援が，地域を作り，制度につながっていることを知ってほしい。

F　実践事例3：長野県中野市の高水福祉会の場合

　皆さんは，自分がどのような施設なら利用してもよいと思うであろうか。

　高水福祉会は，1979（昭和54）年に設立された社会福祉法人である。長野県中野市周辺の北信圏域で，主に知的障害者の入所施設を中心にグループホームや障害者福祉サービスの事業を運営している。

　この高水福祉会の大きな転換点は，2010（平成22）年に入所施設の今後のあり方を検討したことにある。施設が建ってから40年近く経ち，施設の老朽化が進むなかで当初建て替えの検討がされた。「どのような施設だったら障害者が生活しやすいか」「広い空間があって，パーソナルな空間を保つためにはどうすればよいか」「陽当たりがよく，明るい雰囲気にしていくにはどうすればよいか」など，入所施設の在り方検討会のチームで話し合いが行われた。

　ただ「利用している障害者は，どのような気持ちで生活しているのか」そして，「なぜ，彼らはここで生活しているのか」との疑問を感じ始めた。

　高水福祉会のチームのメンバーは，障害者が入所してきた理由について調べるために，過去の相談記録を読み返した。「なぜ，ここで生活し始めたのか」。相談記録には，「『ちょっと出かけよう』と家族に言われ，施設に連れてこられた」「家で家族が面倒を見るのはできないので，施設に預けられた」などと書かれていたそうである。それらの記録を読み返しながら出された結論は，「自ら希望して施設に来た人はいな

表7-2 ▶ 入所施設の機能の地域へのスライド

入所施設	地　域
廊　下	道　路
居　室	家
入所者	登録者
事務室	24時間365日相談できる場所

い」ということであった。

　昭和40〜50年のわが国の障害者福祉は，「障害者を終生保護する」目的で，大規模施設のコロニーの建設が進んだ。コロニーとは敷地内に，住宅，病院，商店，農場などを備えた小さな町で，終生保護を想定した大規模なものであった。障害者が一生安心して暮らせる居場所を確保する反面，障害者を一般社会から隔離収容するという負の側面をもっていた。この「保護」と「隔離」という2面性は常に論議される問題であった。

　ここでは，入所施設に預けていった家族が決して悪いわけではないこと，預けざるを得ない家族の心情，地域で支える資源が不足していたこと，また国の施策も後押ししていたことなど，さまざまな要因が背景にあったことを学ぶ必要がある。

　「自ら希望して施設に来た人はいない」。それでは，彼らが安心して地域で生活するためにはどうすればよいのか，入所施設の在り方検討会では話し合いが繰り返された。地域で暮らす「安心」がないから，施設に入所している。それではどのような「安心」があれば地域で暮らせるのか。改めて入所施設の機能を考えてみると，限られた空間の中に24時間365日の緊急時を含む継続的，専門的な支援があることが「安心」につながっているのではないのか。その「安心」を求めて，入所施設に至るのはおかしいのではないか，入所施設の機能を地域へスライドさせるにはどうすればよいのか。これらの疑問を具体的に実践するため「総合安心センター構想」が2012（平成24）年から始まった。まだ制度が整っていないが，入所施設の方々の地域移行を進めるため，法人自らが負担してこの実践を始めた。

　入所施設の機能を地域にスライドするとはどういうことか（**表7-2**）。

　地域を入所施設全体としてみると，施設の廊下は道路，障害者の居室は家，入所者は登録制にして，地域の中に24時間365日相談できる場所があれば，施設に入所しなくても生活できるのではないかと想定し，地域で支えてきた。最初は，有志の職員が交代で電話当番をし，緊急の相談電話が入れば相談にのり，緊急で訪問したり，短期入所に受け入れてもらったりしながら支援を始めたそうである。

　このような実践が試験的に全国数カ所で始まり，2015年度からの障害福祉計画で「地域生活支援拠点」として全国で整備する目標になった。高水福祉会の入所施設の

在り方検討会のチームの思い，そしてその実践が国の制度につながった。

この実践から私たちが学ぶことは，「サービス主導」から「ニーズ主導」への障害者福祉サービスに切り替えていくこと，そして自分たちの日々の実践がソーシャルアクションにつながることである。

G • まとめ

「風が吹けば桶屋が儲かる」。

精神障害者の生活空間，精神障害者の置かれている立場のなかで，精神保健福祉士は耳を傾けながら，彼らの暮らしに伴走をさせてもらう。一緒に必要な支援や工夫を重ねていくことが個別支援にとってとても大事なことである。

本人の生活にとって必要なことを支援し「やっぱり，こういうことが必要だよね」「もっと，こんな支援があるとよいよね」と言葉にし，その必要性を広く地域社会の中に共有させていくことが精神保健福祉士の役割である。

精神障害者への生活への支援から，必要なかかわりを考える。そしてさまざまな実践を重ねて社会的にその必要性を共有することによって，どこに暮らしても当たり前にその支援やサービスが受けられるように制度化する。そして再び，本人の生活からこの制度が有効なのか，この地域づくりでよいのかと，ぐるぐると循環させている。

このような循環を意識した活動が大切であり，それが精神保健福祉士にとってのやりがいである。本人の生活に丁寧にかかわり，必要なことを周囲と共有していくことが，結果的には地域づくりにつながるということを覚えておいてほしい。

Ⅲ 政策提言・政策展開

A • 国および広域圏において共通する課題の抽出・分析

わが国は，少子化の進行と人口減少社会の到来を迎えており，高齢化，家族構成の変容，核家族化（単身化）の進行などが政治課題となっている。人生100年時代をどう生きるか，役割や生きがい，望む働き方をどのように獲得するか，人口減少による地域のあり方やIT化，グローバル化への対応等とその課題は複雑化・多様化している。さらに，新たに感染症への対応として医療体制の整備と並立する経済活動のあり方などが課題としてあげられる。そして，地域のつながりと支え合いの力が弱くなり，地域の問題や課題を解決していく力が低下し，個々の家族も核家族化等により家族同士の支え合う力が薄れている。

一方で，一人ひとりが抱える福祉ニーズは多様化しており，公的な福祉サービスだけでは対応できない生活課題が増加し，複数の問題を抱える世帯に対して十分な対応ができないという新たな課題が顕在化している。また，地域とのつながりの希薄化により，自ら悩みを発信できず社会的に孤立する人や世帯が増え，孤立死や老々介護，8050問題，虐待などが社会問題となっている。近年，自然災害が頻発しており，また犯罪被害，事故，感染症（新型コロナウイルス感染症等）の流行や，それによる経済的，社会的な影響などに起因するストレスや不安に関する相談をはじめ，うつ病の予防や心の健康づくり，自殺防止にかかわるメンタルヘルス上の相談等に対するニーズはますます高くなっている。

　わが国の精神疾患を有する総患者数は，約419.3万人（入院患者数：約30.2万人，外来患者数：約389.1万人）と急激な増加が続いており[1]，すでに400万人を超える水準となっている。入院患者数は減少傾向にあるものの約27万人が入院しており，1年以上入院患者数が約17万人（全入院患者の6割強），5年以上入院患者数が約8万人（全入院患者の3割強）であり，1年以上長期入院患者が全体の半数以上を占めている[2]。精神病床を有する医療機関における1年半以上の長期入院患者の退院可能性をみると，退院困難者のうち約3割は，「居住・支援がないため」退院が困難と回答しており，精神療養病棟の入院患者においてはその4割が，在宅サービスの支援体制が整えば退院が可能と回答している[3]。

　ミクロレベルでの課題抽出は，クライエントと共にアセスメントをすることや，支援関係機関も含めた支援会議等が活用できるが，広域圏の課題の抽出方法としては，患者調査や精神保健福祉資料（630調査）などの行政資料や調査研究の資料等により，患者数や障害福祉サービスの設置状況などを数量的に把握することができる。

　国や広域圏に共通するさまざまな政策的課題は，精神保健福祉士の目の前にいる一人ひとりのクライエントが抱える生活課題から始まる。精神障害者の生活上の課題は，個々の支援では解決できない課題もあり，その中には共通した地域の課題も数多くある。個人のニーズを地域課題として理解していくためには，地域の資源の状況や専門職同士，地域住民とのつながりや地域性などの情報を収集し，地域の特性を理解することも重要である。情報収集の方法としては，地域の支援者や当事者等のネットワークの中での情報交換やアンケート調査などを行い把握する方法や，行政資料やReMHRADなどを活用し地域資源の状況を把握する方法などが考えられる。

　また，障害者自立支援法等の一部改正により法定化された（自立支援）協議会には，以下の6つの機能がある。
　①情報機能：困難事例や地域の現状・課題等の情報共有と情報発信
　②調整機能：地域の関係機関によるネットワーク構築・困難事例への対応のあり方に対する協議，調整
　③開発機能：地域の社会資源の開発，改善

④教育機能：構成員の資質向上の場として活用

⑤権利擁護機能：権利擁護に関する取り組みを展開する

⑥評価機能：中立・公平性を確保する観点から，委託相談支援事業者の運営評価・サービス利用計画作成費対象者，重度包括支援事業者等の評価・市町村相談支援機能強化事業および都道府県相談支援体制整備事業の活用

とくに，さまざまな地域の関係者が集まる（自立支援）協議会のような場では，個別の相談支援の事例を通して明らかになった地域の課題の情報機能が活性化しやすい。精神保健福祉士は，このような場に積極的に参画していく姿勢が重要であろう。

精神保健福祉士は，日々の実践を通して，共通した問題を把握し，社会に訴えていく必要がある。課題を解決するためには，問題が起きている原因を明らかにし，解決するために何をすべきか，現状を変えていくための取り組みや施策を検討し，実行していくことが重要である。

地域課題の中には，市町村や都道府県では解決が難しい課題も多い。また法制度上の課題等については，メゾレベルでの取り組みでは限界がある。例えば，夜間でも救急で受診できる精神科がないという地域の課題においては，精神科救急の体制整備について，圏域や都道府県レベルでの政策的な取り組みが必要となる。

24時間365日の相談体制を作るには，1つの事業者や法人だけでの取り組みでは困難な場合もある。石川県小松市において，障害者の相談支援事業所連携体制として，市内の5事業者が夜間においても相談ができる体制を社会福祉協議会と共に立ち上げた例もある（**図7-3**）。各事業者のオンコールによるもち回り制となっているが，夜間時の相談はそれほど多くなく，実際には負担も少ないが，障害のある人にとっては安心が得られた仕組みとなっている。このような相談体制の整備は法制度上の課題の谷間を埋めることとなり，障害者を取り巻く共通の課題といえよう。

B ・ 制度上の課題解決に向けたアクションプランと実施

社会福祉のあり方が，憲法第25条のいう生存権の保障から基本的人権（第11条），個人の尊重，幸福追求権（第13条），法の下での平等（第14条）に拡大され，すべての国民を福祉の対象として，全世代型社会保障へ転換されている。介護保険に代表されるような保険制度の拡充もその一つである。さらに，メンタルヘルスへの取り組みや社会的排除や摩擦，社会からの孤立など問題が重複・複合化[4]しており福祉への関心も多様化している。

新型コロナウイルス感染症対策のように新たな社会のあり方も大きな課題となっている。新型コロナウイルス感染拡大の国民生活への影響は大きく，倒産，失業，家庭内暴力，子育て，医療，介護，予防など多肢にわたり新たな問題を呈しており，現在の法制度だけでは対応し切れなくなっている。その結果，国民のストレスは高まり，

図7-3 ◆ 石川県小松市における障害者の相談支援事業所連携体制

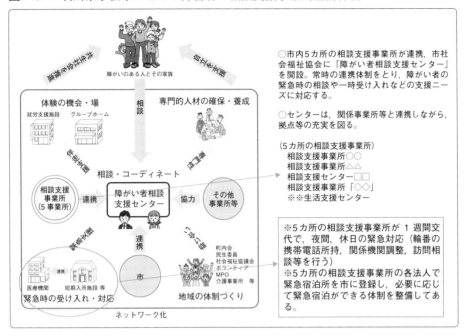

○市内5カ所の相談支援事業所が連携，市社会福祉協会に「障がい者相談支援センター」を開設。常時の連携体制をとり，障がい者の緊急時の相談や一時受け入れなどの支援ニーズに対応する。

○センターは，関係事業所等と連携しながら，拠点等の充実を図る。

（5カ所の相談支援事業所）
相談支援事業所○○
相談支援事業所△△
相談支援センター□□
相談支援事業所「◇◇」
※※生活支援センター

※5カ所の相談支援事業所が1週間交代で，夜間，休日の緊急対応（輪番の携帯電話所持，関係機関調整，訪問相談等を行う）
※5カ所の相談支援事業所の各法人で緊急宿泊所を市に登録し，必要に応じて緊急宿泊ができる体制を整備してある。

「社会の支え合う力の欠如や対立・摩擦，あるいは無関心」[4] がはびこり，ソーシャルワークにおいても多くの実践的課題を新たに抱えることとなっている。

　福祉制度が充実し質の高いサービスが展開される一方で，制度の枠に収まらない谷間に存在する課題を何の手も打たずに見過ごしてしまう傾向がある。福祉サービス提供側の精神保健福祉士が，サービスを受ける側の生活ニーズを既存のサービスに当てはめることによって，フォーマルな制度の枠内でしか課題の解決を考慮していないことにより，困窮した人々の真の福祉ニーズを把握できていないという課題につながってしまう。

　どのような制度であっても完璧なものはない。地域の実情や社会の変節によって課題は多様化し，新たなチャレンジが求められる。課題を解決するための方策を制度・施策に反映させていくには，ソーシャルアクションが不可欠となる。そこには一定の専門性と技術が不可欠であり，課題のデータの分析や検討のうえ，法整備も含めた政策の実現に向けたアクションプランが求められる。アクションプランとは行動計画であり，目標を定め，目標を達成するために，誰が，いつ，何をするかを設定する。目標と行動計画は一体的なものである。目標は達成可能な設定を考えることが重要で，絵に描いた餅ではどのような高い理念と理想があっても意味をなさない。日常の実践の集積から目標が設定されることはいうまでもないが，そのための記録や実践の変化などを細かく検討することも重要である。また状況の変化等によりプランはしばしば変更されることがある。アクションプランに囚われて硬直化した制度設計や行動計画

になってはならない。

　福祉計画等の行政計画においては，当事者や市民，行政が一体となって課題に対する施策の利便性や当事者ニーズを優先しながら効率・効果などの検討がなされ，実現可能な制度改革が進められるよう作成されることが重要である。

　精神保健福祉士は制度上の課題を明確にし，解決に向けた目標を実現するための方策として，関係する行政，他機関と共にアクションプランを策定する必要がある。サービスが縦割りのためうまく機能しない，手続きが煩雑である，時間を要するなど，相談することすら躊躇したり諦めてしまったりすることは少なくない。こうした問題を解決するために，精神保健福祉士にはどのようなアクションプランが求められているのかを検討する必要がある。実践を通した実態の紹介や調整役など，精神保健福祉士が果たさなければならない責任が存在する。

C ● 職能団体・関係団体間での課題の共有とエビデンスの集積

　職能団体，関係団体においては，それぞれの目的・役割がいかに有効に機能しているかに関心がもたれる。知識や技術，方法論においても独自性が追求される。組織や各種団体において，支援の目標や情報を共有し相互理解を図るには困難なことが多い。そのため共通の価値観（理念の共有）と言語化が重要で，ニーズ（課題）のとらえ方など協働して理論化を図ることが必要となる。

　エビデンスとして「証拠」「物証」「形跡」の検証が行われるが，調査・研究等のデータに基づいた証拠・証明（エビデンス）が対策を決めていくうえで生かされる。課題のエビデンスレベルには「1）行うことを強く推奨する，2）行うことを推奨する，3）行うことを考慮しても良いが十分な科学的根拠がない，4）科学的根拠が無いので勧められない，5）行わないように勧められる」[5]などがある。この度合いが科学的根拠の信頼性となる。

　それぞれの職能団体，関係団体がもっている実践の積み重ねや記録を開示することによって，課題の共有化を図り，何よりも重要なのは当事者や家族，関係団体の協働によるデータの集積や証明が根拠のある新たな実践へと発展することである。とくに課題に対する当事者のニーズにおいては，各団体がもつプロフェショナルニーズにとらわれることなく，当事者性を重視した課題集約と実践の集積が求められる。

　精神保健福祉士は医学モデルの影響を受けやすく，生活支援を中心としたソーシャルワークにおいては共通の言語や目的が必ずしも一致するわけではない。とくに当事者が発する言葉や訴えが，症状や専門用語に置き換えられ，本人不在の政策提言が成立してしまう。課題の共有において「私たちのことを私たち抜きに決めないで」と言う当事者の声は重い。精神保健福祉士は職能団体，関係団体との関係性も重要ではあ

るが，当事者・当事者団体の声をもっとも重視しなければならない。そのうえで社会福祉政策や制度上の課題を抽出することが重要である。

　A県の精神保健福祉士協会が関係団体と協力して行ったソーシャルアクションの一例を紹介する。2018年に多くの公的機関で障害者雇用率が「水増し」され，法定雇用率が守られていなかったという問題が明らかになった[6]。A県でも身体障害者手帳をもたない職員を障害者雇用として算入しており，法定雇用率が守られていなかった。さらに県職員採用枠は，身体障害者のみを対象としており，精神障害者，知的障害者は対象とされていないことがわかった。

　A県精神保健福祉士協会は，県に法定雇用率の遵守と職員採用の対象に精神障害者，知的障害者を加えるよう関係団体と協力して要望することとした。要望書案の作成にあたり，日常的に連携している労働局の担当者に相談し，制度上の基準や障害者雇用の現状など要望の根拠となるデータ等を収集した。相談支援専門員協会，社会福祉士会，医療ソーシャルワーカー協会に，要望に対する賛同を得るとともに要望書作成の協力を依頼した。精神障害者家族会だけでなく，手をつなぐ育成会，身体障害者団体連合会にも連名での要望を打診し，当事者団体，家族会，職能団体の7団体の連名で要望を行うこととなった。要望書には，精神障害者が雇用義務の対象となったこと，障害者の求職者は精神障害者が半数以上で増加していること，雇用されている障害者の割合は90％以上が身体障害者で精神障害者，知的障害者が非常に少ないこと，今後も法定雇用率は引き上げられることなどのエビデンス（根拠）を示して要望を行った。参考に要望書の内容を**図7-4**に示す。

　この要望を行った翌年，A県では，精神障害者，知的障害者も障害者雇用の対象とされることになったが，有期限の非常勤雇用での採用が大半を占めており，障害者雇用のあり方について調査・検討を行う場は設置されなかった。A県精神保健福祉士協会では，障害者雇用が継続されていくことと，有期限で雇用が延長されないことが起こらないよう申し入れを行った。この例は，課題が他団体と共有できたことと，根拠となるデータを示したこと，実態把握が有効に働いたことを意味する。

D ● 改善・創設された法制度の活用と評価

　精神保健福祉士が関与して改善・創設された法制度は多肢にわたる。元々ソーシャルワークは，課題解決のためにいかに制度をうまく活用できるかということが援助技術としていわれていた。資格制度のないころの退院支援は適応論が主であったが，国立精神衛生研究所のデイケアややどかりの里などの取り組みによって，当事者の主体性を保障する取り組みに変わった。さらに宇都宮病院事件等により何度かの法改正が行われ，現在の精神保健福祉法に至っている。精神障害者の地域移行等については，社会的復権を謳って権利擁護や福祉サービス体制整備において精神保健福祉士の果た

図7-4 ◆ A県における障害者の雇用に関する要望書

障害者の雇用に関する要望書

　障害者がごくあたりまえに地域で暮らし，ともに働くことができる「共生社会」実現の理念の下，障害者雇用促進法においては，すべての事業主に法定雇用率以上の割合で障害者を雇用する義務があります。また，この制度の対象となる障害者の範囲は障害者手帳等によって確認することとされています。しかしながら，平成〇年〇月〇日の新聞報道で，A県において，身体障害者手帳を持たない職員を障害者として雇用数に算入していることが発表されました。また，平成30年4月1日から雇用義務の対象として，これまでの身体障害者と知的障害者に加え新たに精神障害者も対象になりましたが，A県職員採用候補者の障害者枠は身体障害者のみを対象にしており，共生社会の理念を鑑みても，障害者雇用のあり方について見直す必要があると考えます。つきましては，下記の通り要望いたしますので，ご配意のほどよろしくお願いいたします。

1. 法定雇用率に相当する人数以上の障害者を雇用してください。
　　厚生労働省のガイドラインに基づき，手帳を持たない職員を雇用数から除外すると，障害者雇用率は法定率を大きく下回ります。早急にガイドラインに基づいた適切な取扱いのもと，法定雇用率に相当する人数以上の障害者を雇用してください。

2. 職員採用候補者の障害者枠を精神障害者や知的障害者にも拡大してください。
　　厚生労働省 A県労働局発表の平成29年度障害者の職業紹介状況等によると，ハローワークにおける障害者の新規求職申込者数2,148件のうち58.5％にあたる1,257件が精神障害者の求職申込であり，10年前に比べ3.5倍に増加しています。また，同じく A県労働局発表の平成29年度障害者雇用状況の集計結果によると，県内の地方公共団体で雇用されている障害者の障害種別ごとの割合は，身体障害者が全体の約94.6％であり，精神障害者が約4.8％，知的障害者に至っては約0.5％です。障害者雇用の法定率は2020年度末までに，さらに0.1％引き上げられることが決まっており，今後，身体障害者のみならず，精神障害者や知的障害者にも採用枠を広げることが不可欠です。国が掲げる「共生社会」の理念の下，障害者が働く権利を行使できるよう取り組むことは重要な課題であり，早急な拡大を求めます。

3. 障害者雇用のあり方について調査・検討する場を設置してください。
　　A県庁においては，障害者雇用促進法の適切な運用へ向け，徹底した原因究明と障害者雇用に対する意識改革を行うため，障害者雇用のあり方について調査及び検討する場を設置してください。また，調査や検討の場には，障害当事者，障害者就労・雇用支援者，障害者雇用実績を有する民間優良企業の担当者なども加え，多角的な検証のうえ再発防止策を立ててください。

した役割は大きい。日本精神保健福祉士協会もさまざまな機会を通して当事者側の主張を展開してきた。

　ソーシャルワークにおける研修等ではしばしばインフォーマルな資源活用が謳われるが，その前提となるのがフォーマルな制度活用である。制度を理解しないソーシャルワーク実践はあり得ない。なかには法の縛りが実践を窮屈にする場合もあるが，それだけにソーシャルワーク実践を通した問題提起と制度に対する評価は重要である。評価は，ソーシャルワーク実践が目標やゴールに達成しつつあるかどうかを判断する手段であり，また，目標やゴールの達成に活用されている手段の検討にも用いられる。計画を立てたら，その計画に実現の可能性があるかどうかを判断するという評価を，計画実施後には，目指す目標が達成されたかどうかを評価しなければならない。終了した実践をみて，どの方法や戦略がうまくいったか，そしてそれはなぜかを判断する。すべてのソーシャルワークにとって実践の評価は専門職業的義務であり，継続的な過程でなくてはならない。[7]

図7-5 ◆ ロジックモデル

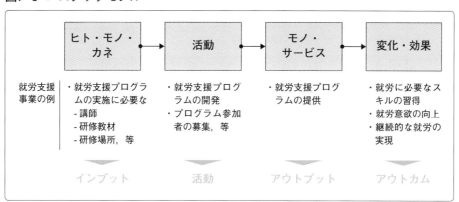

ロジックモデルとは，事業や組織が最終的に目指す変化・効果の実現に向けた道筋を体系的に図示化したもの。

資料 日本財団：ロジック・モデル作成ガイド. p.2.
https://www.nippon-foundation.or.jp/app/uploads/2019/01/gra_pro_soc_gui_03.pdf

　制度活用や評価について見解は示せても，評価の方法論については今のところ未熟である。例えば地域移行についての実績や精神保健福祉士の関与がどの程度行われたのかの数的データはなく，どのような実践になっているのかも明らかにされていない。個別の事例を集積していくしかないのであろうが，精神保健福祉士の実践的視点として認識すべきであり，そのうえで評価についての理論的構築を図る必要がある。しかし，残念ながら精神保健福祉士の評価に対する実践的理論構築はなされていない。精神保健福祉士の制度活用に対する評価の指標はなく，効果があったかどうかの検討がなされているわけでもない。ソーシャルワークの視点での評価のあり方を早急に検討するべきである。

　物事に対する評価方法は多様であるが，例えばロジックモデル（**図7-5**）などを参考にして，ソーシャルワークにおける政策活用と成果が発現するまでの論理的過程について図示するなどの方法論もある。ソーシャルワーク実践と効果については，①制度が効果的かつ効率的に実施するための実施体制等になっているか，②効果的かつ効率的に実施するための制度で，実施過程等が明確になっているか，③成果の目標が果たせているかなどの指標が明らかか，などが重要な視点として考えられる。

　評価は年度ごとに行い，プロセス評価を中心に実施するとともに，アウトカム指標についても評価等により新たな制度設計と実践的課題が明確になる。また評価には制度化されたものや民間レベルにて行われる事業もあることを知り，精神保健福祉士として幅広く積極的にかかわることも求められる。

　自主的に行われるものとして，サービス事業所にて行われる自己評価や都道府県の指定した社会福祉協議会，民間の評価事業所にて行われる第三者評価のほか，介護における地域密着型サービスにて行われる外部評価などがある。また，介護保険制度における地域密着型サービス事業所が2か月に1回行っている運営推進会議の機能とし

て，①情報提供機能，②教育研修機能，③地域連携・調整機能，④地域づくり・資源開発機能，⑤評価機能，があり，地域住民や行政職員，当事者や家族が一堂に会して決められた評価項目について検討がなされる。

民間における評価事業として，自己評価，第三者評価が制度化されているが，①利用者および家族の安心と満足を図ること，②制度による支援の水準を一定以上に維持すること，③改善点を明確にし，改善に向けた関係者の自発的努力と体制づくりを促すこと，④継続的に評価を行うことを通じて，関係者による自主的な研修等による制度の活用と支援の向上を促す教育的効果が得られていること，⑤事業所に対する社会的信頼を高めること（平成13年3月12日　老計発第13号厚生労働省老健局計画課長通知），などが目的としてあげられる。そこには改善されるべき多くの制度的，実践的な課題への気づきが期待されている。

評価には，統括的あるいは形成的といわれるものがあり，統括的評価とは結果や効果にかかわるもの，形成的評価とは活動の過程やサービスのさまざまな段階で実践がその最終的な結果にどのように作用したかをみるものであり，評価のプロセスは双方のバランスがとれたものでなくてはならない[8]。評価の種類によって必要な方法や技法もさまざまである。例えば，目標と行動計画は一体的なものだが，評価の方法は異なる。また，専門性思考はエビデンスや統計的評価を重視されるが，ソーシャルワークにおける当事者の生活支援は利用者の満足度が重視される。精神保健福祉士は，広域圏の取り組みの評価においても，当事者団体や一人ひとりのクライエントの声を丁寧に取り扱う必要がある。

2014（平成26）年4月に改正精神保健福祉法が施行された。法改正では，精神障害者の地域生活への移行を促進するため，精神障害者の医療に関する指針（大臣告示）の策定，保護者制度の廃止，医療保護入院の見直し，精神医療審査会に関する見直しが行われた。医療保護入院の見直しでは，医療保護入院者が本人の同意なく行われる入院であることを踏まえ，本人の人権擁護の観点から可能なかぎり早期治療・早期退院ができるよう，精神科病院の管理者に，医療保護入院者の退院後の生活環境に関する相談および指導を行う者（精神保健福祉士等）の設置，地域援助事業者（入院者本人や家族からの相談に応じ必要な情報提供等を行う相談支援事業者等）との連携，退院促進のための体制整備（退院支援委員会の設置）が義務づけられた。

退院後生活環境相談員の約7割を精神保健福祉士が担っており，医療保護入院者の相談，地域援助事業者との連携，退院支援員会の開催等，退院支援の中心的な役割を担っている。しかし，退院後生活環境相談員の選任にあたっては，精神保健福祉士であれば研修受講等の要件はなく，個人および医療機関ごとで差がみられ，質の担保が図られているとはいえないのではないかという声が聞かれる。また地域援助事業者との連携において，退院支援委員会の地域援助事業者の参加は，全体の1割程度という調査結果もあり，精神保健福祉士が退院後生活環境相談員の業務を担ううえで，入院

時からのアセスメントや，院内の多職種・地域援助事業者と連携しての退院支援等の必要な知識と視点を確認する機会を身近な地域で得られるようにすることが，課題としてあげられる。法改正の目的である精神障害者の地域生活への移行を促進することは，精神保健福祉士の大きな役割でもある。この制度を活用し，病院と地域の支援者が連携して退院に向けた取り組みを行っていけるか，精神保健福祉士の実践力が問われている。

精神障害者の地域移行・地域定着にかかわる展開（事例分析）

精神障害者の退院支援および退院後の地域生活における支援のあり方や課題について，相談支援専門員の立場から事例を通して考察する。

A ● 事例概要

1 本人のプロフィール

・A氏，男性，30代後半
・既往：統合失調症［意欲低下，思考がまとまらない，幻聴（「呪ってやる」と他人の声で聞こえてくる），幻視（鬼が見える），服薬は朝・昼・晩・就寝前］
・収入：障害年金2級受給
・家族：父親のみ。母親は本人が高校2年生のときに病気で亡くなった。父親は仕事で日本全国を回っており，家を空けることが多かった。A氏には自分のことは何でも自分でできるようにしてほしいと考えており，できないことに厳しい。数カ月前に定年となった。

2 生活歴・既往歴

中学3年生時に発病。しばらくは精神科通院を継続していたが，服薬，通院を中断した。その後，病状が悪化し精神科に入院となった。半年ほどの入院を経て退院したが，再び服薬，通院を中断し，調子を崩すことが頻繁となった。中学校を卒業し高校へ入学するも，病状悪化によって入退院を繰り返し，退学となった。その後，本人は自ら病状の悪化を懸念し，精神科に定期的に通院するようになった。一方，母親は本人が小学校高学年のころから寝込みがちで，本人が高校2年生のときに病気で亡くなった。

30歳ごろより，当時の小規模作業所に通所することとなった。それから約1年後に

図7-6 ◆ A氏の退院支援の流れ（全体）

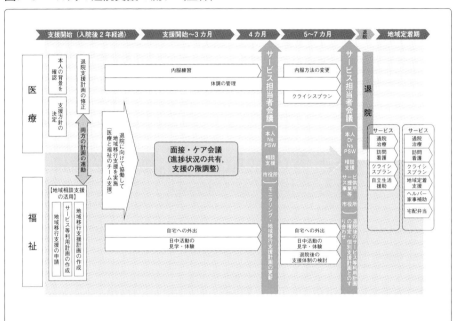

資料　支援の三角点設置研究会編：医療と福祉の連携が見える Book. 南高愛隣会，2014. より A 氏の事例用に改変.

就労継続支援 A 型事業所で働き始め，入院するまで勤めていた。

　今回の入院は約 2 年前に，定期受診の際，体調不良（幻聴がひどい，頭が混乱する，吐き気がひどいなど）が続いていたため，主治医から入院を勧められ任意入院となったものである。

③ かかわりまでの経緯

　入院して約 2 年が経ち，A 氏は病院内で幻聴等に悩まされることは少なくなってきたものの，朝起きられないことや，何をするにもやる気が起きないことなどによって，退院への意欲が薄れつつあった。病院内のカンファレンスで，「A 氏の退院への意欲向上のためにも，本人の地元の相談支援専門員にかかわってもらおう」と話し合われた。そこで病院の精神保健福祉士（以下，病院 PSW）から相談支援専門員に依頼があり，X 年 6 月ごろより本人の了解の下，退院に向けてかかわることとなった。

B ● 支援の展開（図7-6）

① 支援開始

　院内の退院支援に向けた会議で，病院 PSW は，A 氏の地元の相談支援専門員に，退院してサービスを使うときになって引き継ぐよりも，入院中からかかわってもらえ

れば本人も安心だろうと話し，退院支援チームの一員としてかかわってもらえないかと依頼した。

　相談支援専門員は病院PSWに紹介され，A氏と数回面接を行った。A氏は「家に帰るには自信がない。朝もろくに起きられないし，入院前のように働きにも行けない。父は厳しい人なので，退院したら何でも自分でやれと言うと思います」と，退院はしたいものの自信がもてない様子であった。一方，病棟の看護師からは，主治医は退院について積極的に考えているものの，本人が自信をもてないなかではまだ退院は難しいと考えているという話があった。

　相談支援専門員は，どうすれば安心して退院できるかA氏と一緒に考えたいことを伝え，A氏や病院PSWと相談し，障害者総合支援法上のサービスである「地域移行支援」を活用することとした。

2　支援開始〜3カ月

　まずは，主治医とA氏との間でもっとも課題としていた，「退院への自信をつける」ために「規則正しい生活を取り戻す」ことを目標に取り組みを行うこととした。主治医からは「朝，起きられるようリズムを整えるように」と言われ，A氏も退院後に「少しでも仕事ができるようになるには，朝，起きられないといけないと思っている」と話し，作業療法に通うこととした。また，「退院への自信をつける」一環として，A氏は病院以外で過ごす時間を増やしたいと，自宅への外泊に取り組んだ。A氏は外泊するときの電車で人目が気になるということで，相談支援専門員も同行する等の支援を行った。また，外泊した際に体調に余裕があるときは，以前，通所していた就労継続支援A型事業所の体験利用を行った。A氏は「スタッフやメンバーが歓迎してくれてうれしかった。少し仕事もできて自信がついた」と話した。

　しかし，こうした取り組みを続けたが，なかなか事態が好転することはなかった。相談支援専門員はA氏や病院PSWに，「A氏は十分努力していると思うが，目標にしていた『規則正しい生活』につながらないことで苦しんでいる。これまで，どうしたらつらい状態が解消されるのか考えてきたが，このままの方針でよいのか」と，取り組みのあり方に迷いを感じていることを伝えた。A氏も同様に感じ，疲れてきたということを話し，今後の方針について改めて話し合うこととした。

3　3カ月目（サービス担当者会議①）

　支援開始から3カ月が迫るなか，取り組み方針の見直しを図るためサービス担当者会議を開催した。会議には本人，担当医，担当看護師，病院PSW，市福祉課，相談支援専門員が参加し，相談支援専門員が会議の進行を行った。

　会議ではまずこれまでの経過を振り返り，「退院への自信をつける」ために「規則正しい生活が送れる」ことを目標にA氏が努力してきたことを確認した。そうした

なかでA氏は「以前よりは，朝，起きられるようになってきたことはうれしい」と話す一方で，「朝，起きられない日もあるから，家に帰ったら父親に怒られるだろうし，まだ退院できない」と考えていた。主治医からはA氏の自信のない様子を心配する発言があり，A氏は「規則正しい生活リズムが整っていないのに，退院したいなんて言うのはおこがましい」と話した。一方で相談支援専門員がA氏に「仮に先生が『退院してもよい』と言ったらどうですか」と尋ねると，「それはすぐにでも退院したいですよ」と答え，退院への意欲がないわけではないことを改めて共有した。また，退院したらどのような暮らしをしたいのかを尋ねると，A氏は「カラオケが好き。きちんと働けるようになって，また職場の仲間とカラオケに行きたい」と話した。

そこで，これまでのA氏の努力によって課題解決を図る取り組みから，環境を整えることで自信がもてる取り組みを重視していくこと，その取り組みは「仲間とカラオケを楽しみたい」と思っているA氏の地域での暮らしに向けたものであることを参加者で確認した。

例えば，病気によりつらさが解消されなくても，少しでも安心して地域で暮らせる方法を考えることとし，A氏は「病院のように相談に乗ってくれる人が身近にいるといい」と話した。また，「生活に慣れたら仕事を頑張りたい」と，以前の就労継続支援A型事業所での仕事に意欲があることを話した。病棟の看護師からは「A氏にとって，誰かに話を聴いてもらうことが一番の薬になるように感じています」とあり，A氏も同感であると話した。そこで，自宅では病棟のように看護師が本人の状態を察して声をかけてくれることは難しいため，本人が不調時のサインを理解し，タイムリーにSOSを出せるよう，クライシスプランを作成することとした。また，SOSをどこに出せるのかを示すために緊急時の連絡体制を組むことや，仕事の充実が図れることを含んだ，サービス等利用計画を作成することとした。

一方でA氏は父親との関係に悩んでいた。そのため，本当に退院先は自宅でよいのか，アパートやグループホームでの一人暮らしという選択肢はないか等を検討した。A氏は入院前のように毎日仕事に通えるような状態でなくても，父親が自宅への退院を了解してくれるのであれば，慣れ親しんだ自宅への退院を希望した。そこで，A氏の退院について父親はどのように考えているのか，また，何らかのサービスが自宅に入ることを承諾してくれるのか等について，自宅への外出の際に一緒に確認することとした。

支援方針を見直し，地域移行支援の更新を行い，3カ月後の退院を目指すこととした。

④ 4〜7カ月目

まず，A氏と病院スタッフ，相談支援専門員で改めて不調時のサインや対応方法について確認し，クライシスプランを作成した。A氏は自分の不調時の特徴や，どのよ

うなときにSOSを出せばよいか理解を深め，「自分の特徴について整理できた」と話した。

また，自宅での暮らしにおいて，A氏からは，「自分が不調であるときに自分で気づけるかどうか心配で，時々，アドバイスが欲しい」ということや，「父親から自分の部屋の片づけ等，家事をしっかりするよう求められるだろうが，きちんとできるか不安」といった話があった。訪問看護やヘルパーについて説明し，退院後のケアプラン（サービス等利用計画）に反映することとした。

次に，A氏と父親との話し合いの場を設けた。A氏は自ら自宅へ退院したいことを伝え，相談支援専門員からは支援体制の説明をした。父親は「本人の希望どおりにしてやってくれ」と話し，入院前のように元気なA氏でなくても，「本人を支援してくれる人たちがいるなら安心」と自宅への退院を了解した。また，父親からは「これまで，体調が悪いというのも，本人の根性が足りないからだと思ってきた。自分も心臓を患い，少しは病気を抱えることの苦しみがわかった」と本人のつらさに理解を示す発言が聞かれ，A氏も父親の気持ちを知り，安堵した様子だった。

A氏は退院後の支援体制を確認したことや，父親とのやり取りを通して，自宅への退院にこれまでよりも安心が得られ，主治医に「退院したい」と意思を伝えることができた。主治医も退院について了解し，具体的な環境調整等の取り組みを行うこととした。

5 ７カ月目（サービス担当者会議②）

退院に向けて，これまでの医療中心のチームに，退院後の支援者（訪問看護師，ヘルパー，就労継続支援A型事業所のサービス管理責任者）も加えて，ケア会議（サービス担当者会議）を開催した。本人の望む暮らしを再確認し，これまでの入院治療の経過や今後の生活全般の支援体制について以下のような確認をした。

- ・訪問看護については，体調の確認や場合によってはクライシスプランを参考に，不調時の対応方法についてのアドバイス等をすること
- ・ヘルパーについては，掃除に入ってもらいながら，朝の起床の声かけや服薬の簡単な確認等をすること
- ・自立生活援助では，相談支援専門員が２週間に１回は訪問し，不安な気持ち等を話すことや，適宜，訪問し自宅での暮らしで困ったことに対しタイムリーに相談できること
- ・就労継続支援A型事業所については，まず短時間から始めることや，場合によっては仕事ができなくとも，日中過ごす場として利用すること
- ・そのほか，自立支援医療や福祉サービスの申請，病気がちな父親も含めて食事の確保のために宅配弁当の手配についての確認

そして改めて退院後の医療も含めた地域生活支援チームをつくり，退院となった。

退院してからは，体調に波があるが，自立生活援助の2週間に1回の訪問による相談支援，心理的支援（クライシプランを基にリフレッシュ方法を確認する，新たな課題の確認等）を行い，随時，電話相談による心理的支援（「幻聴がつらい」等の相談）を行った。また，不調時には相談支援専門員がA氏から電話を受けて，場合によっては駆けつけることや，訪問看護師のフォローにより，自宅での生活に少しずつ慣れてきた。仕事については，週2回，週3回へと増やしていき，意欲的に通うことができるようになった。

一方で，以下のような新たな課題も出てきた。

- 仕事に行く日が増えるにつれて，家事への負担が増えてきたためヘルパーの回数を増やすことを検討
- A氏から相談支援専門員に話を聞いてほしいとSOSが出せるようになったため，自立生活援助から緊急時支援としての地域定着支援に切り替える
- 食事については，宅配弁当を注文する
- 仕事については意欲的で，基本的には平日の5日間，通うことを目指す

退院してから1年経ったころには，就労継続支援A型事業所に毎日，半日は通えるようになり，気持ちにも余裕が生まれ，A氏は，「仕事や余暇の時間を充実させたい」と新たな希望を話すようになり，少しずつ以前の暮らしを取り戻しつつある。

C 考察

1 本人との協働を重視した関係

本事例において，支援の当初，A氏が朝起きられないこと，体調が優れない状態がどうしたら改善されるかということや，どうしたら自信が取り戻せるかということを考えていた。また，A氏自身も「規則正しい生活」を送れることが退院への第一歩だと考え，A氏も周囲もA氏自身の変容を期待して取り組んだ。しかし，努力を重ねても回復できずに苦しんでいるA氏を見て，このまま回復を期待し続けることに疑問を感じ，A氏に相談支援専門員自身の迷いを伝えた。その結果，A氏と一緒に今後の方針の見直しを行っていくこととなった。

ソーシャルワーカーのかかわりは，一方的に本人の状態を見立てて支援の方針を検討するものではない。本人の思いから出発し，本人が納得できる取り組みを行ってみて，改めて思いを確認し，時にソーシャルワーカーが抱いた迷いや疑問も含めて，意見を伝え，また取り組んでみることを繰り返すなかで，共にアセスメントを深め，納得のいく暮らしを模索していく協働の関係が必要である。ソーシャルワーカーとしては，たとえ退院支援という医療が中心になりやすいチームの中であっても，本人との

協働の関係をいかに堅持できるかが，何よりも重要だと考える。

2 本人の自己実現という目的を共有した関係によってつながるチームづくり

　本事例では病院 PSW から依頼があり，院内のチームの中に招かれる形で相談支援専門員としてかかわることとなった。病院 PSW と相談支援専門員は精神保健福祉士協会や相談支援専門員の団体の活動を通じて知り合いだった。機関を越えた連携においては，このような日常的に顔の見える関係をいかに構築していくかも重要であると考える。

　医療の中では，病状をいかに軽減するかということや，課題解決のために本人の変容を促す取り組みに力点が置かれやすい。しかし，医療も本人の望む暮らしを成り立たせる資源の一つでしかない。チームの目的は治療ではなく，「仲間とカラオケを楽しみたい」等の本人の生活者としての思いの実現であり，ソーシャルワーカーとしては，常に本人の自己実現を目指すことを念頭に，チームでの取り組みにおいて何が重要なのかを問い続ける姿勢が重要であると考える。

　また，チーム支援においてはとくにケア会議が要になる。会議の場で本人が自分の思いを素直に打ち明けられ，他のメンバーもその思いの実現に向けて前向きに検討できる会にすることが必要である。そのため，ソーシャルワーカーには本人や支援者と事前に議題を確認する等の準備をすることや，会議の場ではファシリテーションの技術を意識し，司会進行する役割を担っていくことも求められる。

3 多様な社会資源の活用

　本事例では，A 氏と共に安心した暮らしをイメージしていくための資源の活用を検討した。例えば，優しい看護師がいる訪問看護ステーション，精神障害のある人の支援が得意なヘルパー，融通が利く就労継続支援 A 型事業所，見守りを兼ねて宅配してくれる弁当業者，事情を考慮して柔軟にサービス支給等の対応をしてくれる行政担当者等である。また，本事例では該当しなかったが，例えば保証人がいなくても住まわせてくれるアパートの大家さんや，障害に理解のある雇用主，近所の困りごとに応じてくれる町内会長や民生委員，趣味の活動を活かせるサークルの場等，専門的なサービス以外とのネットワークも重要である。

　ソーシャルワーカーは単に本人の表面的な希望や課題に対して該当するサービスを調整するのではなく，その社会資源が本人のニーズに応じたものなのかよく吟味し，参考になる情報を提供し，必要に応じて体験・利用等を重ね，本人が主体的に選択できることを支援することが求められる。また，本人のもつ社会資源も重要な要素である。例えば，行きつけのスーパー，なじみの飲食店，理解のある仕事仲間，故障したらすぐに駆けつけてくれる自動車修理工場の社長等，本人が生活していくうえで頼り

にしている社会資源は多種多様である。ソーシャルワーカーは本人と社会資源とのつながりを理解し，入院によってそのつながりが切れているのであれば結び直すことや，つながりを強くすること等も意識し，社会資源を活用することが必要である。

それでも本人のニーズが満たされない場合は，既存のサービスを改善することや，場合によっては創造することも重要な役割である。

D ● 課題

1 地域移行支援や定着支援は地域の課題として検討していくこと

退院支援や退院後の暮らしを地域で支えていくためには，地域全体での取り組みが必要である。例えば，当該地域の退院可能な患者のニーズは把握できているだろうか。その方々のニーズに応じた社会資源は整備されているだろうか。長期入院者の6割以上は65歳以上であるが，介護保険分野の支援者や行政と課題を共有できているだろうか。医療機関は相談支援等の仕組みを理解しているだろうか。逆に，相談支援事業所は精神科医療の現状を理解し課題意識をもてているだろうか。そもそも精神保健福祉士が退院支援の取り組みを権利擁護の取り組みとして，自らの最重要課題であると認識しているだろうか。

各地域での事情や温度差はあるが，まずソーシャルワーカーはこうした課題を身近な仲間と共有することから始め，少しずつでも（自立支援）協議会や精神障害にも対応した地域包ケアの協議の場等を活用し，地域課題として取り組んでいく役割がある。

2 相談支援体制の充実

退院支援に相談支援専門員等の地域の支援者が関与するようになってきているが，全体の入院者数に比べれば決して多いとはいえない。また，知的障害や身体障害のある方に主にかかわってきた法人等によっては，精神障害者への支援に苦手意識がある相談支援事業所もある。そのため，ソーシャルワーカーとしては研修会の企画や，基幹相談支援センター等が経験の浅い相談支援専門員にスーパービジョンを行う体制づくり，計画相談支援と地域移行支援・地域定着支援を担う相談支援専門員を別にして，2人の相談支援専門員が担当する体制をつくる等，地域の実情に応じた人材育成に関与することが求められる。

3 医療と福祉がお互いに顔の見える関係となること

病院 PSW は相談支援専門員をいつ呼んだらよいかわからない，といった意見や，一方で，相談支援専門員は呼ばれてもタイムリーに応じられていない，といった現状

を見聞きする。同じソーシャルワーカーでも，お互いがお互いを有効な社会資源として活用しきれていない。ある市では，年度当初に病院が1年間で退院支援をしたい患者のリストアップを行い，その地域の全相談支援専門員が担当に付いて支援していく取り組みを行った。退院支援の進捗は基幹相談支援センターが管理し，毎月，経過報告や課題の整理を行った。こうした取り組みによって，病院スタッフも相談支援専門員も不安なことを相談し合え，安心感をもって同じモチベーションで退院支援に取り組むことができた。

　お互いの役割や事情を理解し合うためには，事例を通じて理解を深めることが有効であり，ソーシャルワーカーとしてそうした場をどう企図していくかが課題である。

④ ピアサポーターとの協働

　昨今では当事者性の重要性が注目され，地域移行支援や地域定着支援におけるピアサポーターの取り組みが紹介されるようになってきた。個別の支援として患者との外出同行，病棟で自らの体験談を語る等，そのあり方はさまざまである。しかし，ピアサポーターと協働して実践しているソーシャルワーカーはまだまだ少ないのではないだろうか。ピアサポーターの養成等については各都道府県によって違いがあるが，ソーシャルワーカーとして関心を高くしなければならない課題の一つである。

引用文献

1) 厚生労働省：平成29年（2017）患者調査の概況.
https://www.mhlw.go.jp/toukei/saikin/hw/kanja/17/index.html
2) 厚生労働省：精神保健福祉資料．630調査，令和元年度．2020.
https://www.ncnp.go.jp/nimh/seisaku/data/
3) 安西信雄：新しい精神科地域医療体制とその評価のあり方に関する研究；平成24年度研究報告書［厚生労働科学研究費補助金障害者対策総合研究事業（精神障害分野）］．厚生労働省，2013.
4) 厚労省社会・援護局，社会的な援護を要する人々に対する社会福祉のあり方に関する検討会委員：「社会的な援護を要する人々に対する社会福祉のあり方に関する検討会」報告書．2000.
https://www.mhlw.go.jp/www1/shingi/s0012/s1208-2_16.html
5) 藤井雅志：がん臨床研究のABC-Z；第24回エビデンスレベルとは何でしょうか？．がんナビ，2019.
https://medical.nikkeibp.co.jp/leaf/all/cancernavi/series/kenkyu/201905/560545.html
6) 厚生労働省：都道府県の機関，市町村の機関，都道府県等の教育委員会及び独立行政法人等における平成29年6月1日現在の障害者の任免状況等の再点検結果について．2018.
https://www.mhlw.go.jp/content/11704000/000463282.pdf
7) L.C.ジョンソン，S.J.ヤンカ著，山辺朗子，岩間伸之訳：ジェネラリスト・ソーシャルワーク．ミネルヴァ書房，2004，pp.521-522.
8) 同上書，p.527.

参考文献

1) 島村　聡：地域共生社会の実現；令和元年度主任相談支援専門員養成研修資料．2018.
https://jacsw.or.jp/citizens/josei/2018itaku.html
2) 日本精神保健福祉士協会編：生涯研修制度共通テキスト 第2版．日本精神保健福祉士協会，東京，2013.

第7章

第 **8** 章

精神保健福祉分野の
スーパービジョンと
コンサルテーション

Ⅰ スーパービジョン

A 対人援助職としての精神保健福祉士の特徴

　精神保健福祉援助実習，あるいは比較的経験の浅い精神保健福祉士にとって，スーパービジョンが重要であることは今日，ほぼすべての精神保健福祉士にとって共通の認識となっている[*1]。しかし正しく理解されているかを考えると，助川征雄ら[1]の言うとおり，「何となく知ってはいるが『まな板の鯉』となって，一生懸命実践を行っていることを批判されるのではないかという漠然とした不安」によって，その一歩を踏み出せない精神保健福祉士もいるとされる。

　一方，精神保健福祉士の業務はどのような特質をもつであろうか。例えば，医師や弁護士などとは異なり，支援ツールは「精神保健福祉士自身」である。その前提の下，利用者との信頼関係に基づく「かかわり」を基軸として課題解決に向かっていく。生活問題を多面的，多角的にとらえる。利用者が固有にもつ諸権利（自由権，社会権，幸福追求権など）を守る側に立つ。

　しかしながら，精神障害をもつ人々は，その疾患と障害ゆえに援助関係の構築に相応の時間を必要とすることも少なくない。この間，どのように信用を獲得するかに呻吟することもある。また精神保健福祉士の活動は，所属機関の機能の範囲内であり，機関から求められる期待とそれら利用者の欲求は必ずしも一致しないという特徴もあげられる。むしろ今日の社会福祉実践は，効率性や対費用効果を期待される状況にある。

　また，精神障害者に対する社会の無理解によって，その援助が社会的承認を得られるとは限らないという特徴もある。反対に所属機関がしばしば慢性的な課題を抱えていることも少なくない。

　新人の精神保健福祉士は入職当初，養成機関において学んだ「価値」を胸に利用者とかかわろうとする。しかし実践現場のこれらの課題によって，士気が下がり，実践に対する疑問や不安に襲われることも少なくない。あるいは，利用者の役に立とうとするがなかなか結果が見出せず，ストレスを溜め込み，燃え尽き症候群（バーンアウト）に陥る場合すらある。

　すなわち，理想主義ゆえにその理想主義者を挫折させるという，感情労働を中心とする対人援助職にしばしばみられる立場に追い込まれるのである。

[*1] 精神保健福祉援助実習において，実習指導者をスーパーバイザーと呼ぶが，厳密には精神保健福祉士の間で実施されるスーパービジョンと実習指導とは異なるこのことは『精神保健福祉士養成セミナー⑧；精神保健福祉援助実習指導・現場実習』（へるす出版，2017）においてふれられている。

しかしこうした感情や行動に自身で気づき，修正を図ることは相当の困難を伴う。そこで，同職種で熟練した精神保健福祉士が本人の気づきを支え，勇気とやる気をもって業務に臨めることが必要となる。これがスーパービジョンの本質である。

また，より質の高い支援を展開するために多職種から助言や情報提供を受けることもまた重要といえる。これをコンサルテーションと呼ぶ。

B ● スーパービジョンとは

国家資格取得は，いわば対人援助職のスタートラインについた，ということであり，必要な知識，対人援助技術の獲得，人間に対する「価値」の確認など，生涯にわたる研鑽が必要となる。事例検討や研修会への参加と学習を欠かすことができないといえよう。スーパービジョンもまた，それらと並んで生涯学習の一つと位置づけられる。

スーパービジョンは，荒田寛が大塚達雄らの定義を援用し，「熟練した精神保健福祉士（スーパーバイザー）が比較的経験の浅い精神保健福祉士（スーパーバイジー）に対して，スーパーバイジーの能力を最大限に生かし，よりよい実践ができるように援助する過程」と定義している[2]。

また田村綾子は，スーパービジョンの対象について，「専門職としてのスーパーバイジーの，クライエントとの『かかわり』を含む，ソーシャルワーク実践である」と述べている[3]。別の言い方をすれば，スーパーバイジーの実践における自己覚知を助け，援助技術の内容を向上させ，人権感覚や倫理を確認するためにスーパービジョンは展開される。

しばしば誤解を招きやすく，留意しておきたいのは，スーパーバイザーが一方的にスーパーバイジーを指導監督したり，教示，コントロールしたりすることではないということである。スーパーバイジーが自覚している実践の困難さについて，スーパーバイジーの語りを中心にして，スーパーバイザーが問い直し，スーパーバイジー自身が気づきを得ていくものである。

繰り返しとなるが，精神保健福祉士としての価値観や理念を共有し得る「同一職種」の間で展開されることを強調しておく。

なお，スーパービジョンはスーパーバイジーの自発的な意思により開始される，契約に基づいた行為である。スーパーバイジーが「このような精神保健福祉士になりたい」というゴールを双方ができるだけ具体的に描き，頻度・期間（回数）・場所，契約解除の自由，そして費用をあらかじめ決めておく。期間が満了した際には，スーパーバイザーの自己評価，スーパーバイジーの自己評価を相互に伝え，設定されたゴールの達成度を双方で確認する。

スーパービジョンには，以下の３つの機能があるとされている。これらは互いに独立しているものではなく，相互に密接に関連し合っており，しかもスーパーバイザーがこの機能を用いた，という使い方は正しくない。スーパーバイザーの語りがスーパーバイジーにどのような機能として働いたか，というとらえ方が正確である。

1 管理的機能

管理的機能とは，上司による業務管理とは異なり，スーパーバイジーがその所属する機関の機能の範囲内で，ソーシャルワーカーとしての業務を適切に遂行できているか，機関の構造や枠組み，機能を正確に把握できているか，不十分なところはどのようなところか，それらをスーパーバイジーが正確に把握しているかどうかの自己確認を促す機能をいう。

例えば利用者が土日の過ごし方に迷っていたとする。新人の精神保健福祉士はその熱心さのあまり，本来では閉所されている機関を開放し，また自ら活動に参加したとする。スーパーバイザーはその熱意に尊敬の念を抱きつつも，これらが業務として実施されているのか，平日の業務に支障をきたすことはないだろうか，などとスーパーバイジーに問い返す。

このことによってスーパーバイジーは機関の機能などを再考し，また自己の健康管理などについて自問する，などの形で機能する。なおスーパーバイザーは，スーパーバイジーがどのようなことをしたか，どのようなことをしようとしているかという点に着目する。

2 教育的機能

教育的機能を，スーパーバイザーが経験や知識を教え込む，あるいは文献を一緒に読むなどと誤解してはならない。

教育的機能とは，精神保健福祉士としてさらに成長を果たしていくために必要とされる知識や技術にスーパーバイジー自身が気づき，自ら学習機会を得るための場（例えば研修会）に参加する，文献を読むなどのことをいう。具体的には，アセスメントする力を高める，業務分析を行う，最新の知見を獲得するなどの必要性をスーパーバイジーが気づいた際，その背中を押す機能であるといえる。

3 支持的機能

支持的機能とは，専門職としてのスーパーバイジー自身を支える機能をいい，スーパービジョンの土台，根幹をなすとされる。本章の冒頭でふれたように精神保健福祉士は，自らを支援ツールとして利用者とのかかわりをもつ。また所属機関の要請と利

用者の利害が異なるなかで業務を行っていかなければならない場合が少なくない。

　ソーシャルワーカーである精神保健福祉士は、同時に人間であり、利用者、多職種、機関との間で「揺さぶられる経験」を体験する。あるいは矛盾を感じつつ業務を遂行しなくてはならないことも少なくない。のみならず、新人の場合は実践内容に自信がもてない、自己嫌悪に陥る、失意や戸惑いを抱えるといった状況に置かれ、またそれが利用者への態度に反映されるという負のスパイラルを繰り返すことも少なくない。

　村田久行は、対人援助職の専門性と仕事の意味が日々の実践の苦しみを伴って問われるとし、それらに対し指導者は教示的となるが、スーパーバイジーの苦しみに耳を傾け、苦しみを和らげ、それを機にスーパーバイジーの援助者としての専門性を高めなければならない、として支持的スーパービジョンを「援助者の援助」と述べている[4]。また植田寿之は、過剰なストレス状態に置かれやすい対人援助職が援助者個人で行うストレスマネジメントには限界がある、と指摘し、支持的機能のスーパービジョンの必要性を主張している[5]。

　スーパービジョンにおいてスーパーバイザーは、共感的に受け止め、スーパーバイジーの自己表現と自己開示を助ける。そしてスーパーバイジーが自ら自己を振り返る作業を支える。ただし、この機能はセラピーやカウンセリングを意味しない。仮にスーパーバイジーがプライベートな課題によって生じた悩みや疾患等によって、それらが業務に影響を与える際は、スーパーバイジー自身が検討するか、自ら関連する機関を探し出せるよう紹介するなどの配慮が求められる。

D ● スーパービジョンの形態

1 個別スーパービジョン

　個別スーパービジョンとは、1対1のスーパービジョンであり、この形態がよく用いられる。担当している利用者とのかかわりの記録（記録は必ずしも必須ではない）などを基にして、そのクライエントとスーパーバイジーのかかわりに焦点化されて進められていく。

　スーパーバイジー自身の現在の課題、例えば「かかわれなさ」や「利用者に対する負の感情」「強い思い入れ」などについて自己洞察や自己覚知を促進しながら検討するのが一般的である。

2 グループスーパービジョン

　より専門性を高めたい、日々のかかわりを振り返りと希望する、複数の精神保健福祉士によって、1人のスーパーバイザーの下で展開される形態である。提出された一

事例などを基にして，事例提出者だけでなく，参加者もまた自身のかかわりのあり方を話し合っていく。

　個別スーパービジョンとは異なり，集団力動（グループダイナミクス）が働き，同職種であることの安心感に支えられて相互に影響を与え合うという特徴がある。

　今日，事例検討においてもスーパービジョンの用法を取り入れることが増えてきたものの，事例検討がこれからの利用者の最善の利益のためにどのような関与の方法があるかを検討するのに対して，自身の利用者とのかかわりのありようを振り返る方法の一つである。

3 ピアスーパービジョン

　身近にスーパーバイザーが存在しないなどの場合に，同じ程度の経験年数をもつ援助者がグループを作り実施される形態である。とくに新人などのように似たような立場に置かれている者同士であることから，共感を得られやすいという側面がある一方，それゆえプライベートな事柄が話題になることも少なくない。

　もともと対人援助専門職には，職業上の自己を振り返ることが重要であるとされ，この点を意識化しておかないとその境界線があいまいとなる場合があること，スーパービジョンの目的や展開方法がわからず，事例検討に陥ってしまうなどの側面があることに留意する必要がある。

4 ライブスーパービジョン

　文字どおり，その場で行ってみせるという形態のスーパービジョンである。スーパーバイザーの行う面接やグループワークにスーパーバイジーが陪席することから，援助技術をその場で学ぶこととなる。この場合，「実際の援助」と「スーパービジョン」が同時に展開されることとなり，その対象となる利用者に陪席することの同意を得ることが不可欠となる。

　またスーパーバイザーは，スーパーバイジーの参画により，援助関係に少なからず影響を与えることを知っておくことも大切となる。

5 その他の形態

　以上の形態のほか，ユニットスーパービジョン，セルフスーパービジョンなどがある。ユニットスーパービジョンは1人のスーパーバイジーに対して複数のスーパーバイザーでスーパービジョンを展開する形態である。実際にどの程度実施されているかはわからないが，この形態ではスーパーバイジーが強い圧力を感じないよう配慮が求められる。

　セルフスーパービジョンは，個人で利用者とのかかわりを振り返る形態であるが，これが行えるのは一定程度の経験を有する者であろうと思われる。

E • スーパービジョンの留意点

1 スーパーバイザーの姿勢

　スーパーバイザーとしての経験が浅い場合，しばしばセッションの中でスーパーバイジーに何かを提供しなくてはならないと思いがちとなる。しかしこれまで述べてきたとおり，スーパービジョンはスーパーバイジーの専門職としての気づきに焦点を当てることから，教示によってスーパーバイジーに影響を与えるものではないことに自覚的である必要がある。

　スーパービジョンにおけるスーパーバイザーとスーパーバイジーの関係は，ソーシャルワーカーと利用者との関係にも現れるという特徴があり，これをパラレルプロセスという。スーパーバイザーは教え込むのではなく，適度な自己開示を伴いながら共感と傾聴をもってスーパービジョンを展開することが肝要である。

2 スーパーバイジーの姿勢

　冒頭で示したように，スーパービジョンではスーパーバイジーが俎上に載り，批判を受けるものではないという理解で臨むことが必要となる。また可能なかぎり率直に負の感情も含めてスーパーバイザーに語る勇気も求められる。

　当然のことながら，これらのことはスーパービジョンを実際に経験しないと感じ取ることはできないものではあるが，専門職としての向上のための第一歩を踏み出すうえで重要な認識である。

　また，スーパーバイジーはしばしば「方法論」や「具体的な知識」を求めがちであるが，スーパービジョンは，スーパーバイザーとの語りと相互作用のなかで自らが自身の感情や考え方の傾向に気づく一方法であるとの理解も必要といえる。

3 スーパービジョン展開における課題

1 OJT との関連

　職場内新人教育（on the job training；OJT）とスーパービジョンの混同がしばしばみられるが，この切り分けは比較的経験の浅い精神保健福祉士にとって大切なことだといえる。OJT はその職場での実践が行えるよう指導し，教育を行うものである。言い方を変えると，ソーシャルワーカーとしての成長を促す一方法としてスーパービジョンが存在するのに対して，OJT はその職場で通用する人材を育てるといえるであろう。

2 職場で実施されるスーパービジョンの課題

　次に職場内・職場外スーパービジョンについてふれておく。職場内スーパービジョ

ンは上司をスーパーバイザーとし，部下に対して行われるものであるが，職場の上司はしばしば業務査定を行う立場に立つ。このことはスーパーバイジーが自由に利用者とのかかわりを語ることを妨げる一要因となりかねない。人事査定とスーパービジョンを明確に分けたうえで実施されることが必要となる。

またスーパービジョンを業務の一環として位置づけることも大切である。通常の業務時間外で実施されることの多いスーパービジョンを実施すると，双方の疲労感が増してよい展開とならないことが一点である。所属機関の管理者にソーシャルワーク教育の一環としてスーパービジョンが大切であることの理解を得ることが２つ目の理由である。よい実践はすなわち，利用者を中心とする実践としての文化形成ともなる。

なお浅野正嗣は，職場外スーパービジョンの利点として，職場外であることの自由度が高いこと，さまざまな実施方法を試みること（筆者注：個別スーパービジョンやグループスーパービジョン等）ができる[6]，とその利点をあげている。ただし，職場外スーパービジョンの場合，職場内スーパービジョンと比較してとくに守秘義務に敏感である必要がある。

3 スーパービジョン関係

スーパービジョンの構成要素として「スーパーバイザー」「スーパーバイジー」をあげている書物は多いが，本書では「スーパービジョン関係」を加えておきたい。

スーパービジョンは契約に基づく，一定期間の，ひと時を共にする関係である。スーパーバイザーはスーパーバイジーに対する尊敬の念をもち，スーパーバイジーはスーパーバイザーに対する尊敬を抱く。そして両者はスーパービジョンに対する尊敬をもつ。

スーパービジョンは確かにスーパーバイジーの自己点検をスーパーバイザーが支える過程であり方法の一つであるが，スーパーバイジーの取り組みにスーパーバイザーがソーシャルワークの価値を再度学び直すことも少なくない。つまりスーパーバイザーも共に学ぶ１つの「場」である。

よいスーパービジョンが展開されるには，以上のように互いの尊敬が成立し，共に学ぼうとする謙虚な関係が必要とされる。

Ⅱ　コンサルテーション

A・　コンサルテーションとは

　コンサルテーションはスーパービジョンとしばしば混同されることがあるが，スーパービジョンが同一職種によるスーパーバイジーの自己点検が主軸であり，一定の期間，契約に基づいて実施されるのに対し，コンサルテーションは「援助の展開において，ある特定の領域（他職種・他機関等）の知識や技術をもつ専門職から助言を得ること」をいう。期間は1回，あるいは複数回ではあるが，ある課題について短期集中的に実施されることが多い。なお，助言者をコンサルタント，助言を受ける者をコンサルティと呼ぶ。

　コンサルテーションには，①機関外あるいは他の部門からの人材に依頼される，②利用者への直接的な援助活動には関与しない，③その専門分野に関する特別な知識や技能を教示する，④援助者が所属する機関の管理者ではないことがスーパービジョンとの違いである[5]。なおコンサルタントの助言を採用するか否かはコンサルティに委ねられている。**表8-1**に両者の違いを示す。

表8-1 ▶ スーパービジョンとコンサルテーションの相違点

項目	スーパービジョン	コンサルテーション
頻度	契約に基づく，一定期間・一定時間の実施	必要に応じて，比較的短期あるいは集中的
対象と構成	利用者と直接かかわりをもつスーパーバイジーと，同一職種であるスーパーバイザー	利用者に直接あるいは間接的にかかわりをもつ他職種，およびその専門家（時に非専門家）
関係性	実践経験の比較的浅いスーパーバイジーと，熟練した経験豊富なスーパーバイザーによる教育的関係	コンタルタントとコンサルティは対等な関係
実施の目的	スーパーバイジーのソーシャルワーカーとしての資質と専門性の向上	個別，グループ，地域実践展開上に求められる知識等の獲得
責任性	利用者の抱える課題に関して，スーパーバイジー・スーパーバイザーともに責任が発生する	利用者の抱える課題に対してコンサルティは責任をもつが，コンサルタントに責任はない。またコンタルタントにより得た知見の採否はコンサルティに任されている

B ● 精神保健福祉士とコンサルタント

　精神保健福祉士法第41条第2項では，「精神保健福祉士は，その業務を行うに当たって精神障害者に主治の医師があるときは，その指導を受けなくてはならない」と規定されている。医療関係職種の多くは医師法の一部業務解除によって医療行為を行うことができる，とされており，この場合，医師の「指示」を前提としている。

　一方「指導」は「指示」よりも拘束力が弱いとされ，よりコンサルテーション関係に近いと理解することができる。例えばある入院患者の退院をめぐって，医療上の留意点（疾患の特徴や病状，あるいは薬の作用や副作用等）について助言を受け，それを本来の精神保健福祉士業務に反映させるといったことは，コンサルテーションに含まれるといえよう。

　ただし，同法第1項には「保健医療サービス，（中略）地域相談支援に関するサービスその他のサービスが密接な連携の下で総合的かつ適切に提供されるよう，これらのサービスを提供する者その他の関係者等との連携を保たなければならない」とその義務を明示しており，主治医ほか関係職種との間で行われるコンサルテーションではあるものの，助言を安易に採否することのないよう留意する必要がある。

　例えば精神保健福祉士が入院者の退院支援を進めようとする場合，主治医に医学的見地による利用者の病状や障害など，配慮を必要とする事柄を尋ねることは大切である。また今日，多職種によるチームアプローチの重要性については共通認識となりつつあるが，利用者あるいは地域を多面的にとらえることによってよりよい援助を提供しようとするものであり，医療チームにおいては看護師や作業療法士，臨床心理士（公認心理師）などから，コンサルテーションを受けることは多々あり，地域生活支援，就労支援等においては保健師やハローワークの職業カウンセラーや法律家等々からコンサルテーションを受けるであろう。

　またコンサルテーションには，単なる情報の収集だけでなく，検討していた支援について発想を転換させることも生じる。このようにコンサルテーションには，他の専門職の見地や知見を得られる効用がある。カンファレンスや関係者会議を通じて，コンサルテーションを活用することも一方法であるといえる。

　以上，どちらかというと精神保健福祉士がコンサルティとなる場合を中心に記述したが，地域移行や地域生活支援，就労支援，権利擁護などに精通している精神保健福祉士がコンサルタントとなる場合も増えてきている。しばしば医療チームでは利用者の治療が中心となることから，社会資源や制度をはじめ，コミュニティ（行政機関やボランティアを含む）に対する見方を他職種にコンサルテーションすることも増えてきたことに自覚的である必要がある。

引用文献

1) 助川柾雄，相川章子，田村綾子：福祉の現場で役立つスーパービジョンの本；さらなる飛躍のための理論と実践例．河出書房新社，2012.
2) 荒田　寛：スーパービジョンの意義と方法．精神保健福祉士養成セミナー編集委員会編，精神保健福祉士養成セミナー④；精神保健福祉の理論と相談援助の展開Ⅰ．第6版，へるす出版，2017, p.220-221.
3) 柏木　昭，中村磐男編：ソーシャルワーカーを支える人間福祉スーパービジョン．聖学院大学出版会，2012.
4) 村田久行：援助者の援助；支持的スーパービジョンの理論と実際．川島書店，2010.
5) 植田寿之：対人援助のスーパービジョン；よりよい援助関係を築くために．中央法規出版，2005.
6) 浅野正嗣編：ソーシャルワーク・スーパービジョン実践入門；職場外スーパービジョンの取り組みから．みらい，2011.

第8章

第 **9** 章

関連分野における
精神保健福祉士の
実践展開

この章で学ぶこと

Ⅰ 学校・教育分野

A 学校・教育現場における児童生徒の抱える課題とスクールソーシャルワーク

　学校・教育分野におけるメンタルヘルスの課題は多岐にわたっている。児童生徒の不登校，いじめ，暴力，非行，自殺，学級崩壊などの課題，発達障害やさまざまな精神疾患とそこから来る二次障害の課題，教員のメンタルヘルスの課題もみられる。また，子どもたちを取り巻く生活環境は変化し，これらも子どもたちの生活にさまざまな影響を与えている。

　学校・教育分野における児童生徒はライフサイクルでいう学童期および思春期を含む青年期に該当する。学童期には自閉スペクトラム症，注意欠陥多動症，発達性学習症などの幼少期から兆候がみられる発達障害から生じる課題，学童期後期からは不登校，ひきこもり，ゲーム障害，自傷，青年期前期である思春期においては摂食障害，自殺企図，非行，薬物乱用，不安障害，気分障害などがみられ，思春期から青年期後期に向かうと統合失調症の好発期にかかり大人にみられる精神疾患の発症もみられてくる。

　また文部科学省の2018（平成30）年の調査によると義務教育，高等学校，特別支援学校における在職教育職員92万34人のうち病気休職者数は7,949人である。そのうち5,212人が精神疾患による休職者で，病気休職者の65.6％を占めている[1]。

　このように学校・教育分野においては多様なメンタルヘルス課題が存在しており，従来養護教諭が中心的な役割を担い，スクールカウンセラー等と連携した取り組みが行われてきたが，学校現場の保健教育において精神疾患が取り上げられることは少なく，いまだメンタルヘルスに関する理解が十分に広がっているとは言い難い状況にある。

　そのような学校・教育分野への精神保健福祉士の取り組みとして**スクールソーシャルワーク**があげられる。

　スクールソーシャルワークの起源は，1906〜1907年にアメリカの3都市（ニューヨーク，ボストン，ハートフォード）で始まった訪問教師の活動とされている。その後各国に広がっていったが，わが国での導入は遅く，先駆的な取り組みはみられていたが，導入が進んだのは2000（平成12）年度以降である。当初地方自治体の教育委員会の独自事業からスタートし，2008（平成20）年度の文部科学省「スクールソーシャルワーカー活用事業」により全国的に展開されることになった。その後，「いじめ防止対策推進法」や「子どもの貧困対策の推進に関する法律」（子どもの貧困対策推進法）の成立などと併せて拡充し，2017（平成29）年3月31日の「学校教育法施行規則の一部を改正する省令の施行等について（通知）」により職務内容が明記された。

NASW（National Association of Social Workers，全米ソーシャルワーカー協会）におけるスクールソーシャルワーカーの役割においてもメンタルヘルス課題への関与が示されているように，スクールソーシャルワーカーにとってメンタルヘルス課題への取り組みは重要な役割の一つである。

B ● 学校・教育分野でソーシャルワークを行う意義

スクールソーシャルワーカーは，学校・教育現場の特徴を理解し，その場でソーシャルワークを実践する。まずはその意義についてふれておきたい。

周知のとおり小・中学校は義務教育であり，その地域のすべての子どもが在籍している。また高等学校においても進学率は97％を超えており[2]，多くの生徒が在籍していることになる。

そのことは学校・教育現場に子どもたちを取り巻く地域や社会の課題がもち込まれているともいえる。現代における子どもたちの抱える課題には，地域社会の課題が大きく影響している。地域経済構造の変化，地域交流の減少による孤立，また子育て環境として家族規模の縮小，長時間労働の常態化，またバブル崩壊後の非正規雇用の増加などに伴う子どもの貧困の問題，労働環境の悪化や貧困などがメンタルヘルスの問題を生み出し，メンタルヘルスの問題がさまざまな家庭の生活基盤を崩し，子育て環境が悪化していくことにもつながっている。

それらの課題が子どもたちに現れ，学校・教育現場の課題としてあがってくると考えられる。スクールソーシャルワーカーである精神保健福祉士は，子どもたちへの支援と同時にさまざまな課題を生み出している構造を視野に入れて支援を展開していくことが求められる（**図9-1**）。

地域の子どもが在籍している学校・教育現場には，子どもや家庭の抱えている課題があがりやすく，その中にはどこにも支援につながっていないケースが多くみられる。そのようなケースを早期に発見し，アウトリーチしていくことが学校・教育現場におけるソーシャルワークの意義としてあげられる。従来このような課題は教育の枠の中に埋もれてきたが，そのような課題を福祉的視点でとらえ直し，地域社会に開くことも重要な役割だと考えられる。

また，学童期，青年期や家庭が抱える課題はその後のメンタルヘルスの課題にも大きな影響を与える。学校は，子どもや保護者にとって身近で日常的にかかわりのある場所である。そこにソーシャルワーク機能があることで，初期の相談から学校への働きかけ，地域や関係機関とのつながりの構築を目指すことができる。

2015（平成27）年の中央教育審議会答申「チームとしての学校の在り方と今後の改善方策について」を踏まえて，文部科学省教育相談等に関する調査研究協力者会議において報告された「児童生徒の教育相談の充実について～学校の教育力を高める組織

図9-1 ◆ 子どもたちの抱える課題とソーシャルワーク

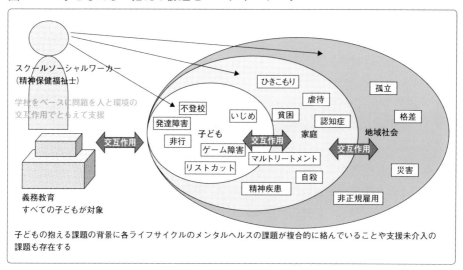

的な教育相談体制づくり～（報告）」（2017年1月）では，スクールソーシャルワーカー（SSW）の職務を以下のように明記している。

「SSWは，児童生徒の最善の利益を保障するため，ソーシャルワークの価値・知識・技術を基盤とする福祉の専門性を有する者として，学校等においてソーシャルワークを行う専門職である。スクールソーシャルワークとは，不登校，いじめや暴力行為等問題行動，子供の貧困，児童虐待等の課題を抱える児童生徒の修学支援，健全育成，自己実現を図るため，ソーシャルワーク理論に基づき，児童生徒のニーズを把握し，支援を展開すると共に，保護者への支援，学校への働き掛け及び自治体の体制整備への働き掛けを行うことをいう。そのため，SSWの活動は，児童生徒という個人だけでなく，児童生徒の置かれた環境にも働き掛け児童生徒一人一人のQOL（生活の質）の向上とそれを可能とする学校・地域をつくるという特徴がある」[3]。

　すなわち，子どもや家庭へのミクロレベルの実践だけでなく，学校，地域をつくるというメゾ，マクロレベルの実践が求められているのである。

　メゾレベルの実践では，校内支援体制の構築や校内ケース会議におけるソーシャルワークの視点の導入，子どもの権利を保障するアドボカシー機能の強化，マクロレベルの実践では，要保護児童対策地域協議会[*1]への参画や個々の子どもや家庭の課題を地域の課題として取り上げ，新たな社会資源の創出につなげていく取り組み等があげ

＊1　要保護児童対策地域協議会（以下，協議会）は，児童福祉法第25条の2において，地方公共団体が単独または共同で設置することが努力義務として規定されている。協議会は，主に市町村，保健機関，学校・教育委員会，児童相談所，警察，医療機関，民生・児童委員などで構成されており，代表者会議，実務者会議，個別ケース検討会議の三層構造になっている。協議会の調整機関として市町村が位置づけられていることが多く，2016（平成28）年の児童福祉法の改正により，調整機関に児童福祉司，保健師，保育士等の専門職の配置が義務づけられるようになり，この専門職として精神保健福祉士を配置する自治体も増えてきている。

られる。このようにミクロ・メゾ・マクロの連続性のなかで実践していくことにより，児童生徒の抱える課題を通してみえる学校現場や地域社会の課題を改善，変革へと結びつけていくのである。

C ● スクールソーシャルワークの展開過程

ソーシャルワークの展開過程に基づき，学校教育現場で展開するうえでの特徴をミクロ・メゾ・マクロの視点から整理する。

1 ケースの発見

学校・教育現場，とくに義務教育課程には，前述のとおり地域のすべての子どもたちが在籍している。それは子どもたちとその家庭が抱えている課題をもっとも発見しやすい場であるということでもある。また相談機関ではないため，支援が必要な子どもや家庭が自ら相談してくることも少ない。そのため在籍している子どもたちの中から支援が必要な子どもたちに気づき，発見する取り組みが求められる。校内においてスクールソーシャルワーカーは，教職員からの依頼だけでなく，福祉的視点から子どもたちの学校生活の様子をとらえ，支援が必要な子どもたちを発見することが求められる。教職員からは不登校やいじめ，非行など教育現場における課題を抱えた子どもや家庭への相談依頼があがってくることが多いが，それだけではなく貧困や虐待などさまざまな課題を抱えている家庭等に気づき，アウトリーチしていくことが求められるのである。

またこのようなケースの発見は，スクールソーシャルワーカーのみでできることではない。メゾレベルで子どもや保護者が困ったときに相談しやすい校内環境を整えておくことが重要である。また学校現場は，定期の家庭訪問をはじめ保護者面接やさまざまな課題を抱えて転入する家庭などともかかわりをもつ場でもある。教職員とも福祉的視点を共有していくことで未介入の課題も含めて子どもと家庭を支援する仕組みを構築することができる。

2 受理面接（インテーク面接）・契約

相談機関および医療機関においては当事者や家族からの来所または電話等で相談依頼があり，そこからインテーク面接を実施することが多いが，学校・教育現場においては当事者であるクライエントから相談があがることは少なく，教職員を含め関係者からの依頼やケース発見によるアウトリーチから始まることが多い。それは「Y問題」に代表されるように当事者不在を生み出しやすい構造であるともいえる。当事者不在にならないように児童生徒や保護者との受理面接を丁寧に行うこと，とくに児童生徒との面接を行い，児童生徒が感じていること，望んでいることなどを聴き，児童

生徒主体の支援を展開していくことが重要である。

　また受理面接の場面であっても当初から相談意欲をもっているとは限らない。教職員からの働きかけにより，ようやく面接に来る児童生徒や保護者も多い。また地域で孤立し，よりよい人間関係の経験が少ない保護者もいる。スクールソーシャルワーカーはそのようなクライエントに対して，安心できる関係のなかで面接を行い，クライエントにとってこの面接がよりよい経験になるように心がけることが必要である。すなわちスクールソーシャルワーカー自身がよい人間関係のモデルになるようなかかわりを行い，援助関係を形成するバイスティックの7原則に基づき，クライエントの課題解決意欲の向上とワーカー・クライエント関係の契約を重視した面接を行う。

③ アセスメント

　児童生徒が抱える不登校や暴力行為，いじめ等の課題は児童生徒の困り感の表現でもある。その課題の背景に目を向け，人と状況の全体関連性のなかでアセスメントを行うことである。また，アセスメントはクライエントとの協働作業である。児童生徒や保護者とのかかわりのなかでアセスメントを深めていくことで，ニーズの再確認にもつながっていく。

　なお学校・教育現場ではこのアセスメントを教職員や関係機関とも共有することが重要であり，エコマップなどのアセスメントツールを教職員と共に活用することも有効である。またアセスメントは校内ケース会議や関係機関を含んだケース会議を中心としたケースマネジメントのなかで行われる必要があるが，学校・教育分野ではいまだケースマジメントが定着しているとは言い難い。スクールソーシャルワーカーは，ソーシャルワークの展開過程を基に学校・教育現場でのケースマネジメントの定着を図る必要がある。

　スクールソーシャルワーカーは，支援過程におけるアセスメントを行うと同時に，日常的に学校アセスメントや地域アセスメントを行う。児童生徒の課題は，児童生徒やその家庭において起きているだけでなく，学校や地域の課題が影響を与えている。そしてスクールソーシャルワーカーの所属する学校や地域の特徴もさまざまである。それらをアセスメントしておくことは個々の支援に活かされるだけでなく，児童生徒の抱えるさまざまな課題を地域の課題としてとらえ，それらを改善する学校づくりや地域づくりへつなげることでもある。

　学校アセスメントでは，児童生徒数から校務分掌や行内体制，学校全体の組織力や教育相談の状況，特別支援教育の状況，保健室の様子，学校風土や教育方針，保護者等との関係，就学援助率，空き教室の状況，地域とのつながり，スクールカウンセラーやスクールソーシャルワーカーへの理解度があげられ，地域アセスメントでは，地域文化や産業，地域のつながり，子育て支援体制等自治体の資源，要保護児童対策地域協議会の取り組み状況，少子高齢化率や生活保護率などがあげられる。

これらは教職員とのコミュニケーションや職員室や廊下等の掲示物，学校や自治体の資料，要保護児童対策地域協議会への参画などを通して得ることができる。

4 プランニング

プランニングは，アセスメントに基づきストレングスやさまざまな資源を活用した支援計画を作成することである。これも児童生徒や保護者と協働で行うものである。そのためにも児童生徒や保護者が参画したケース会議の中で実施し，支援目標の設定や役割分担等を行う。

5 支援の実施

プランニングに基づいて実際に支援を実施するが，スクールソーシャルワーカーは直接支援を行うとともに関係機関との連携を行っていくことにより，学校の教職員や関係機関とのチーム支援を展開していく。家庭におけるさまざまなメンタルヘルスの課題等も現れてくるが，それらを関係機関につなぎ，また複数の課題を抱えた家庭においては分野横断的な支援が展開できるように働きかけていくことが求められる。あくまでもスクールソーシャルワーカーは児童生徒の支援を行うものであり，家庭の課題を抱え込むのでなく関係機関へのつなぎを基に家庭まるごとの支援チームを構築していくことが必要である。

6 モニタリング

定期的に支援の点検と評価を行うことであるが，学校・教育現場では課題の対応に追われ，十分行われていないことが多い。スクールソーシャルワーカーはケースマジメントに基づきモニタリング機能を学校現場にもち込み，ケース会議の開催におけるモニタリングや校内委員会などを活用した支援の振り返りを行えるようにすることが求められる。

7 支援の終結と事後評価

児童生徒のニーズが充足し，支援目標が達成された場合に，合意を得て終結するが，その際に支援の振り返りを行う。例えば不登校等が改善した場合に，そのことを児童生徒と教職員と一緒に振り返ることである。そのときに児童生徒からさまざまな思いを聴くことで，支援者も多くの学びを得ることができる。

また，ニーズが充足していなくても，卒業や転出などで終結になることも多い，その際もその段階での事後評価を行い，次の支援機関につなぐことである。

次にメンタルヘルス課題を抱える事例に対する精神保健福祉士のスクールソーシャルワーク実践概要として図9-2をあげておく。

このように，児童生徒および保護者への支援と併せて学校や地域関係機関への働き

図9-2 ◆ メンタルヘルス事例における精神保健福祉士のスクールソーシャルワーク実践の概要

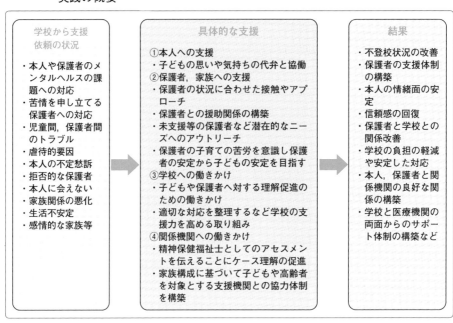

学校から支援 依頼の状況	具体的な支援	結果
・本人や保護者のメンタルヘルスの課題への対応 ・苦情を申し立てる保護者への対応 ・児童間のトラブル ・虐待的要因 ・本人の不定愁訴 ・拒否的な保護者 ・本人に会えない ・家族関係の悪化 ・生活不安定 ・感情的な家族等	①本人への支援 ・子どもの思いや気持ちの代弁と協働 ②保護者，家族への支援 ・保護者の状況に合わせた接触やアプローチ ・保護者との援助関係の構築 ・未支援等の保護者など潜在的なニーズへのアウトリーチ ・保護者の子育ての苦労を意識し保護者の安定から子どもの安定を目指す ③学校への働きかけ ・子どもや保護者へ対する理解促進のための働きかけ ・適切な対応を整理するなど学校の支援力を高める取り組み ④関係機関への働きかけ ・精神保健福祉士としてのアセスメントを伝えることにケース理解の促進 ・家族構成に基づいて子どもや高齢者を対象とする支援機関との協力体制を構築	・不登校状況の改善 ・保護者の支援体制の構築 ・本人の情緒面の安定 ・信頼感の回復 ・保護者と学校との関係改善 ・学校の負担の軽減や安定した対応 ・本人，保護者と関係機関の良好な関係の構築 ・学校と医療機関の両面からのサポート体制の構築など

資料　公益社団法人日本精神保健福祉士協会　分野別プロジェクト「子ども・スクールソーシャルワークプロジェクト」チーム編：子ども・スクールソーシャルワークプロジェクト報告書．日本精神保健福祉士協会，2018．より作成．

かけを行うことによりクライエント理解を促進し，クライエントのアドボケイトと良好な支援体制の構築を行っている。

D ● キャンパスソーシャルワーク

　近年，大学おいてもさまざまな生活課題を抱えている学生が増えてきている。子どもの貧困は若者の貧困につながり，日本学生支援機構における「平成30年度学生生活調査結果」によると，何らかの奨学金を受給している学生の割合は，大学（昼間部）で47.5％，短期大学（昼間部）で55.2％となり，約半数が何らかの奨学金を受けている[4]。また文部科学省の報道発表「学生の中途退学や休学等の状況について」[2014（平成26）年9月25日]による2012（平成24）年度における中途退学者数は，全学生数の2.65％で2007（平成19）年度より0.24ポイント増加，また中途退学理由の割合も経済的理由がその他を除いてもっとも多く20.4％と2007年度より6.4ポイント増加しており，学業不振も14.5％と2007年度より1.8ポイント増加している[5]。

　そのほかにもひきこもりがちな学生や長期欠席の学生，青年期におけるさまざまな精神疾患の発症期に絡むメンタルヘルス課題やデートDV等の問題，障害を抱え学生生活に支援を必要とする学生等がある。

また2016年4月に「障害を理由とする差別の解消の推進に関する法律」（障害者差別解消法）が施行され，国公立大学等においては障害者への合理的配慮の提供が法的義務に，私立大学等でも障害者への合理的配慮の提供が努力義務となった。それに伴い障害のある学生の修学支援も各大学で取り組まれるようになってきている。

　そのようななか，社会福祉士や精神保健福祉士が学生相談室等に配置され**キャンパスソーシャルワーカー**として活動している。

　キャンパスソーシャルワーカーは，幅広い業務を行っている。学生または保護者からの個別相談において修学意欲の低下や貧困問題等に伴う修学支援および進路・就労支援，アカデミックハラスメントをはじめ，セクシャルハラスメントやアルコールハラスメントなどのハラスメント問題への支援，恋愛問題やDV問題への支援と背景にある共依存の問題，パチンコ等のギャンブル依存やうつ，ひきこもり，インターネット依存，睡眠障害などの問題，障害があったりLGBTQ（性的少数者）であったりする学生への支援のほか，幼少期や学童期におけるマルトリートメント等から生じるさまざまなメンタルヘルスの課題への支援もあげられる。またそれらの課題に伴う教員や保護者，関係機関との連絡調整，また学生支援のためのグループワークや学生ボランティアによるピアサポート体制の企画運営，居場所支援，自殺予防等にも取り組んでいる。

　大学生はアイディンティティの確立と社会的自立に向かう時期であり，さまざまな課題と同時に今までの生育歴等にも向き合い始める時期でもある。

　キャンパスソーシャルワーカーである精神保健福祉士は，青年期心性に対する理解とともに学生が抱える生きづらさ，生活課題の背景に対する理解を学生と共に深め，よりよい生き方の模索をサポートする必要がある。また，この時期はさまざまな制度の狭間に置かれやすい。学内をはじめ地域等に向けた資源の開発とともに制度，政策へのソーシャルアクションも求められている。

E いじめ防止対策推進法における精神保健福祉士の役割

　2011（平成23）年滋賀県大津市で起きたいじめ自死事件をきっかけに2013（平成25）年「**いじめ防止対策推進法**」が成立した。

　その中で，学校におけるいじめ防止等の対策のための組織として，「学校は，当該学校におけるいじめの防止等に関する措置を実効的に行うため，当該学校の複数の教職員，心理，福祉等に関する専門的な知識を有する者その他の関係者により構成されるいじめの防止等の対策のための組織を置くものとする」（第22条）とあり，福祉の専門職であるスクールソーシャルワーカーもその組織の一員としていじめ防止等に取り組むことが位置づけられた。また，いじめ問題対策連絡協議会として，「地方公共

団体は，いじめの防止等に関係する機関及び団体の連携を図るため，条例の定めるところにより，学校，教育委員会，児童相談所，法務局又は地方法務局，都道府県警察その他の関係者により構成されるいじめ問題対策連絡協議会を置くことができる」（第14条第1項）としている。重大事態における学校の設置者またはその設置する学校による対処としては，「学校の設置者又はその設置する学校は，次に掲げる場合には，その事態（以下「重大事態」という。）に対処し，及び当該重大事態と同種の事態の発生の防止に資するため，速やかに，当該学校の設置者又はその設置する学校の下に組織を設け，質問票の使用その他の適切な方法により当該重大事態に係る事実関係を明確にするための調査を行うものとする」（第28条）としている。

　また，文部科学大臣決定「いじめ防止等のための基本的な方針」（最終改定 平成29年3月14日）において，いじめ防止対策連絡協議会においては，「例えば都道府県に置く場合，学校（国私立を含む），教育委員会，私立学校主管部局，児童相談所，法務局又は地方法務局，都道府県警察などが想定される。この他に弁護士，医師，心理や福祉の専門家であるスクールカウンセラー・スクールソーシャルワーカー等に係る職能団体や民間団体などが考えられる」[6]とされており，重大事態における調査組織においては，「この組織の構成については弁護士や精神科医，学識経験者，心理や福祉の専門家であるスクールカウンセラー・スクールソーシャルワーカー等の専門的知識及び経験を有する者であって，当該いじめ事案の関係者と直接の人間関係又は特別の利害関係を有しない者（第三者）について，職能団体や大学，学会からの推薦等により，参加を図ることにより，当該調査の公平性・中立性を確保するよう努めることが求められる」[7]とされていることから各都道府県の精神保健福祉士協会の推薦等により，精神保健福祉士が委員としてかかわることが増えてきている。

　とくに重大事態における調査は，弁護士，精神科医，心理，学識経験者など専門職によるチームによって行われる。また支援者という立場とは違い，調査という立場でそれぞれの当事者に向き合うことになる。そこにおける精神保健福祉士の専門性は何であろうか。

　先の「いじめ防止等のための基本的な方針」において，「法第28条の調査は，重大事態に対処するとともに，同種の事態の発生の防止に資するために行うものである」[8]としている。

　いじめの有無，いじめと重大事態との因果関係を基に再発防止策を講じることが大きな目的である。なぜこのような重大事態が起きたのか，それは個々の課題だけではなく，それを生み出した背景にも目を向けることが必要になる。個々人の課題や学校の課題だけに押し込めるのではなく，それを生み出している地域社会，子どもたちを追い詰めている構造にも目を向けること。それは，さまざまな生きづらさを生み出している地域社会の課題に目を向けるソーシャルワークの視点でもある。精神保健福祉士には，重大事態における調査を通して，さまざまな思いに寄り添い，再び重大事態

が起きないよう学校現場や地域の課題について，ソーシャルワークの視点でとらえ，学校現場での資源創出や地域資源のネットワークづくり，資源開発を提案するなど具体的な再発防止策を提言することが求められる。

Ⅱ　産業分野

A ● はじめに

　産業分野では，疾病や障害の有無を問わず，あらゆる人の「働く」ことを支援している。精神保健福祉士は，企業等の産業保健部門や人事部門，または企業外の医療機関や支援機関等に所属し，労働者個人を支援するだけでなく，企業全体や職場等の組織にも多様な支援を展開している。産業分野では，主に労働者の心の健康の保持増進を支援することから，「産業精神保健」（職場の心の健康づくり・メンタルヘルス対策）として専門性が整理されている。その活動は，メンタルヘルス不調の未然防止（一次予防）から，不調の早期発見・早期対応（二次予防），再発・再燃予防（三次予防），さらには労働生産性の維持向上や心身の健康の保持増進のための環境整備（ゼロ次予防），治療と仕事の両立支援等，多岐にわたる。

　精神保健福祉士は，企業等に所属し「社内の専門家」として自組織の労働者の支援に従事する立場と，医療機関や専門的な支援機関に所属し，企業外から労働者と企業等を支援する2つの立場に大別されている。

　「労働者の心の健康の保持増進のための指針」[9]では，産業精神保健の基本的な体制として「4つのケア」が整理され，「社内の専門家」として企業等に所属する「事業場内産業保健スタッフ等」と，「社外の専門家」として企業外の医療機関や支援機関に所属する「事業場外資源」の2つの専門職の立場が定義されている（**図9-3**）。いずれの立場でも，企業内の産業医，産業看護職（保健師・看護師），衛生管理者，産業心理職等の専門職や人事・労務部門の担当者，経営層等の多様な関係者や企業外の主治医，地域の公的な支援機関やメンタルヘルス対策の専門的な支援機関等と幅広く連携し，労働者の心の健康の保持増進を支援することを役割としている。

図9-3 ◆「4つのケア」[9]における精神保健福祉士の活動領域

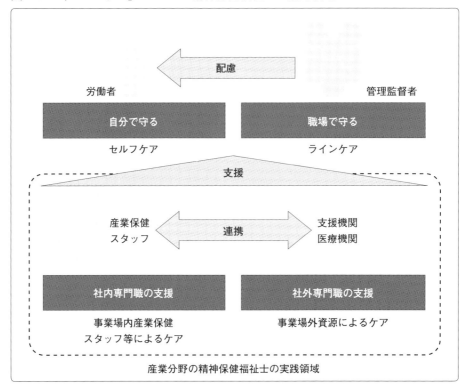

B ● 産業保健スタッフとしての役割

　企業内で心身の健康の保持増進を図る産業保健活動は大きく5つに分類されている（労働衛生の5管理）[10]（**図9-4**）。企業等は，労働者が安全かつ健康に働けるように配慮する義務（安全配慮義務：労働契約法第5条）を負い，労働安全衛生法をはじめとする関係法令により，企業等に求められる対策が規定されている。こうした義務を果たすため，産業保健活動では，まず，健康を脅かす仕事上の有害要因を把握し対処することで安全な職場環境を確保する「作業環境管理」が重視される。しかし，すべての危険性を除去できるとは限らず，仕事上の有害要因に曝露しないよう働き方にも配慮する「作業管理」が求められる。さらに，仕事上の要因が健康を害する危険がある場合には，労働者の健康状態を観察し必要に応じて対応する「健康管理」が展開されている。これらの3つの管理を適切に展開するために，実施体制を整備する「総括管理」，労働者への啓発と訓練を行う「労働衛生教育」の2つを加えた5つの対策（労働衛生の5管理）が産業保健活動の基盤である。

　事業場内産業保健スタッフは，この5管理に基づいて心の健康づくりを展開し，ゼロ次予防から三次予防を担っている。2015年からは企業等に**ストレスチェック**制度が

図9-4 ◆ 産業保健スタッフの役割；労働衛生の5管理

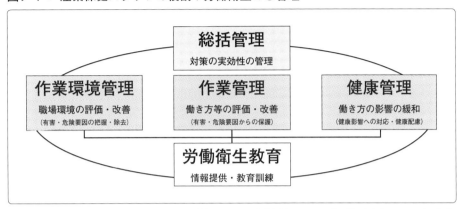

資料　森晃総：産業保健マニュアル第8版．南山堂，2021．より作成．

義務化され，ゼロ次予防と一次予防の重要な起点として，産業保健スタッフが中核的な役割を担っている。ストレスチェック制度の中核は働きやすい職場づくり（職場環境改善）によりメンタルヘルス不調の発生を未然に防ぐ一次予防である。職場環境改善には，職場の環境や制度の改善（作業環境管理）と働き方への配慮（作業管理）に加えて，労働者が生き生きと働き続けるために組織を改善するゼロ次予防も含まれる。同制度では，心身の不調が懸念される労働者には医師による面接指導（健康管理）を受診する機会も提供され，メンタルヘルス不調の早期発見・早期対応にあたる二次予防的な側面も加えられている。これらの活動の効果を確保するために，産業保健スタッフには対策の意義や重要性を普段から周知，啓発すること（労働衛生教育）も求められる。また，問題が生じた場合に事後的に対応するだけでなく，定期的かつ計画的に対策を展開し，対策の改善を図る（総括管理）ことも重要である。さらに，産業保健スタッフは，メンタルヘルス不調で休業した労働者の職場復帰においても，当事者への支援と復帰先の管理監督者や同僚等へのコンサルテーションに加えて，主治医等の企業外の医療機関や支援機関との連携を担っている。

C ● 事業場外資源としての役割

　事業場外資源では，医療機関，リワーク施設，従業員支援プログラム（Employee Assistance Program；EAP）等が代表的であり，いずれの機関でも連携が重視されている。治療を担う医療機関，職場復帰に向けたリハビリテーションを担うリワーク施設に加えて，産業分野では，EAPや産業保健総合支援センター等の特色ある支援機関が企業等の心の健康づくりを支援している。EAPは，疾病予防だけでなく，労働生産性の向上を図る点でも，産業分野に特有の支援機関といえ，その機能も労働者個人のプライベートな問題への対応から，企業等へのコンサルテーションまで多岐に

表9-1 ▶ 従業員支援プログラム（EAP）の主要機能（コアテクノロジー）

項　目	概　要
リーダーシップ	支援先企業等の経営層，管理監督者等へのコンサルテーション
支援利用の促進	職場や労働者とその家族に EAP サービスの積極的な利用を推進
私的問題の支援	労働者の私的な問題にも守秘義務を遵守し，支援を展開
職場適応の支援	労働者の業務遂行上の問題に具体的な問題解決の支援を展開
医療資源の紹介	労働者の健康状態に応じて医療機関を紹介し，経過を観察
支援体制の構築	医療機関，地域資源，EAP と連携するための体制構築を支援
問題行動の支援	職場や労働者等に問題行動への対応方法をコンサルテーション
パフォーマンス	職場や労働者の生産性への効果を評価し，EAP サービスを改善

文献11）より作成.

わたっている（**表9-1**）[11]。ほかにも，心の健康づくりを含む産業保健活動全般の導入支援を展開する公的な支援機関として，産業保健総合支援センターが各都道府県に設置されている。また，健康診断等を受託する労働衛生機関も重要な事業場外資源として機能している。いずれの事業場外資源でも，労働者個人への支援だけでなく，企業等の組織や他の支援機関等との連携が不可欠であり，事業場外資源の専門職には多様な専門性とともに，実践的な連携の能力が必須となる。

D・おわりに

　産業分野では，企業内から企業等と労働者を支援する産業保健スタッフと，企業外から支援する事業場外資源に大別されるが，いずれにおいても共通の視点，能力が求められている。近年，働き方改革や健康経営，持続的成長（SDGs）の視点から，企業内でも，精神疾患の予防だけでなく，活力やウェルビーイング，生産性の向上等のポジティブな視点を積極的に心の健康づくりに取り入れており，産業精神保健における企業等と労働者のニーズも多様化している。産業保健分野の精神保健福祉士は，企業内の組織，企業外の機関と連携し，労働者の心の健康の保持増進とともに，労働者のキャリア，モチベーション，生産性の維持向上を支援している。

Ⅲ　司法分野

　わが国では，近年まで，他害行為などの犯罪行為を行った精神障害者に対して，司法，精神医療，保健，福祉分野の各関係機関が個々に対応し，それぞれが相互に連携する総合的な枠組みが整備されてこなかった。2003（平成15）年に「**心神喪失等の状**

態で重大な他害行為を行った者の医療及び観察等に関する法律」（医療観察法）が成立したことにより，重大な他害行為を行った精神障害者に対しては，司法，精神医療，保健，福祉分野の各関係機関が，有機的にかかわっていく仕組みが整備されていくこととなった。

　現在，わが国における「司法精神医療・保健・福祉分野」の中核となっているのはこの医療観察法と，厚生労働省と法務省が作成した関連の5つのガイドライン（「入院処遇ガイドライン」「指定入院医療機関運営ガイドライン」「通院処遇ガイドライン」「指定通院医療機関運営ガイドライン」「地域社会における処遇のガイドライン」）を柱とした「医療観察制度」である。

Ⓐ ● 医療観察（法）制度の概要

　医療観察法は，心神喪失または心神耗弱*2の状態（精神疾患のために善悪の区別がつかないなど，刑事責任を問えない状態）で，重大な他害行為（殺人，放火，強盗，強姦，強制わいせつ，傷害）を行った者に対して，適切な医療を提供し，社会復帰を促進することを目的とした制度である（図9-5）。このような重大な他害行為を心神喪失または心神耗弱の状態で行い，不起訴処分あるいは無罪等が確定した者に対して，検察官*3は，医療観察法を受けさせるべきかどうかを地方裁判所に申し立てなければならない。そして，鑑定医療機関による鑑定*4と保護観察所の社会復帰調整官の生活環境調査などを基に，地方裁判所の審判（裁判官以外に精神保健審判員*5，精神

---

*2 精神障害のために善悪の区別がつかないなど，刑事責任を問えない状態である。法律的概念であり，精神医学的概念ではない。「心神喪失者」とは，行為当時，精神の障害により事物の理非善悪を弁識する能力がないか，またはこの弁識に従って行動する能力がない状態であった者をいい，「心神耗弱者」とは，行為当時，これらの能力が著しく劣っている状態であった者をいう。

*3 検察官の役割について，検察庁法第4条は「検察官は，刑事について，公訴を行い，裁判所に法の正当な適用を請求し，且つ，裁判の執行を監督し，又，裁判所の権限に属するその他の事項についても職務上必要と認めるときは，裁判所に，通知を求め，又は意見を述べ，又，公益の代表者として他の法令がその権限に属させた事務を行う」と規定している。

*4 対象者が医療観察法における医療を必要とするか否かを鑑定するもの。通常，医療観察法の審判期間，鑑定医療機関で専門の鑑定医により行われる。「医療観察法における医療必要性の有無」「医療観察法における指定入院医療機関での医療必要性」「医療観察法における指定通院医療機関での医療必要性」などを鑑定する。

*5 医療的な観点からの判断を行う者。厚生労働大臣により作成される精神保健判定医の名簿の中から精神保健審判員が任命される。裁判官（1名）と精神保健審判員（1名）により構成される地方裁判所の合議体による審判によって決定する。精神保健審判員は，医療に関する学識経験に基づき，個々の対象者の病状等に応じて本法による処遇の要否および内容を的確に判断するために必要な学識経験をもつ。身分は，非常勤の裁判所職員たる特別職の国家公務員。

図9-5 ◆ 医療観察制度における処遇の流れと携わるスタッフ等

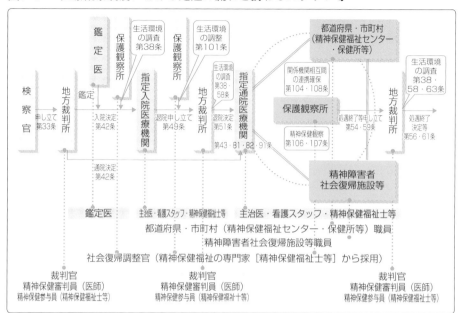

保健参与員*6がかかわる）により処遇が決定される。その決定が入院処遇であれば指定入院医療機関で，通院処遇であれば指定通院医療機関という特別な医療機関において，医療，リハビリテーション，社会復帰援助が行われる。同時に保護観察所の社会復帰調整官によるケアマネジメントと精神保健観察が提供される。

B ● 司法精神医療・保健・福祉分野に携わる精神保健福祉士

　医療観察制度においては，専門的なかかわりを行う精神保健福祉士として，裁判所の審判部分に関与する①精神保健参与員，入院処遇・通院処遇における対象者の治療・リハビリテーション・社会復帰援助にかかわる②指定入院医療機関の精神保健福祉士，③指定通院医療機関の精神保健福祉士，対象者の調査・関係機関やケア計画の調整・精神保健観察などを行う④保護観察所の社会復帰調整官などがあげられる。ま

---

*6 医療観察法審判において，対象者の処遇の要否・内容を決定するためには，法律的判断や医療的な判断に加えて，精神障害者の社会復帰に向けての社会福祉的視点や判断が重要となる。そのため，精神障害者の社会復帰についての豊富な経験と専門的な知識，技術をもつ者より精神保健参与員を任命し，審判に関与させている。ただ，精神保健参与員は，裁判官と精神保健審判員による合議体が適切な判断を行うために有益な意見を提供することにより，それらを補助するという性格のものと位置づけられており，精神保健審判員とは異なり，合議体の構成員ではなく，評決権を有してはいない（第11条第1項，第14条）。身分は，精神保健審判員と同様，非常勤の裁判所職員たる特別職の国家公務員。

た，そのほかにも，地域において社会復帰施設や関係行政機関・相談機関などの精神保健福祉士が，対象者を一般の精神障害者と同様に援助していることが多く，現状において精神保健福祉士は，医療観察制度の各ステージに幅広くかかわっている。

1 精神保健参与員

　医療観察法の**当初審判**[*7]は，通常，地方裁判所で行われ，裁判官以外に**精神保健審判員**と**精神保健参与員**が，対象者の処遇決定に関与することとなっている。

　まず，検察官により裁判所に医療観察法の申し立てがなされると，裁判所は，厚生労働大臣により作成される精神保健判定医（研修を受け，資格を有する精神科医師）の名簿の中から精神保健審判員を任命する。精神保健審判員が任命されると，裁判官と精神保健審判員により合議体がつくられる。また，医療観察法は，対象者の社会復帰を最終的な目的としていることから，処遇の要否およびその内容について，福祉の立場から，専門的知識と経験で精神障害者の社会復帰について意見を述べる精神保健参与員をその審判に関与させ，意見を聴取する。「精神保健審判員」「精神保健参与員」は，ともに地方裁判所の非常勤職員で，特別職の公務員という位置づけである。

　医療観察法の**審判期日**[*8]の前に，まずは，「**カンファレンス**」（事前協議）[*9]が行われることが多い。このカンファレンスでは，裁判官，精神保健審判員，精神保健参与員の3名のほかに，検察官，付添人，社会復帰調整官なども参加する。そして，鑑定医より対象者の鑑定時の状況や鑑定書についての説明が，社会復帰調整官より生活環境調査結果報告書の説明がなされ，裁判官，精神保健審判員，精神保健参与員でその事件や対象者の状況や争点などが協議される。その後，法廷での審判期日を経て審判決定が下されることになる。このとき，精神保健審判員は，治療反応性や疾病性などについて，医学的な観点から意見を述べることが多く，精神保健参与員は，疾病性と社会復帰要因を鑑みて，地域生活は可能か，医療の継続性は保たれるかなど，社会福祉的観点から意見を述べることが多い。

　また，近年，「当初審判」以外の指定入院医療機関からの「退院許可申し立て時の審判」や，入院・通院対象者等に対して医療観察法による医療を終了し，精神保健福祉法への移行などを審議する「医療終了の審判」等においても，対象者の退院後の処

[*7] 重大な他害行為が心神喪失等の理由で不起訴となり，検察官により医療観察法の申し立てがなされ地方裁判所で行われる最初の審判。ほかに，退院許可申立審判，入院継続申立審判などがある。

[*8] 地方裁判所において，終局判断を形成するために，対象者を出頭させて審理を行う期日。医療観察法では，通常，裁判官が審判指揮を行い，精神保健審判員，精神保健参与員，付添人，社会復帰調整官などが参加して行われる。審判期日は，非公開が原則。

[*9] 医療観察法における審判の過程において，「審判期日」以前（あるいは，「審判期日」以後）に，審判関係者が集まる「事前（事後）協議」（医療観察法審判規則第40条：審判準備）は，通常「カンファレンス」と呼ばれている。医療観察法審判においては，「審判期日」の中だけで問題を整理し必要な協議を行うことが難しい場合が多いため，「審判期日」前に，裁判官，精神保健審判員，精神保健参与員が実際に会って，それぞれの専門分野についての意見を伝え，課題や問題点を整理しておくことは，審判を行っていくうえで有効とされている。

遇など評価がより重要になることから，精神保健参与員の参加や意見がより重視される傾向となってきている。

② 指定入院医療機関における精神保健福祉士

指定入院医療機関の**医療観察法病棟**[*10]は，法律的にも物理的にも非常に拘束力の強い施設である。そのため，医療観察法は入院対象者に対して，その人権を保護するための権利擁護関連の諸制度を定めている。指定入院医療機関の精神保健福祉士は，指定入院医療機関における対象者の権利擁護関連（抗告や退院請求，処遇改善請求，倫理会議の役割，行動制限等）の諸制度の説明の役割が厚生労働省のガイドラインにも記載されている。

指定入院医療機関では，概ね18カ月（厚生労働省の標準的モデル）での入院対象者の退院を目指している。各期の標準期間は，急性期（1～12週／3カ月），回復期（13～48週／9カ月），社会復帰期（49～72週／6カ月）程度となっている。厚生労働省の「入院処遇ガイドライン」では，原則，対象者は，急性期では外出も外泊もできない。しかし回復期になると，通常，病棟スタッフが付き添っての外出が可能となり，社会復帰期になると，病棟スタッフが付き添っての外出および外泊が可能となる。

精神保健福祉士は，この入院期間中，病棟の担当**多職種チーム**（multidisciplenary team；MDT）[*11]と共に，治療・リハビリテーション・社会復帰支援のための病棟のプログラムの行うとともに，対象者へ退院地の社会資源の情報を提供し，対象者のニーズを確認しながら，対象者の自己決定を支援していく。また，対象者や家族，病棟の担当多職種チームなどと退院予定地域の関係機関や社会復帰調整官で退院後のケア計画など諸問題を話し合う「**CPA会議**」（Care Programme Approach meeting）[*12]を開催し，対象者の退院や社会復帰を支援していく。

③ 指定通院医療機関における精神保健福祉士

指定通院医療機関の精神保健福祉士は，鑑定入院から地方裁判所の審判の決定により医療観察法の通院となる「直接通院」や，審判の入院決定による指定入院医療機関

[*10]　　指定入院医療機関内に設置された司法精神医療を行う専門病棟。医療観察法と厚生労働省が定めた各種ガイドラインにより運営されている。
[*11]チーム医療における担い手。多職種チームによる医療では，精神医学的な問題のみならず身体的な治療や社会的，心理的問題などの多様な問題にきめ細かく対応できるため，本人のニーズに応えて，各職種がその専門的な治療・リハビリテーション・社会復帰援助等を総合的かつ有機的に提供することができる。
[*12]指定入院医療機関（医療観察法病棟）で開催される退院・地域ケア調整のためのケア会議。担当多職種チームと共に，保護観察所の社会復帰調整官，対象者，家族，退院予定先の指定通院医療機関，地域の行政，社会福祉施設等が参加し，入院処遇から地域（通院）退院処遇までの円滑な移行を支援するとともに，地域における対象者のケア計画等を調整していく。「CPA（Care Programme Approach）」とは，英国の司法精神医療・保健・福祉分野で行われているケアマネジメント手法であり，指定入院医療機関が，司法精神医療の治療・リハビリテーションを主に英国から導入するなか，社会復帰支援の方法として英国から導入された。

の入院を経て通院となる「移行通院」について，それぞれ地方裁判所，保護観察所，指定通院医療機関，矯正機関等と指定通院医療機関との窓口となり保護観察所の社会復帰調整官と連携しながら，対象者の受け入れのための各種関係機関との調整を行っていく。

　通院期間は，厚生労働省のガイドラインにより「通院前期（通院開始後6カ月まで）」「通院中期（通院開始後6カ月以降24カ月まで）」「通院後期（通院開始後24カ月以降）」の3期に分けられており，3年以内に一般精神医療への移行を目指している。そのため，対象者ごとに治療計画を作成し，定期的な評価を行うとともに，治療への動機づけ等を高めるために，十分な説明を行い通院対象者の同意を得られるように努める（必要に応じ当該対象者が参加する多職種チーム会議も実施する）。保護観察所や他の保健・医療・福祉の社会資源と連携をとりつつ対象者を支援する。

　精神保健福祉士は，指定通院医療機関においても多職種チームの一員として，通院対象者に個別の治療計画を作成し定期的に当該通院対象者の評価を行うなど各職種が連携を図りながら，社会復帰援助を中心に治療やリハビリテーションに積極的にかかわることになる。とくに，指定通院医療機関による訪問看護等を中心とする訪問援助やデイケア，作業療法等の精神科リハビリテーションでの対象者との直接援助や調整などについては，指定通院医療機関の精神保健福祉士が中心となって業務を行っていることが多い。また，保護観察所が定期的に主催する「ケア会議」[*13]に協力し，地域社会における処遇に携わる関係機関等が通院対象者に関する必要な情報を共有し，処遇方針の統一を図る。また，(地域) 処遇実施計画書[*14]の見直しや各種申し立ての必要性等について検討していくことになっている。

4 社会復帰調整官

　社会復帰調整官は，医療観察法の対象者の社会復帰等を援助するために新設された職種であり，法務省の保護観察所に所属する国家公務員である。医療観察法においては，この職種に採用される者として「社会復帰調整官は，精神保健福祉士その他の精神障害者の保健及び福祉に関する専門的知識を有する者として政令で定めるものでなければならない」（第20条第3項）とされている。

　社会復帰調整官は，医療観察法において対象者の社会復帰を援助する中心的な職種であり，その業務は多岐にわたっている。地方裁判所の当初審判では，社会復帰調整官が，対象者の生活環境の調査を行うことになっている（第38条）。そして，対象者

第9章

---

*13 医療観察法の通院処遇において，保護観察所が主催するケア会議。ケア会議では，対象者，家族，指定通院医療機関，地域の行政，社会福祉施設等が参加し，対象者の移行を確認するとともに，必要な情報を共有し，処遇方針の統一を図るほか，処遇実施計画の見直しや各種申し立ての必要性等について検討する。
*14 医療観察法により保護観察所の長に（地域）処遇の実施計画の作成が義務づけられている（第104条）。「医療，精神保健観察及び援助は，この実施計画に基づいて行われなければならない」と定められており（第105条），退院後の地域処遇の基礎となる重要なケア計画であると位置づけられている。

が指定入院医療機関に入院になると，対象者・家族の相談に応じながら，指定入院医療機関の多職種チームと連携し，対象者の退院・社会復帰を援助していくなどの生活環境の調整を行っていく（第101条）。また，指定入院医療機関や地域の関係機関と協力し，対象者の退院予定地域でのケア計画である（地域）処遇実施計画書案を作成していく（第104条）。そして，この「処遇実施計画」に基づいて，医療，精神保健観察および援助などが行われることになる（第105条）。

退院後の対象者の地域生活では，社会復帰調整官は，指定通院医療機関や地域の関係機関と連携・協働し，対象者の生活状況を見守るとともに，継続的な医療を受けさせるために必要な指導その他の措置を講ずる「精神保健観察」を行っていく（第106条）。

C ・ 一般の高齢および精神・身体・知的障害犯罪者等の支援に携わる精神保健福祉士（図9-6）

1 地域生活定着支援センターの精神保健福祉士

厚生労働省は，2009（平成21）年より，高齢および精神・身体・知的障害により福祉的な支援を必要とする刑務所出所者等に対し，矯正施設，保護観察所，地域の関係機関等と連携・協働しつつ，矯正施設入所中から出所後まで一貫した相談支援を実施する機関として，地域生活定着支援センターを都道府県の圏域ごとに1カ所設置した。また，これらの施設では，原則，社会福祉士や精神保健福祉士等の専門的知識をもつ職員を含む6名の職員を配置することとされており，その業務として，①保護観察所からの依頼に基づき，矯正施設の被収容者を対象として，受入先となる社会福祉施設等のあっせんや福祉サービスの申請支援等を行うコーディネート業務，②そのあっせんにより特別調整対象者を受け入れた社会福祉施設等に対して，対象者の支援，福祉サービスの利用等について助言等を行うフォローアップ業務，③刑務所出所者等の福祉サービスの利用等に関して，本人やその家族，更生保護施設，地方公共団体，福祉事務所その他の関係者からの相談に応じて，助言や必要な支援を行う相談支援業務等の実施などが規定されている。

2 矯正施設等に配置される精神保健福祉士

法務省は，近年，高齢および精神・身体・知的障害犯罪者の社会復帰の困難さから，福祉的なかかわりの重要性を認識し，2009（平成21）年に全国の主要な刑務所とすべての医療刑務所など刑事施設に社会福祉士や精神保健福祉士を採用し，また，少年院および更生保護施設内にも社会福祉士や精神保健福祉士を採用し始めている。これらの社会福祉士や精神保健福祉士は，刑事施設や少年院，更生保護施設内におい

図9-6 ◆ 特別調整における多機関連携の概要

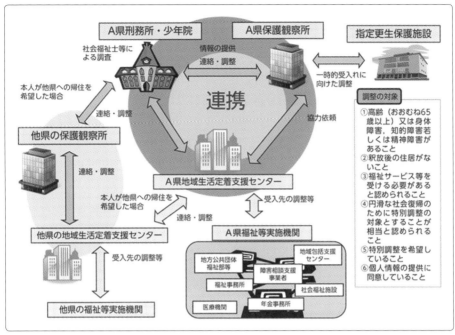

資料　法務省保護局：平成30年版 犯罪白書 第7編／第5章／第1節／1.
https://hakusyo1.moj.go.jp/65/nfm/mokuji.html

て，出所や退院後に支援が必要な高齢・障害犯罪者を，地方公共団体や福祉施設等の関係機関の福祉サービスにつなげることや，地域における関係機関の支援ネットワークの構築などに重要な役割を担っている。

Ⅳ　その他

　従来，大半の精神保健福祉士が精神科病院に勤務していたが，精神障害者の地域移行や地域生活支援といった政策によって，あるいは精神科疾患以外のメンタルヘルス上の課題をもつ人の増加によって，関連領域で活動する精神保健福祉士の数は増加してきている。

　厚生労働省によれば，医療機関に従事する精神保健福祉士は約9,500人（うち精神科病院が6,800人，精神科以外の病院が2,700人）である。障害福祉サービス等事業所に勤務する者は約12,000人，障害者支援施設等では930人が勤務している（公益社団法人日本精神保健福祉士協会構成員による）。ここではこれまでに解説された以外の活動の場について紹介する。

A ● 行政機関

　精神保健福祉センターには180人，保健所には約650人，市町村障害福祉課等には517人の精神保健福祉士が従事している[12]。これら行政機関に勤務する精神保健福祉士は，市民の諸手続きの相談に応じるだけでなく，今後の地域における精神保健福祉の充実と発展のために，現状分析や調査，将来に向けた障害者計画や障害福祉計画等の立案などにも関与している。また精神障害者の生活支援のために，関係機関のネットワーク形成に向けたコーディネート，就労支援事業，地域移行支援活動，メンタルヘルスに関する地域住民への普及啓発活動などの企画と実施，そのための調整なども担当している。

　また，行政機関単独ではなく，社会福祉協議会などの精神保健福祉士との協議によって，自殺対策の関係者会議の開催と予防普及啓発，災害対策の多職種とのハザードマップの作成など，地域活動や地域づくり，市町村への政策提言などにも取り組んでいるところもある。

B ● 社会福祉協議会

　社会福祉協議会は，住民を主体とする地域福祉推進の中核的な組織として，地域のさまざまな生活課題の解決にあたることを使命とする民間団体である。深刻な生活課題や住民の社会的孤立を防ぐなど，地域福祉の課題に向き合う機関である。

　行政機関とは異なり，既存の制度では支援しきれない世帯，専門的な支援を必要とする世帯，多重生活問題を抱えた住民に新しいサービスを開発したり，住民同士による地域問題の解決能力を高めたり，実際に支援を必要とする人とかかわりさまざまな関係機関と結びつけたりする役割を担っている。

　また「福祉のまち推進事業」に加えて，認知症高齢者や障害者に対する権利擁護事業，福祉サービスに関する苦情を処理する「福祉サービス苦情相談センター」「ボランティア研修センター」などを運営し，時代に対応したサービスを展開しているところもある。地域づくりをモットーにして，精神保健福祉士（および社会福祉士）は**コミュニティソーシャルワーカー**とも呼ばれ，これらの活動を続けている。

C ● 相談支援事業所

　2006年に施行された障害者自立支援法（2012年より現・障害者総合支援法）に規定される相談支援事業所では，身体障害者，知的障害者，発達障害者，難病患者など，精神障害者以外の対象者に対して，日常生活・福祉サービスの利用・障害への理解・保育や教育に関する相談・権利擁護に関する相談に応じ，その自立支援にかかわると

ころも急増している。介護保険施設や一部の地域包括支援センターにおいても施設基準に定めはないものの，精神保健福祉士を配置して利用者やその家族の相談支援および生活支援を行っている。

各地域には「（自立支援）協議会」が設置されているが，そこでの多職種，多機関の連携強化に携わっている精神保健福祉士も少なくない。また，市民への障害者理解やボランティア養成講座を行政，社会福祉協議会，医療機関等と共に実施している事業所も存在する。このうち指定特定相談支援事業所では，精神保健福祉士等がサービス等利用計画の相談と支援計画を立て，ケアマネジメント手法等を用いてきめ細かいサービス提供を行っている。

そのほか，指定一般相談支援事業所では地域生活に向けた支援（地域移行支援・地域定着支援）にも携わり，施設入所者や精神科病院に入院している精神障害者の生活の相談に応じている。市町村から委託された指定特定相談支援事業者と指定一般相談支援事業者は，障害をもつ人で一般住宅への入居を希望しているが保証人がいない人たちの入居調整，家主等への相談・助言により地域生活を支援する「居住サポート事業」も実施している。

基幹相談支援センターでは，判断能力が不十分な知的障害者や精神障害者について成年後見制度の利用促進を図っている。

D ● 就労支援（ハローワーク，障害者就業・生活支援センター，地域障害者職業センター等）

ハローワークでは精神障害者雇用トータルサポーターとして，就労を希望する精神障害者の求職登録や職業相談，職業紹介，職場適応指導，企業の意識啓発などを行っている。また地域障害者職業センターでは，専任の精神障害者担当カウンセラーとして精神保健福祉士等が配置され，職場適応援助者支援事業（ジョブコーチ），雇用促進支援（基本的労働週間の体得や不安の軽減），職場復帰支援（リワーク支援）などを手がけている。

また障害者就業・生活支援センターは，「障害者の雇用の促進等に関する法律」（障害者雇用促進法）に基づいて，18歳以上でかつ精神障害者保健福祉手帳，療育手帳，身体障害者手帳のいずれかをもっており，一般就労を希望する（またはすでに一般就労している）人を対象として，その家族や支援者，雇用されている企業や事業所から障害者の就業，生活面の各種相談に応じている。障害者の居住地域に雇用や福祉，教育といった関係機関を整備し，運営する拠点となっており，精神保健福祉士等がその任にあたっている。

障害者就業・生活支援センターは，障害者の職業と生活について継続的な支援を行うが，地域障害者職業センターは，障害者に対して専門的な職業リハビリテーション

を提供する場である。各都道府県に最低1カ所設置されており，先の障害者雇用促進法第22条に基づいて設置されている。

各種障害者手帳，療育手帳の所持者（手帳所持者でなくとも可能）や，難病をもつ者を対象として，①職業評価（現在の職業能力の分析とリハビリテーション計画の方針決定），②職業準備支援（個々のニーズに応じて就労場面を想定した環境で作業を行う，就職に関する知識を獲得する，職場内でのコミュニケーションを図る際の能力向上を目指す），③ジョブコーチ支援，④リワーク支援，⑤事業者へのサポート，⑥関係機関へのサポート，などを実施している。

E ● 発達障害者支援センター

発達障害者支援法に基づいて，発達障害のある人の幼児期，学童期，成人期の各ライフステージで生じるさまざまな生活困難やニーズに応えるために総合的かつ一貫的に支援を行うための地域の拠点として置かれている。発達障害者支援センターでは「相談支援」「就労支援」「普及啓発と研修事業」を行っているほか，保健・医療・福祉・教育・労働などの関係機関と連携し，かつ当事者らの指導と助言を行っている。

都道府県・指定都市，または都道府県知事が指定した社会福祉法人や特定非営利活動法人などが運営しており，精神保健福祉士も従事している。

F ● 地域若者サポートステーション

働くことに困難がある15～49歳までの者を対象として就労支援を実施している機関であり，厚生労働省が委託した特定非営利活動法人や民間企業が運営している。就労に関する相談のほか，面談や就労体験，面談指導，といった就労に向けた総合的な支援を行っている。サポートステーションにはキャリアコンサルタントを置いているところや，コミュニケーション訓練，パソコン講座などを実施しているところもある。なお基本的には利用期間は6カ月程度に設定されている。

就労に関する支援を中心としていることから，ハローワークの専門担当者などとの就労支援チームを結成して職業訓練のあっせんや求人開拓などを行っているが，地域若者サポートステーション自体は就職のあっせんは行っていない。

G ● ひきこもり地域支援センター

厚生労働省がひきこもりに特化した専門的な第一次相談窓口として都道府県，指定都市に設置し運営する事業である。ひきこもりは疾患の名称ではなく，さまざまな要因によって結果的に社会的な参加の場が減少してしまい，自宅以外での生活の場が長

期にわたり失われている状態を指す。

　ひきこもり状態を脱することに視野を置きつつ，当事者がどのような生き方を望み，そのためにどういった方法が考えられるかという視点に立ち，安心して暮らせる場所の確保や自らの役割を感じることができる機会を得るために，本人や家族の側に立って支援を行う。来所や電話，メールなどを用いて個別の相談に応じている。精神保健福祉士，社会福祉士，臨床心理士等はひきこもり支援コーディネーターとして地域におけるひきこもり支援の拠点としての役割を担っている。

H・刑務所，医療刑務所，少年院，保護観察所

　法務省は出所前の高齢者，障害者等の社会復帰を支えるソーシャルワーカーの配置を検討し，2004（平成16）年から配置を進めてきた。しかしすべて非常勤であったことから，精神保健福祉士または社会福祉士を対象として「福祉専門官」の名称で常勤職員として置くことを検討し，2014（平成26）年すべての刑務所への常勤職員を配置した。

　刑務所の新規入所者の高齢化率は上昇を続けており，出所時に身元引受人がいない，出所後に再び入所する率が高い，支援に困難さが伴うといったことから，入所中からの支援が求められる。

　また近年，「PFI（private finance initiative）刑務所」の建設により（刑務所と呼ばず「社会復帰促進センター」と呼ばれている），受刑者の教育，作業療法，心理療法，福祉関係者の専門スタッフが数多く存在し，社会復帰プログラムが展開されている。ただし PFI に入所する受刑者は犯罪傾向が進んでいない者，という条件があるが，精神保健福祉士も勤務している。

I・地域生活定着支援センター

　刑務所，少年刑務所や少年院など，いわゆる矯正施設に収容されている者のうち，釈放後直ちに福祉サービスを必要とする高齢者や障害者については，これまで十分な対策が取られてこなかった。そこで2009（平成21）年度より「地域生活定着支援事業」（現・地域生活定着促進事業）が開始された。

　この事業では矯正施設入所中から矯正施設や保護観察所，関連する福祉関係者と連携して，①コーディネート事業（保護観察所の依頼に基づいて福祉サービスに関するニーズの確認を行い，受入先の斡旋や福祉サービスの申請等を行う），②フォローアップ（コーディネートを経て矯正施設から対処したのちに本人を受け入れた社会復帰施設等に必要な助言を行う），③相談支援業務（懲役・禁固・保護処分などを受けたのち，福祉サービスを利用している人やその関係者からの相談に応じる），といっ

た機能をもつ。この業務の中核を精神保健福祉士や社会福祉士が担っている。

J ● 教育機関

　多くの大学等では，精神保健福祉士養成にあたってその資格を有し，精神保健福祉士養成課程での教育，ならびに精神保健福祉に関する調査研究活動を行っている。学問的理論と実践を結びつけるなどして，わが国の精神保健福祉全体の向上に役立つような研究報告も行っている。加えて現任の精神保健福祉士も「精神保健福祉援助実習」の現場指導者として，教育・養成に携わっている。

K ● その他

　また，常勤の職場をもちながら，委嘱を受けて特定の会議等に継続参加する業務もある。例えば，都道府県・指定都市に設置される精神医療審査会委員や，市町村が行う障害者総合支援法下での障害支援区分認定審査会委員，社会福祉協議会の地域福祉権利擁護事業や運営適正化委員会への参加などがあげられる。

　また市町村障害者計画，市町村障害福祉計画，福祉有償運送運営委員会等への参画も行っている。

引用文献

1）文部科学省：平成30年度公立学校教職員の人事行政状況調査について．2019.
 https://www.mext.go.jp/a_menu/shotou/jinji/1411820_00001.htm
2）文部科学省：高等学校教育.
 https://www.mext.go.jp/a_menu/shotou/kaikaku/main8_a2.htm
3）文部科学省教育相談等に関する調査研究協力者会議：児童生徒の教育相談の充実について；学校の教育力を高める組織的な教育相談体制づくり（報告）．2017，p.11.
 https://www.pref.shimane.lg.jp/izumo_kyoiku/index.data/jidouseitonokyouikusoudannjyuujitu.pdf
4）日本学生支援機構：平成30年度学生生活調査結果．2020.
 https://www.jasso.go.jp/about/statistics/gakusei_chosa/2018.html
5）文部科学省：学生の中途退学や休学等の状況について．2014.
 https://www.mext.go.jp/b_menu/houdou/26/10/__icsFiles/afieldfile/2014/10/08/1352425_01.pdf
6）文部科学大臣決定：いじめ防止等のための基本的な方針（最終改定　平成29年3月14日）．2017．p.15.
 https://www.mext.go.jp/component/a_menu/education/detail/__icsFiles/afieldfile/2019/06/26/1400030_007.pdf
7）前掲書．p.34.
8）前掲書．p.33.
9）厚生労働省：労働者の心の健康の保持増進のための指針．平成27年11月30日改正　健康保持増進のための指針公示第6号，2015.
 https://www.mhlw.go.jp/hourei/doc/kouji/K151130K0020.pdf
10）森　晃総：産業保健マニュアル 第8版．南山堂，2021.
11）Association IEAP：DEFINITIONS OF AN EMPLOYEE ASSISTANCE PROGRAM（EAP）and EAP CORE TECHNOLOGY.
 https://www.eapassn.org/About/About-Employee-Assistance/EAP-Definitions-and-Core-Technology
12）厚生労働省：第1回精神保健福祉の養成の在り方等に関する検討会；平成30年12月18日，資料3．2018
 https://www.mhlw.go.jp/content/12200000/000462294.pdf

参考文献

1) 日本学校ソーシャルワーク学会編：スクールソーシャルワーカー養成テキスト．中央法規出版，2008．

2) 山登敬之：どこまで健康？　どこから病気？　山登敬之，齋藤　環編，入門子どもの精神疾患；悩みと病気の境界線．日本評論社，2011，pp.2-7．

3) NASW（National Association of Social Workers，全米ソーシャルワーカー協会）ホームページ．https://www.socialworkers.org/

4) 公益社団法人日本精神保健福祉士協会 分野別プロジェクト「子ども・スクールソーシャルワーク」編：児童生徒のこころとからだの支援ハンドブック；メンタルヘルス課題の理解と支援．日本精神保健福祉士協会，2020．

5) 大塚美和子：スクールソーシャルワークの実践展開［1］ケースの発見と情報収集．ソーシャルワーク研究，43（1）：50-56，2017．

6) 宮古紀宏：地域（エクソレベル）のアセスメントからの支援の観点．米川和雄編著，スクールソーシャルワーク実践技術；認定社会福祉士・認定精神保健福祉士のための実習・演習テキスト．北大路書房，2015，pp.72-79．

7) 大塚淳子：子ども環境（メゾレベル）のアセスメントからの支援の観点．米川和雄編著，スクールソーシャルワーク実践技術；認定社会福祉士・認定精神保健福祉士のための実習・演習テキスト．北大路書房，2015，pp.80-92．

8) 公益社団法人日本精神保健福祉士協会 分野別プロジェクト「子ども・スクールソーシャルワークプロジェクト」チーム編：子ども・スクールソーシャルワークプロジェクト報告書．日本精神保健福祉士協会，2018．

9) 山本操里，鈴木庸裕：いじめ調査の実際と課題；社会福祉の視点から．福島大学総合教育研究センター紀要，（23）：9-16，2017．

第9章

資料

資料1

海外の主要なソーシャルワーカー倫理綱領の構造

団体名 (採択年)	英国ソーシャルワーカー協会（BASW） (1975, 1886, 2002, 2012, 2014)	全米ソーシャルワーカー協会（NASW） (1979, 1996, 2017)	国際ソーシャルワーカー連盟（IFSW） (1982, 2000, 2014)
前文	倫理に自覚的であることはソーシャルワーカーの専門職の実務にとって必須のものである。サービスを受ける側にとってもワーカーが倫理的に行動する能力と寄与することはサービスの質にとって不可欠なものである。人権尊重と社会正義の促進に関与することは世界中のソーシャルワーク実践の中核を成す。 ソーシャルワーク専門職の価値のグローバル定義は人道主義と民主主義によって成長してきた。ソーシャルワークはすべての人の平等価値尊厳の尊重に価値を置いている。 他	人々のウェルビーイングを高め、すべての人のとしての基本的ニーズを満たすことを支援する。すべての人の、とりわけ、貧困生活にある人たちのニーズにエンパワメントに特段の注意を払う。 ソーシャルワークは社会的文脈における個人のウェルビーイングと社会のウェルビーイングに特徴づけられる。生活上の問題を起こさず環境的な力に注目し、そこに貢献して焦点を当てる。 価値：・サービス 　　　・社会正義 　　　・人としての尊厳と価値 　　　・人間関係の重要性 　　　・誠実 　　　・コンピテンシー 　　　　　　　　　　　他	ソーシャルワーク専門職のグローバル定義 ソーシャルワークは、社会変革と社会開発、社会的結束、および人々のエンパワメントと解放を促進する、実践に基づいた専門職であり学問である。社会正義、人権、集団的責任、および多様性尊重の諸原理は、ソーシャルワークの理論、社会科学、人文学、および地域・民族固有の知を基盤として、ソーシャルワークは、生活課題に取り組みウェルビーイングを高めるよう、人々やさまざまな構造に働きかける。 この定義は各国および世界の各地域で展開してもよい。
目的	1. 人権 2. 社会正義 3. 専門職としての誠実さ	1. 根幹を成す価値の明確化 2. 倫理原則の要約 3. 専門職義務の葛藤や倫理的に不明瞭な場面でソーシャルワーカーを助ける 4. 一般の人に社会福祉専門職の有意性を認められるための倫理的標準を提供する 5. ワーカーの任務、価値、倫理的価値原則を新任ワーカーを含めて社会化する 6. 非倫理的行為か否かを事前に評価し得る標準を示す	・ソーシャルワーク専門職の中核となる任務には、社会変革・社会開発・社会的結束の促進、および人々のエンパワメントと解放がある。 ・ソーシャルワークは、相互に結びついた歴史的・社会経済的・文化的・空間的・政治的・個人的な要素が人々のウェルビーイングと発展にとってチャンスにも障壁にもなることを認識している、実践に基づいた専門職であり学問である。構造的障壁は、不平等・差別・搾取・抑圧の永続につながる。人権・階級・言語・宗教・ジェンダー・障害・文化・性的指向などに基づく抑圧や、特権の構造的原因の探求を通して批判的意識を養うこと、そして構造的・個人的障壁の問題に取り組む行動戦略を立てること、人々のエンパワメントと解放を目指す専門職は、この専門職不利な立場にある人々と連帯しつつ、貧困を軽減し、脆弱な立場にある人々を解放し、

	・援助を必要とする人々を援助し、社会問題に取り組むことをワーカーの第一義的なゴールとする ・社会的不正義に挑戦する ・人々の生まれながらの尊厳と価値を尊重する ・人間関係の重要性を認識する ・信頼される作法で行動する ・自信のもてる能力のある分野で実践し、専門的判断力の向上	・社会的包摂と社会的結束を促進すべく努力する。 ・社会変革の任務は、個人・家族・小集団・共同体・社会のどのレベルでみなされるとき、ソーシャルワークが介入することを前提としている。それは、周縁化・社会的排除・抑圧の原因となる構造的条件に挑戦し変革する必要によって突き動かされる。社会変革のイニシアチブは、人権および経済的・社会的正義の増進においてソーシャルワーク専門職は、それが人々の主体性が果たす役割を認識するかぎりにおいて、社会的安定の維持にも利用されないかどうか等しく関与する。 ・社会開発という概念は、介入のための戦略、最終的に目指す状態、および（通常の残余的および制度的枠組に加えて）政策的発展などを意味する。それは、（持続可能な発展を目指し、ミクローマクロの区分を超えて、複数のシステムレベルおよびセクター間・専門職間の協働を統合するような）全体的、生物一心理一社会的、およびスピリチュアルなアセスメントと介入に基づいている。それは社会構造的かつ経済的な開発に優先権を与えるものであり、経済成長こそが社会開発の前提条件であるという従来の考え方には賛同しない。
原則	人権 1．人としての尊厳とウェルビーイングを保持し促進する 2．社会正義権の尊重 3．自己決定権を促進する 4．参加の権利を動機とする 5．個々の人を全人的に遇する 　ストレングスを見出し、伸ばす 社会正義 1．区別に挑戦する 2．多様性を認識する	・ソーシャルワークの大原則は、人間の内在的価値と尊厳の尊重、危害を加えないこと、多様性の尊重、人権と社会正義の支持である。 ・人権の生まれながらの尊厳と価値を擁護し支持することは、ソーシャルワークを動機づけ、正当化するものである。ソーシャルワーク専門職は、人権と集団的責任の共存が必要であることを認識する。集団的責任という考えは、一つには、人々がお互い同士、そして環境に対して責任をもつかぎりにおいて、初めて個人の権利が日常レベルで実現されるという現実、もう一つに、共同体の中で互恵的な関係を確立することの重

・要性を強調する。したがって、ソーシャルワークの主な焦点は、あらゆるレベルにおいて人々の権利を主張すること、および、人々が互いのウェルビーイングに責任をもち、人と人との間、そして人々と環境の間の相互依存を認識し尊重するよう促すことである。

・ソーシャルワークは、第一・第二・第三世代の権利を尊重する。第一世代の権利とは、言論や良心の自由、拷問や恣意的拘束からの自由など、市民的・政治的権利を指す。第二世代の権利とは、合理的なレベルの教育・保健医療・住居・少数言語の権利など、社会経済的・文化的権利を指す。第三世代の権利は自然界、生物多様性や世代間平等の権利に焦点を当てる。これらの権利は、互いに補強し依存し合うものであり、個人の権利と集団的権利の両方を含んでいる。

・「危害を加えないこと」と「多様性の尊重」は、状況によっては、対立、対決、認識する価値観となることがある。例えば、女性や同性愛者などのマイノリティの権利（生存権さえも）が文化の名において侵害される場合などである。「ソーシャルワーク専門職の教育に関する世界基準」は、ソーシャルワーカーの教育は基本的人権アプローチに基づくべきと主張することによって、この複雑な問題に対処しようとしている。そこには以下の注が付されている。

・文化的信念、価値、および伝統が人々の基本的人権を侵害するところでは、そのようなアプローチ（基本的人権アプローチ）が建設的な対決と変化を促すかもしれない。そもそも文化とは社会的に構成されるダイナミックなものであり、解体され変化し得るものである。そのような建設的な対決、解体、および変化は、特定の文化的価値、信念・伝統を深く理解したうえで、人権という（特定の文化よりも）広範な問題に関して、その文化的集団のメンバーと批判的で思慮深い対話を行うことを通して促進され得る。

3．社会資源を分配する
4．不正義な政策や実践に挑戦する
5．連帯して働く

専門職としての誠実さ
1．専門職の価値と評判を保持する
2．信頼され得る振る舞い
3．専門職的な境界を維持する
4．熟考された専門職的判断をする
5．専門職としての説明責任を果たす

知：ソーシャルワークは、複数の学問分野をまたぎ、その境界を超えて発展していくものであり、広範な科学的諸理論および研究を利用する。ここでは、「科学」を【知】というそのもっとも基本的な意味で理解したい。ソーシャルワークは、常に発展し続ける自らの理論的基盤および研究はもちろん、コミュニティ開発・全人的教育学・行政学・人類学・看護学・生態学・経済学・保健学・社会学・運営管理学・精神医学・心理学・保健学・社会学など、他の人間諸科学の理論をも利用する。ソーシャルワークの研究と理論の独自性は、その応用的性質と解放志向性にある。多くのソーシャルワーク研究と理論は、サービス利用者との双方向性のある対話的過程であり、それを通して協働して作り上げられたものであり、それゆえに特定の実践環境に特徴づけられる。

・この定義は、ソーシャルワークは特定の実践環境や西洋の諸理論だけでなく、先住民を含めた諸民族固有の知にもよっていることを認識している。植民地主義の結果、西洋の理論や知識のみが評価され、地域・民族固有の知は、地域・民族固有の知は、軽視され、支配された。この定義は、西洋の諸理論や知識によって過小評価され、支配された。この定義は、世界のどの地域・国・区域の先住民たちも、その独自の価値観および知を創り出し、それらを伝達することできたことを認めるとともに、そうすることによって西洋の支配の過程を止め、反転させることとする。ソーシャルワークは、世界中の先住民たちの声に耳を傾けることによって、西洋の歴史的な科学的植民地主義と覇権を是正しようとする。こうして、ソーシャルワークの知は、先住民の人々と共同で創り出され、ローカルにも国際的にも、より適切に実践されることになるだろう。国連の資料によりつつ、IFSWは先住民を以下のように定義している（地理的に明確な先祖伝来の領域に居住しているあるいはその土地への愛着を維持している）。

本文・倫理標準

クライエントに対するワーカーの倫理的職責
1. クライエントに寄与する
2. 自己決定
3. インフォームドコンセント
4. コンピテンス
5. 文化的背景の理解と社会の多様性
6. 関連事象の葛藤
7. プライバシーと秘密保持
8. 記録開示と秘密保持
9. 性的関係
10. 身体的接触
11. セクシャル・ハラスメント
12. 名誉毀損
13. 料金
14. 必要とするクライエントへの自己定定の擁護
15. サービスの中断
16. サービスの紹介
17. サービスの終結

同僚に対する倫理的職責
1. 敬意を表する
2. 同僚に対する秘密保持
3. 学際的協働
4. 同僚を巻き込んだ論争
5. コンサルテーション
6. 性的関係
7. セクシャル・ハラスメント
8. 同僚の機能障害
9. 同僚の不適正

1. 専門職としての関係の発展
2. リスクの事前評価と対応
3. 法的に認められたリスク回避の場合以外には利用者に説明責任を果たす
4. 適切な情報提供
5. 適切な原理にのっとった措置
6. 人権の原理にのっとった措置
7. 人々のエンパワー
8. 人権濫用への挑戦
9. 警告に備えておく
10. 秘密保持
11. 明確で正確な記録の保持
12. 専門職の実践において批判を受け止め自己覚知する
13. 実践の振り返りと改善に向けたスーパービジョンと同僚の支援を活用する
14. 自身の実践に責任をもち、専門職的に成長し続ける
15. 専門職的実践の継続的な改良に貢献する
16. 他の専門職者の成長に対する責任を果たす
17. 事後評価と調査を促進し寄与する

資料

・自らの領域において、明確な社会的・経済的・政治的な制度を維持する傾向がある。

・彼らは通常、その国の社会に完全に同化するよりも、文化的・地理的・制度的に独自であり続けることを望む。

・先住民あるいは部族というアイデンティティをもつ。実践は、ソーシャルワークの正当性と任務は、人々がその環境と相互作用する接点にあるのであり、人々がその生活に深い影響を及ぼすものであり、人々がその中にあるさまざまな社会システムおよび自然的・地理的環境を含んでいる。ソーシャルワークの参加重視の方法論は、「生活課題に取り組みウェルビーイングを高めるよう、人々がさまざまな社会システムに働きかける」という部分にまたがり、[人々のために]ではなく、[人々と共に]働くという考え方をとる。社会開発パラダイムに従って、ソーシャルワークは、システムの維持あるいは変革に向けて、さまざまなシステムレベルでの一連のスキル・テクニック・戦略・原則・活動を活用する。ソーシャルワークの実践は、さまざまな形のセラピーやカウンセリング・グループワーク・コミュニティワーク、政策立案や分析、アドボカシーや政治的介入など、広範囲に及ぶ。このソーシャルワークの戦略は、抑圧的な権力や不正義の構造的原因と対決しそれに挑戦するため、人々の希望・自尊心・創造的な力を増大させるために、人々の希望・自尊心・創造的な力を増大させることを目指すものであり、それゆえ、介入のミクロ-マクロ的、個人的-政治的次元を一貫性のある全体に統合することができる。ソーシャルワークが全体性を指向する性質は普遍的である。しかしその一方で、ソーシャルワークの実践が実際上何をするかは、国や時代により、歴史的・政治的・文化的・社会経済的な条件により、多様である。

この定義に表現された価値や原則を守り、高め、実現することは、世界中のソーシャルワーカーの責任である。

10. 同僚の倫理に外れた行為

実践現場における倫理的職責
1. スーパービジョンとコンサルテーション
2. 教育と研修
3. 業務の事後評価
4. クライエントの記録
5. 公示
6. クライエントの移動
7. 運営管理
8. 卒後教育の継続と職責の向上
9. 雇用主とのかかわり
10. 労務管理論争

専門職としての倫理的職責
1. コンピテンシー
2. 差別
3. 私的行為
4. 不誠実、詐欺、欺き
5. 機能障害
6. 線引き
7. 誘導
8. 定評を得る信用

ソーシャルワーク専門職に対する倫理的職責
1. 専門職の統合
2. 事後評価と調査

社会に対する倫理的職責
1. 社会福祉
2. 公衆の参加
3. 公衆の緊急対応
4. 社会政治活動

資料 2

国内の主要なソーシャルワーカー倫理綱領の構造

団体名（採択年）	日本医療社会事業協会（現・日本医療社会福祉協会）(1961)	日本ソーシャルワーカー協会 (1986)　日本社会福祉士会 (1993)	日本精神医学ソーシャルワーカー協会 (1988),（社団法人同 (1991, 1995)　日本精神保健福祉士協会 (2003), 社団法人同 (2004)　公益社団法人同 (2013, 2018)	社会福祉専門職団体協議会代表者会議 (2005)　日本ソーシャルワーカー連盟代表者会議 (2020)
前文	・日本国憲法の精神と専門社会事業の原理に従う	・平和擁護、個人の尊厳、民主主義という人類普遍の原理にのっとり、福祉専門職の知識、技術と価値観により社会福祉の向上とクライエントの自己表現の向上を目指す専門職である。　・社会の進歩発展→阻害（反福祉）福祉社会の維持、推進に不可欠な制度としての専門職→その専門職の職責について一般社会での啓発に努める。	・われわれ精神保健福祉士は、個人としての尊厳を尊び、人と社会の関係をとらえる視点をもち、共生社会の実現を目指し、社会福祉学を基礎とする精神保健福祉の価値・理論・実践をもって精神保健福祉の向上に努めるとともに、クライエントの社会的復権・権利擁護と福祉のための専門的・社会的活動を行う専門職としてこの資質の向上に努め、誠実に倫理綱領に基づく責務を担う。	・われわれソーシャルワーカーは、すべての人が人間としての尊厳を有し、価値ある存在であり、平等であることを深く認識する。われわれは平和を擁護し、社会正義、人権、集団的責任、多様性尊重および全人的存在の原理に則り、人々がつながりを実感できる社会への変革と社会的包摂の実現を目指す専門職であり、多様な人々や組織と協働することを言明する。　・われわれは、社会システムおよび自然的・地理的環境と人々の生活が相互に関連していることに着目する。社会変動が環境破壊および人間疎外をもたらしている状況にあって、この専門職が社会にとって不可欠であることを自覚するとともに、ソーシャルワーカーの職責についての一般社会および市民の理解を深め、その啓発に努める。　・われわれは、われわれの加盟する国際ソーシャルワーカー連盟と国際ソーシャルワーク教育学校連盟が採択した、「ソーシャルワークのグローバル定義」(2014年7月) を、ソーシャルワーク実践の基盤となる者として
目的	・個人の幸福の増進　・社会の福祉の向上	・クライエント、社会全体の利益に関連する。　・本綱領を職務行為の倫理基準とする。	この倫理綱領は、精神保健福祉士の倫理の原則および基準を示すことにより、以下の点を実現することを目的とする。 1. 精神保健福祉士の専門職としての価値を示す 2. 専門職としての価値に基づき実践する 3. クライエントおよび社会から信頼を得る 4. 精神保健福祉士としての価値、倫理原則、倫理基準を遵守する 5. 他の専門職やすべてのソーシャルワーカーと連携する	

	原則 原理	本文・ 倫理標準
	・対象者の自由意思の尊重、無差別行動の原則 ・人間としての平等と尊厳 ・自己実現の権利と社会の責務 ・ワーカーの職責	・秘密保持 ・専門的援助関係を私的目的に利用しない。 ・医療社会事業の意義と機能が他の関係職員に理解されるように努める。 ・専門職業の立場から社会活動を行い、社会資源の活用と開発を図る。
		クライエントとの関係 1. クライエントの利益の優先 2. クライエントの個別性の尊重 3. クライエントの受容 4. クライエントの秘密保持 機関との関係 1. 所属機関と綱領の精神
	6. すべての人が個人として尊重され、共に生きる社会の実現を目指す 1. クライエントに対する責務 (1) クライエントへのかかわり (2) 自己決定の尊重 (3) プライバシーと秘密保持 (4) クライエントの批判に対する責務 (5) 一般的責務 2. 専門職としての責務 (1) 専門性の向上 (2) 専門職自律の責務 (3) 地位利用の禁止 (4) 批判に関する責務 (5) 連携の責務 3. 機関に対する責務 4. 社会に対する責務	1. クライエントに対する責務 (1) クライエントへのかかわり (2) 自己決定の尊重 (3) プライバシーと秘密保持 (4) クライエントの批判に対する責務 (5) 一般的責務
	認識し、その実践のよりどころとする。 ・われわれは、ソーシャルワークの知識、技術の専門性と倫理性の維持、向上が専門職の責務であることを認識し、本綱領を制定してこれを遵守することを誓約する。 I 人間の尊厳 II 人権 III 社会正義 IV 集団的責任 V 多様性の尊重 VI 全人的存在	I クライエントに対する倫理責任 1. クライエントとの関係 2. クライエントの利益の最優先 3. 受容 4. 説明責任 5. クライエントの自己決定の尊重 6. 参加の促進 7. クライエントの意思決定への対応

8. プライバシーの尊重と秘密の保持
9. 記録の開示
10. 差別や虐待の禁止
11. 権利擁護
12. 情報処理技術の適切な使用

Ⅱ 組織・職場に対する倫理責任
1. 最良の実践を行う責務
2. 同僚などへの敬意
3. 倫理綱領の理解の促進
4. 倫理的実践の推進
5. 組織内アドボカシーの促進
6. 組織改革

Ⅲ 社会に対する倫理責任
1. ソーシャル・インクルージョン
2. 社会への働きかけ
3. グローバル社会への働きかけ

Ⅳ 専門職としての倫理責任
1. 専門性の向上
2. 専門職の啓発
3. 信用失墜行為の禁止
4. 社会的信用の保持
5. 専門職の擁護
6. 教育・訓練・管理における責務
7. 調査・研究
8. 自己管理

り，社会保障の完成に
努力する。

2. 業務改革の責務
3. 専門職業の成果保持

行政・社会との関係
1. 専門知識・技術の向上
2. 専門的知識・技術の応用

専門職としての責務
1. 専門性の維持向上
2. 職務内容の周知徹底
3. 専門職の擁護
4. 援助方法の改善向上
5. 同僚との相互権利

2. 専門職としての責務
(1) 専門性の向上
(2) 専門職自律の責務
(3) 地位利用の禁止
(4) 批判に関する責務
(5) 連携の責務
3. 機関に対する責務
4. 社会に対する責務

資料

索　引

編集・執筆者一覧

編　集
新・精神保健福祉士養成セミナー編集委員会

編集代表
荒田　寛／佐々木　敏明／今井　博康／小田　敏雄

執筆者（執筆順　所属は執筆当時）

藤原　正子　HUJIWARA Masako　　　　　　　　　　　　第1章Ⅰ
　　福島学院大学福祉学部福祉心理学科　教授

井上　牧子　INOUE Makiko　　　　　　　　　　　　　第1章Ⅱ
　　目白大学人間学部人間福祉学科　教授

相川　章子　AIKAWA Akiko　　　　　　　　　　　　　第1章Ⅲ
　　聖学院大学心理福祉学部心理福祉学科　教授

小田　敏雄　ODA Toshio　　　　　　　　　　　　　　第2章Ⅰ・Ⅱ／第4
　　田園調布学園大学人間福祉学部社会福祉学科　教授　　章Ⅰ・Ⅱ

大谷　京子　OTANI Kyoko　　　　　　　　　　　　　第2章Ⅲ・Ⅳ
　　日本福祉大学社会福祉学部社会福祉学科　教授

岡本　秀行　OKAMOTO Hideyuki　　　　　　　　　　第2章Ⅴ
　　川口市保健所

大岡　由佳　OOKA Yuka　　　　　　　　　　　　　　第2章Ⅵ・Ⅷ
　　武庫川女子大学文学部心理・人間関係学科　准教授

荒田　寛　ARATA Hiroshi　　　　　　　　　　　　　第2章Ⅶ
　　龍谷大学　名誉教授

森田　久美子　MORITA Kumiko　　　　　　　　　　　第3章Ⅰ
　　立正大学社会福祉学部社会福祉学科　教授

伊藤　千尋　ITO Chihiro　　　　　　　　　　　　　　第3章Ⅱ
　　淑徳大学総合福祉学部社会福祉学科　准教授

佐藤　純　SATO Atsushi　　　　　　　　　　　　　　第3章Ⅲ
　　京都ノートルダム女子大学現代人間学部生活環境学科
　　教授

今井　博康　IMAI Hiroyasu　　　　　　　　　　　　　第4章Ⅲ・Ⅳ／第8
　　北翔大学教育文化学部心理カウンセリング学科　教授　　章／第9章Ⅳ

川口　真知子　KAWAGUCHI Machiko　　　　　　　　第4章Ⅴ・Ⅵ
　　公益財団法人井之頭病院連携相談センター　センター長

廣江　　仁　*HIROE Hitoshi (Jin?)*　　　　　　　　　　第5章
社会福祉法人養和会 理事長

大場　義貴　*OBA Yoshitaka*　　　　　　　　　　　　第6章
聖隷クリストファー大学社会福祉学部 教授

岩尾　　貴　*IWAO Takashi*　　　　　　　　　　　　第7章Ⅰ・Ⅲ・Ⅳ
社会福祉法人長久福祉会 施設長

有野　哲章　*ARINO Tetsufumi*　　　　　　　　　　第7章Ⅱ
社会福祉法人蒼渓会 理事長

岩永　　靖　*IWANAGA Yasushi*　　　　　　　　　　第9章Ⅰ
九州ルーテル学院大学人文学部心理臨床学科 准教授

真船　浩介　*MAFUNE Kosuke*　　　　　　　　　　　第9章Ⅱ
産業医科大学産業生態科学研究所産業精神保健学研究室
講師

三澤　孝夫　*MISAWA Takao*　　　　　　　　　　　　第9章Ⅲ
国立精神・神経医療研究センター 精神保健研究所 地域
精神保健・法制度研究部 客員研究員

■新・精神保健福祉士養成セミナー
ソーシャルワークの理論と方法（専門）

定　　価　（本体価格3,000円＋税）

2023年1月25日　　　第1版第1刷

編　　　集／新・精神保健福祉士養成セミナー編集委員会
編集代表／荒田　寛　佐々木敏明　今井　博康　小田　敏雄
発 行 者／佐藤　枢
発 行 所／株式会社 へるす出版

　　　　　〒164-0001 東京都中野区中野2-2-3
　　　　　TEL. 03（3384）8035［販売］　03（3384）8155［編集］
　　　　　振替・00180-7-175971
　　　　　http://www.herusu-shuppan.co.jp

印刷所／広研印刷株式会社